Die therapeutische Vielfalt in der Depressionsbehandlung

Springer

Berlin
Heidelberg
New York
Barcelona
Hongkong
London
Mailand
Paris
Singapur
Tokio

A. BATRA, G. BUCHKREMER (Hrsg.)

Die therapeutische Vielfalt in der Depressionsbehandlung

Mit 16 Abbildungen und 17 Tabellen

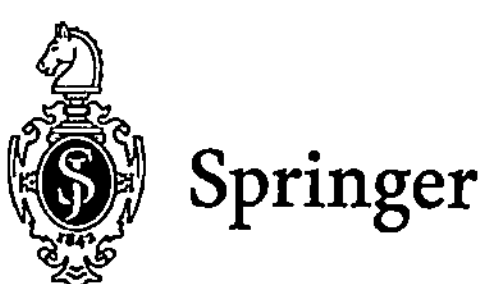 Springer

Batra, A., Priv.-Doz. Dr.
Universitätsklinik für Psychiatrie und Psychotherapie
Osianderstr. 24, 72076 Tübingen

Buchkremer, G., Prof. Dr.
Universitätsklinik für Psychiatrie und Psychotherapie
Osianderstr. 24, 72076 Tübingen

ISBN-13:978-3-540-42072-9 Springer Verlag Berlin Heidelberg New York

Die Deutsche Bibliothek – CIP-Einheitsaufnahme

Die therapeutische Vielfalt in der Depressionsbehandlung / Hrsg.: Anil Batra ;
G. Buchkremer. – Berlin ; Heidelberg ; New York ; Barcelona ; Hongkong ;
London ; Mailand ; Paris ; Singapur ; Tokio : Springer, 2001
ISBN-13:978-3-540-42072-9   e-ISBN-13:978-3-642-59494-6
DOI: 10.1007/978-3-642-59494-6

Springer-Verlag Berlin Heidelberg New York
ein Unternehmen der BertelsmannSpringer Science+Business Media GmbH

http://www.springer.de

© Springer-Verlag Berlin Heidelberg 2001
Softcover reprint of the hardcover 1st edition 2001

Produkthaftung: Für Angaben über Dosierungsanweisungen und Applikationsformen kann vom Verlag
keine Gewähr übernommen werden. Derartige Angaben müssen vom jeweiligen Anwender im Einzelfall anhand anderer Literaturstellen auf ihre Richtigkeit überprüft werden.

Die Wiedergabe von Gebrauchsnamen, Handelsnamen, Warenbezeichnungen usw. in diesem Werk
berechtigt auch ohne besondere Kennzeichnung nicht zu der Annahme, daß solche Namen im Sinne
der Warenzeichen- und Markenschutz-Gesetzgebung als frei zu betrachten wären und daher von jedermann benutzt werden dürften.

Umschlaggestaltung: design & production, Heidelberg
Satz: Fotosatz-Service Köhler GmbH, Würzburg

SPIN: 10834817   18/3130/ag – 5 4 3 2 1 0 – Gedruckt auf säurefreiem Papier

Geleitwort

Über Depression als Krankheit und deren Behandlung nachdenkend wird rasch
klar, dass es sich um einen zentralen Bereich menschlichen Erlebens handelt.
Nicht zufällig kennen wir eine große Zahl schreibender, komponierender und
malender, herausragender Künstler, die im Wechselspiel zwischen künstleri-
scher Veranlagung und Beeinträchtigung oder eventuell sogar Formung durch
die psychische Krankheit bleibende, hervorragende Kunstwerke geschaffen
haben. Denken wir an Albrecht Dürer, als einen der ganz Großen der deutschen
Renaissance, dessen Melancholie zum Inbegriff der (allegorischen) Darstellung
des depressiven Krankseins geworden ist und dessen Einflüsse auf das aktuelle
Kunstgeschehen bis in die letzten vergangenen Jahre (Willi Sitte, 1990) reichen.
Nicht alle diese Künstler haben auch selbst mit der Krankheit so intensiv gerun-
gen, dass ihnen über die idealisierte Darstellung hinaus echte Nachzeichnungen
des intensiven Erleidens depressiver Gestimmtheit gelungen ist.

Im ausgehenden 20. und beginnenden 21. Jahrhundert aber wird das depressive Erleben von der künstlerischen Idealisierung oder Dämonisierung zunehmend in die wissenschaftlich begründete und von der Praxis auch erzwun-
gene Operationalisierung hineingepresst. Unter dem Zwang des Kostendiktats
versuchen Fachgesellschaften und Fachspezialisten das depressive Kranksein,
das gerade in seiner therapieresistenten Erscheinungsform ein Ärgernis für
unseren wissenschaftlichen Glauben an den Fortschritt darstellt, in Leitlinien zu
pressen und damit nicht nur zu verkürzen, sondern auch in seiner Anwendung
in Diagnostik und Therapie zu normieren und in vereinfachte Regelungen zu
zwängen. In diesem zeitgeschichtlichen Prozess spielt die soziale Krankenversicherung entgegen ihrer ursprünglichen Konzeption die unrühmliche Rolle des
Verstärkers unter deutlichem ökonomischem Antrieb, wobei damit nicht nur
eine im Augenblick erwünschte Kostenreduktion entsteht, sondern auch ein Verlust an differenziertem Wissen und entsprechendem Umgang mit den Patienten.

Es ist daher Aufgabe der Ärzte, und insbesondere der speziell mit Depressionen befassten Psychiater, sich um einen differenzierten Umgang mit depressiv
Kranken und um ein differenziertes, der Variabilität des depressiven Krankseins
angemessenes Therapiekonzept zu kümmern. Dies ist insbesondere heute keine
leichte Aufgabe, nachdem durch die ökonomischen Daumenschrauben im
ambulanten wie im stationären Bereich die Fallkosten gesenkt werden sollen
oder durch gedeckelte Budgets bereits entsprechend begrenzt werden. Das führt
leider dazu, dass die Vielfalt der therapeutischen Ansätze und ihre individuelle

Kombination zunehmend an ökonomische Grenzen stößt und am liebsten von einem vereinfachten Psychopharmakatherapieschema abgelöst werden soll.

Die verschiedenen Kapitel des vorliegenden Buches sind deshalb je nach Temperament des Lesers eine tröstliche oder eine erfrischende komplette Darstellung der wichtigsten, heute gültigen Therapiekomponenten. Mit Recht wird deshalb bereits im ersten Kapitel von Batra und Buchkremer die therapeutische Vielfalt beschworen und deren Wichtigkeit in komplexen Therapiekonzepten betont. Gerade im Hinblick auf die Vielfalt menschlicher Lebenskonzepte und Lebensbedingungen ist deshalb die Beschreibung der Vielfalt therapeutischer Herangehensweisen und deren sinnvolle Kombination eine wichtige Botschaft und Stärke dieses Buches. Dabei ist die Perfektionierung operationalisierter psychotherapeutischer Behandlungsstrategien ebenso wichtig wie die Wiederbelebung und wissenschaftliche Wiederaufarbeitung biologischer Behandlungsansätze wie des therapeutischen Schlafentzuges oder der modernen Form der Elektrokrampfbehandlung.

Vor diesem Hintergrund ist dem vorliegenden Buch ein breiter Leserkreis nicht nur im angehenden und etablierten Facharztebereich, sondern auch im Bereich der an der Depressionsbehandlung interessierten Hausärzte zu wünschen. Die Möglichkeit, mit einfachen Mitteln große und breite Wirkung zu entfalten und mit einer breiten Palette zusätzlicher spezialisierter Interventionen therapieresistente Patienten noch erfolgreicher behandeln zu können, nährt die Hoffnung, dass Behandler wie gelegentlich auch Behandelte dieses Buch ernsthaft zu Rate ziehen und damit der Depressionsbehandlung in Deutschland im neuen Jahrtausend eine neue Chance geben.

Essen, im Juni 2001

Markus Gastpar
Klinik für Psychiatrie
und Psychotherapie

Vorwort

*Die melancholische Gestimmtheit ist nicht das Gleiche, nicht einmal etwas
Ähnliches wie Traurigkeit. Die Betroffenen sagen eher: „versteinert, gleichgültig,
leer, unlebendig, tot, ausgebrannt. „Alles ist abgeschnürt und tot in mir." "*
(R. Tölle)[1]

Der depressive Mensch zweifelt an sich selbst, verzagt, verliert sein Selbstver-
trauen, das Vertrauen in die Zukunft und in die Mitmenschen. Er erlebt seine
Situation als hoffnungslos, unerträglich und belastend, verzweifelt schließlich
gar am Leben, kann sich kaum überzeugen lassen, dass es einst anders war. Seine
aktuelle Lebensperspektive scheint ihm Recht zu geben – er verliert seine Autonomie, ist angewiesen auf Unterstützung und weist sie doch gleichzeitig zurück,
begibt sich in Abhängigkeiten und entwertet die angebotene Hilfestellung, die
Chance der Heilung, den Beitrag der anderen zu seiner Genesung.

*Die ärztliche Therapie ruht auf zwei Säulen: der naturwissenschaftlichen
Erkenntnis und der Humanität. Der Arzt ist der Sachkundige, der sein Wissen
und Können dem Patienten zur Verfügung stellt, handelnd zugleich und ihn
belehrend.* (Karl Jaspers, Arzt und Patient)

Die therapeutische Haltung des Psychiaters und Psychotherapeuten ist von dem
Wissen um die Wahrscheinlichkeit der Besserung getragen, vermittelt Hoffnung,
gibt Unterstützung, Trost und Entlastung, interveniert mit Hilfe der somatischen
Medizin und bedient sich der Psychotherapie, um zu helfen. Die Ziele werden
nicht mehr nur definiert als Linderung, Besserung oder Heilung, auch die Prophylaxe weiterer Krankheitsepisoden ist zu einer wichtigen Aufgabe geworden.
   Die Ohnmacht des Patienten und die Breite der Symptomatik kontrastieren
mit der Vielfalt und Vielzahl therapeutischer Möglichkeiten. Die Psychotherapie
auf der einen Seite, die Pharmakotherapie und die somatischen Verfahren auf
der anderen Seite, keine konkurrierenden, sondern sich wirksam ergänzende
Verfahren, sind die beiden Säulen in der Behandlung des psychisch Kranken.

---

[1] In *Tölle R.*, Psychiatrie. Springer, Berlin Heidelberg New York Tokyo, S. 236.

Diese beiden Säulen in der Therapie des depressiven Menschen wurden von Spezialisten auf der Herbsttagung 2000 der Universitätsklinik für Psychiatrie und Psychotherapie Tübingen vorgetragen. Diese war anlässlich der Eröffnung einer Spezialstation für die Behandlung depressiver Störungen unter das Motto „Die therapeutische Vielfalt in der Depressionsbehandlung" gestellt worden.

Dieses Buch fasst die Inhalte dieser Herbsttagung zusammen und stellt damit die Möglichkeiten und Chancen, die therapeutische Vielfalt, einer effektiven Depressionsbehandlung dar. Es nennt die wichtigsten therapeutischen Verfahren in der Behandlung der Depression – die Pharmakotherapie, die nichtmedikamentösen somatischen Therapieverfahren und die Psychotherapie – und unterstreicht die Bedeutung der Kombination einander ergänzender therapeutischer Bausteine in der stationären Depressionsbehandlung. Damit soll nicht nur der Standard in der Depressionsbehandlung wiedergegeben, sondern auch angeregt werden zur Diskussion und zur Weiterentwicklung neuerer Verfahren.

Gedankt sei an dieser Stelle den Referenten der Tagung und Autoren für ihre engagierte Mitarbeit und die hervorragenden Beiträge.

Den Angestellten des Verlages, insbesondere Herrn Thomas Günther, und unserer Mitarbeiterin Frau Marina Kaiser gebührt unser Dank für ihren nimmermüden Einsatz.

Der Dank des Verlages, der Herausgeber und Autoren gilt auch den Firmen Astra-Zeneca, Hamburg-Wedel; Glaxo-Smith-Kline, München; Novartis, Nürnberg; Pharmacia, Erlangen; Organon, Oberschleißheim bei München; Pfizer, Karlsruhe und Wyeth, Münster, die durch ihre finanzielle Unterstützung die Realisierung dieses Buchprojektes ermöglichten.

Tübingen, im Juli 2001   Priv.-Doz. Dr. ANIL BATRA
                                                           Prof. Dr. GERHARD BUCHKREMER

Inhaltsverzeichnis

Mitarbeiterverzeichnis

BATRA, A., Priv.-Doz. Dr. med.
Universitätsklinik für Psychiatrie und Psychotherapie
Osianderstr. 24, 72076 Tübingen

BUCHKREMER, G., Professor Dr. med.
Universitätsklinik für Psychiatrie und Psychotherapie
Osianderstr. 24, 72076 Tübingen

DYKIEREK, P., Dr. Dipl.-Psych.
Universitätsklinik für Psychiatrie und Psychosomatik
Hauptstr. 5, 79104 Freiburg

ESCHWEILER, G.W., Dr. med.
Universitätsklinik für Psychiatrie und Psychotherapie
Osianderstr. 24, 72076 Tübingen

GAERTNER, H.-J., Prof. Dr. med.
Universitätsklinik für Psychiatrie und Psychotherapie
Osianderstr. 24, 72076 Tübingen

GIEDKE, H., Priv.-Doz., Dr. med.
Universitätsklinik für Psychiatrie und Psychotherapie
Osianderstr. 24, 72076 Tübingen

HEGERL, U., Professor Dr. med.
Psychiatrische Klinik und Poliklinik der LMU München
Nußbaumstr. 7, 80336 München

MUNDT, CH., Professor Dr. med.
Psychiatrische Universitätsklinik
Voss-Str. 4, 69115 Heidelberg

SCHOTT, K., Priv.-Doz., Dr. med.
Universitätsklinik für Psychiatrie und Psychotherapie
Osianderstr. 24, 72076 Tübingen

TÖLLE, R., Professor Dr. med.
Klinik für Psychiatrie und Psychiatrie der Westfälischen Wilhelms-Universität
Albert-Schweitzer-Str. 11, 48149 Münster

TRABERT, W., Dr. med. Dipl.-Psych.
Kohlwaldklinik St. Blasien
Johann-Rothmeier-Str. 10, 79837 St. Blasien

WOLFERSDORF, M., Prof. Dr. med.
Klinik für Psychiatrie und Psychotherapie im Bezirkskrankenhaus Bayreuth
Nordring 2, 95445 Bayreuth

I Resümee

Die therapeutische Vielfalt
in der Depressionsbehandlung – ein Resümee

A. BATRA, G. BUCHKREMER

Symptomatik, Klassifikation und Diagnose

Die Prävalenz affektiver Störungen hat in den letzten Jahrzehnten zugenommen. Die Erklärung hierfür ist nicht ganz einfach – soziale Belastungen, die Veränderung gesellschaftlicher Strukturen und Normen, die Verschiebung der „Symptomwahl" bei psychischen Störungen, aber auch Veränderungen in der professionellen Wahrnehmung, Veränderung in den Klassifikationskriterien, die scheinbar untergeordnete Bedeutung der ätiologischen Zuordnung depressiver Symptome, das wachsende Forschungsinteresse und die optimierte Versorgung durch medizinische und psychologische Psychotherapeuten, niedergelassene Psychiater und Nervenärzte sind nur einige der vielen Erklärungsansätze (Blair-West et al. 1997).

Tatsächlich ist die Symptomatik des Depressiven vielgestaltig. Neben den affektiven Kernsymptomen werden zahlreiche – auch unspezifische Symptome – genannt: Der Depressive ist tieftraurig, gefühllos, erlebt sich als leer und nicht mehr in der Lage, affektiv mit der Umgebung zu korrespondieren, „mitzuschwingen". Der Antrieb, das Interesse und die Freude an früheren Tätigkeiten fehlen, Verstärker, zunächst sekundäre Verstärker, wie Interessen, Alltagsverrichtungen und wichtige, bislang intensiv geführte Beziehungen, aber auch primäre Verstärker, wie Nahrungsaufnahme und Sexualität, verlieren ihren Stellenwert. Verpflichtungen jeder Art können nicht mehr wahrgenommen, in einzelnen Fällen auch lebenswichtige Funktionen nicht mehr aufrechterhalten werden.

Die Kritikfähigkeit, aber auch die Wahrnehmungsfähigkeit reduzieren sich. Das Denken verarmt, konzentriert sich auf als bedrohlich erlebte Sachverhalte, thematisch herrschen Schuld, Insuffizienzgefühle, hypochondrische Befürchtungen und vor allem die negativen Sichtweisen bezüglich der eigenen Person, der Umgebung und der Zukunft vor. Die Vorstellungen können unkorrigierbar, wahnhaft gesteigert sein und münden im Fall des depressiven Patienten nicht selten in Lebensunmut, Suizidgedanken, -pläne oder -handlungen. Immerhin fast 9 % der jemals hospitalisierten depressiven Patienten nehmen sich das Leben (Bostwick u. Pankratz 2000). Der Depressive leidet typischerweise unter vegetativen Beschwerden, Schlafstörungen, einer anhaltenden Erschöpfbarkeit, körperlichen Missempfindungen, Appetitstörungen und Störungen der sexuellen Lust.

Von Patienten, aber auch von Ärzten und Psychologen, werden gelegentlich auch unspezifische Symptome einer Depression zugeordnet und damit der

Depressionsbegriff zusätzlich sehr erweitert: Ein vermindertes Selbstwertgefühl, Stimmungsschwankungen, das allgemeine Gefühl der Lebensunzufriedenheit, Erregbarkeit, vegetative Störungen, Anhedonie oder Antriebsstörungen werden oft unkritisch dem Begriff der depressiven Störungen zugeordnet.

Symptomaufzählungen wie diese, die Anwendung von Klassifikationssystemen und die Orientierung der Ausbildung des Psychiaters an diesen Systemen führen zwangsläufig zu einem „modernen" Verständnis der „Depression". Die Depression wird dabei nicht selten eher klassifiziert als verstanden.

Der Wandel in der Begrifflichkeit der Depression, die Diskrepanz zwischen einem modernen „unizistischen" Bild des Depressiven und einem ätiologisch typisierenden Depressionsbegriff, so von *Prof. Dr. Rainer Tölle* einleitend dargestellt, erschwert die differentielle Indikationsstellung. Erst die typisierende Sichtweise ermöglicht eine patientengerechte und effektive Therapieplanung und ist für die Sicherung unserer therapeutischen Kompetenz unverzichtbar.

Doch so wenig der therapeutische Prozess linear und eingleisig verläuft, so wenig ist die Diagnostik ein abgeschlossener Prozess, vielmehr bedarf sie einer wiederholten Überprüfung, Korrektur und Erweiterung. Der Diagnosebegriff ist weiter zu fassen. Nicht allein die klassifikatorische Zuordnung der Symptomatik oder ein „ätiologisches Verständnis" der Depression, sondern auch das Verständnis für die Dynamik in der depressiven Symptomatik, die Berücksichtigung der therapeutischen Beziehung, der Interaktion von biographischer Individualität, der sozialen Ressourcen und des kognitiven und emotionalen Wertesystems des einzelnen Patienten sind in der Therapieplanung zu berücksichtigen.

Therapieelemente und therapeutische Vielfalt

Die Therapie psychischer Störungen verwendet eine Vielzahl von Methoden: Darunter sind viele heute verlassene Verfahren, die in der Not vergangener Jahrhunderte geboren wurden, mittlerweile aufgegeben sind und durch wirksamere, humanere und effektivere Therapiemethoden abgelöst wurden. Die Bandbreite der Verfahren schließt in der Depressionsbehandlung auch heute noch Verfahren ein, die keine klaren Wirksamkeitsnachweise erbracht haben, von der Professionalität einzelner Therapeuten abhängig sind oder als randständige Verfahren keinen Eingang in die allgemeine Therapie finden. Insofern kann eine Darstellung der „therapeutischen Vielfalt in der Depressionsbehandlung" von vornherein gar nicht den Anspruch auf Vollständigkeit erheben – ganz bewusst wurde eine Auswahl von Verfahren vorgenommen, die auf einer wissenschaftlichen Therapierationale fußen, in wissenschaftlichen Untersuchungen einen Wirknachweis erbracht haben, praktikabel und in den stationären therapeutischen Alltag gut zu integrieren sind. Letztlich kann in diesem Rahmen nur ein Ausschnitt der verfügbaren Verfahren angesprochen werden; es ist den Herausgebern bewusst, dass auch in dieser Auswahl noch einzelne Verfahren, psychotherapeutische wie somatische Konzepte fehlen.

Die somatischen Behandlungsverfahren

Die Entwicklung medikamentöser Behandlungsoptionen hat eine rapide Beschleunigung erfahren – Jahr für Jahr werden neue, spezifischere Therapeutika entwickelt und auf den Markt gebracht – den Überblick zu behalten, fällt nicht leicht, zumal die Wirkung, aber auch die Nebenwirkungen der unterschiedlichen Therapeutika oftmals nahe beieinander liegen. *Prof. Dr. Hans Joerg Gaertner* und Mitarbeiter würdigten im Bereich der medikamentösen Behandlungsoptionen den Stellenwert der neuen Generationen von Antidepressiva. Neben einer gut untersuchten und dokumentierten Effektivität stellen insbesondere die gute Verträglichkeit, die geringe Toxizität, das breite Einsatzspektrum und die geringe Zahl von Kontraindikationen wichtige Argumente für den Einsatz neuerer Medikamente in der Behandlung des Depressiven dar. Dennoch behalten „alte" Antidepressiva ihren Stellenwert – als bewährte, effektive Substanzen mit einem bekannten Wirk- und Nebenwirkungsspektrum.

Dagegen hat sich der Stellenwert neuerer medikamentöser Alternativen in der Phasenprophylaxe rezidivierend auftretender affektiver Störungen noch nicht eindeutig geklärt. Mit Lithium und Carbamazepin stehen wirkungsvolle, wenngleich nicht auch immer nebenwirkungsarme Behandlungsmöglichkeiten zur Verfügung. Zwar sind einige neuere Alternativen im Gespräch, die vorliegenden Daten lassen diese bislang aber, so *Dr. Oliver Pogarell und Prof. Dr. Ulrich Hegerl*, Psychiatrische Klinik der Universität München, noch nicht als Behandlungsalternative erscheinen. Der Forschungsbedarf ist groß, der Wunsch nach neuen, wirkungsvolleren Substanzen groß.

Ein Schwerpunkt in der wissenschaftlichen Arbeit an der Universitätsklinik für Psychiatrie und Psychotherapie Tübingen waren in der Vergangenheit die somatischen Verfahren zur Behandlung von psychischen Störungen. Als Beispiel sei die Schlafentzugsbehandlung genannt, die an dieser Klinik ihre Ursprünge gefunden hat. Auch die Lichttherapie wurde hier in vielen Studien auf ihre Wirksamkeit hin untersucht. Seit mehr als 25 Jahren wird in Tübingen die Elektrokrampftherapie – in jüngster Zeit in zunehmender Frequenz – angewendet.

Mit der Wachtherapie und der Elektrokrampftherapie stehen schon seit vielen Jahrzehnten somatische Behandlungsverfahren zur Verfügung, die eine hohe Effektivität aufweisen.

Ableitend aus den vielen Tübinger Erfahrungen in der Erforschung der Wirksamkeit der verschiedenen Möglichkeiten der wachtherapeutischen Behandlung werden im Beitrag von *PD Dr. Henner Giedke* aus der Universitätsklinik für Psychiatrie und Psychotherapie Tübingen sowohl die Verfahren als auch die Effektivität dieses Behandlungsschemas gewürdigt und kritisch diskutiert. Aufgrund der fehlenden anhaltenden Effektivität ist die Wachtherapie als alleinige Behandlungsoption kein befriedigendes Therapieverfahren, als adjuvante und dann auch effektive Behandlungsoption hingegen hat sie nach wie vor im therapeutischen Alltag ihre Berechtigung.

Dagegen hat die Elektrokrampftherapie, so *PD Dr. Klaus Schott und Mitarbeiter*, in Deutschland eine Renaissance erlebt. Aus den letzten Jahren liegen inzwischen einige Erfahrungen zur Anwendung der Elektrokrampftherapie bei therapieresistenten depressiven Störungen vor. Selbst bei dieser selektierten Klientel hat die Elektrokrampftherapie eine gute Wirksamkeit. Die Ängste um therapeutisch induzierte Spätschäden, die durch die Elektrokrampftherapie vermittelt sein könnten, haben sich relativieren lassen, die ausgesprochen gute Verträglichkeit selbst bei multimorbiden Patienten geben bei der erwiesenermaßen guten Wirksamkeit Anlass, die Indikation für dieses Behandlungsverfahren großzügiger zu stellen, um Behandlungsverläufe abkürzen und die Schwere der Symptomatik lindern zu können. Neue Therapieschemata, Optimierungen der Apparaturen und die verbesserte anästhesiologisch-internistische Versorgung der Patienten haben die Elektrokrampftherapie zu einem der sichersten und nebenwirkungsärmsten medizinischen Therapieverfahren unter Narkose werden lassen (Folkerts et al. 1996).

Unsicher ist dagegen noch die Rolle der repetitiven transkraniellen Magnetstimulation (RTMS). Eine Forschergruppe aus Tübingen um *Dr. Gerd Eschweiler* konnte aufzeigen, dass dieses Behandlungsverfahren vermutlich für Subgruppen von depressiven Patienten eine therapeutische Bereicherung darstellen kann. Gegenwärtig ist noch unklar, welche Prädiktoren eine differentielle Indikationsstellung für die Magnetstimulation gestatten könnten.

Die psychotherapeutischen Behandlungsverfahren

Die Psychotherapie ist zu einer Disziplin mit zahlreichen Facetten geworden – dabei verfolgen unterschiedliche Schulen zum Teil diametral entgegengesetzte Behandlungskonzepte. Die psychotherapeutischen Methoden werden verfeinert, zunehmend auch mit Blick auf eine differentielle Indikation wissenschaftlich untersucht, störungsspezifisch modifiziert und kombiniert. Die wichtigsten Schulen, die psychodynamische und die verhaltenstherapeutische bzw. kognitiv-verhaltenstherapeutische Richtung haben ihre Effektivität in der Behandlung depressiver Störungen nachweisen können, Gleiches gilt für die Interpersonelle Psychotherapie, die von vornherein als störungsspezifisches Behandlungsmodell konzipiert wurde.

Die psychodynamischen Therapieansätze bei depressiven Störungen, referiert von *Prof. Dr. Christoph Mundt*, Ärztlichem Direktor der Psychiatrischen Klinik der Universität Heidelberg, und *Corinna Reck*, beziehen pathogenetische Konzepte der Depressionsentstehung ein, würdigen therapeutische und nichttherapeutische Beziehungen, Persönlichkeitsvariablen, entwicklungsgeschichtliche Bedingungen und das Selbstbild. Die Wirksamkeit der psychodynamischen Therapie ist unumstritten, neuere Evaluationsstudien belegen die Effektivität.

Die psychotherapeutische Forschung der letzten Jahre fokussierte allerdings stärker auf verhaltenstherapeutische Behandlungsstrategien. Zahlreichen Untersuchungen ist zu verdanken, dass die Effektivität der kognitiven Verhaltenstherapie mittlerweile auch in Metaanalysen als gut belegt und der pharmakologischen Behandlung – zumindest für leichtere und mittelschwere depressive Störungen – ebenbürtig gilt (DeRubeis et al. 1999; Gloaguen et al. 1998). Die Verhaltenstherapie nutzt eine Vielzahl von therapeutischen Techniken, um in Abhängigkeit von dem nosologischen Modell Ressourcen des Patienten zu stärken, Kompetenzen zu erweitern, Kenntnisse zu vermitteln, Lebensinhalte zu bereichern und depressive Denkschemata zu hinterfragen und zu modifizieren. Neben der klassischen Verhaltenstherapie mit Stärkungen der sozialen Kompetenz, der Selbstverstärkung, dem Aktivitätsaufbau und der kognitiven Therapie stellt die Psychoedukation, die *Dr. Werner Trabert* vorstellte, einen wichtigen Basisbaustein in der Behandlung der depressiven Störung dar.

In den letzten Jahren hat auch in Deutschland, nicht zuletzt dank der Initiative der Arbeitsgruppe von Frau Dr. Elisabeth Schramm aus der Universitätsklinik für Psychiatrie und Psychosomatik Freiburg, eine stärkere Verbreiterung erfahren. Die interpersonelle Psychotherapie (IPT), konzipiert von Klerman und Weisman (Klerman et al. 1984), verwendet sowohl verhaltenstherapeutische Techniken als auch Elemente der Beziehungsgestaltung und stellt einen pragmatischen Ansatz, der sich am Verstehen und Bearbeiten der individuellen Problematik des Patienten orientiert, dar. Das sehr strukturierte therapeutische·Vorgehen, vorgestellt von *Frau Dr. Petra Dykierek und Mitarbeitern*, gibt Inhalte vor, erleichtert das therapeutische Herangehen und unterstützt die Kompetenz des Therapeuten.

Psychotherapeutische und somatischen Behandlungsverfahren – multimodale störungsspezifische Therapieansätze

In den letzten Jahren und Jahrzehnten hat die Behandlung von Patienten mit depressiven Störungen, seien es nun uni- oder bipolare depressive Episoden, dysthyme Störungen oder Belastungsreaktionen mit depressivem Inhalt, zunehmend einen multimodalen Ansatz verfolgt. Mit Hilfe der medikamentösen Behandlungsoptionen, die sich im Verlauf der letzten beiden Jahrzehnte mit der Einführung neuer Substanzen und Substanzgruppen und insbesondere mit wachsenden Erkenntnissen zu Wirkweisen und Nebenwirkungsprofilen immer differenzierter haben einsetzen lassen, aber auch durch die auf die speziellen Bedürfnisse der depressiven Patienten adaptierten und modifizierten psychotherapeutischen Programme sind Effektivität und Professionalität in der Behandlung gestiegen. Mittlerweile liegt eine klare Evidenz für die Notwendigkeit einer kombinierten Behandlung aus einer antidepressiven Medikation und einer Psychotherapie vor (Thase et al. 1998).

Patienten mit schweren depressiven Episoden, wahnhaftem Erleben und suizidalen Krisen, protrahierten oder gar therapieresistenten Verläufen, stellen in der Praxis des niedergelassenen Psychiaters oder Psychotherapeuten dennoch kein seltenes Problem dar und werden früher oder später einer stationären Behandlung zugewiesen.

Das vielseitige stationäre Behandlungsangebot, der beschützende Rahmen, die intensivere Betreuung erleichtern die Behandlung schwer kranker Patienten. Die Spezialisierung einzelner Behandlungseinheiten auf dieses Störungsbild kann die Behandlungskompetenz zusätzlich erhöhen. *Prof. Dr. Manfred Wolfersdorf* aus dem Bezirkskrankenhaus Bayreuth, Begründer einer wachsenden Tradition von Depressionsstationen in Deutschland, weist auf die wesentlichen Vorteile hin: Die Rahmenbedingungen genauso wie die therapeutischen Elemente spezialisierter Stationen verbinden die verschiedenen therapeutischen Techniken, geben ein klares klinisches, ordnendes, unterstützendes und verstehendes Setting vor und verbinden sich zu einem wirksamen Ganzen.

Angesichts der vielfältigen positiven Erfahrungen lag es nahe, auch in Tübingen ein stationäres, störungsspezifisches Behandlungsprogramm zu konzipieren. Ein wesentliches Merkmal der Tübinger Depressionsstation unter Leitung von *PD Dr. Anil Batra* ist die störungsspezifische, stadiengerechte Therapie, die neben einer differentiellen Indikation verschiedener Therapieelemente in Abhängigkeit von der Symptomatik auch eine stadiengerechte Versorgung, im Sinne einer gestuften vollstationären, teilstationären und ambulante Betreuung der Patienten beinhaltet.

Ein Resümee

So vielgestaltig die depressive Symptomatik ist, so vielfältig sind offensichtlich auch die therapeutischen Optionen. Das Anliegen dieses Buches ist es, die Vielfalt dieser therapeutischen Möglichkeiten aufzuzeigen, aber auch zu betonen, wie unerlässlich eine differenzierte, symptom- und individuell bezogene Auswahl therapeutischer Elemente ist – nicht die Kombination möglichst vieler therapeutischer Elemente, sondern die differenzierte Auswahl, die Würdigung des Individuums, die mehrdimensionale Betrachtungsweise machen die Kompetenz, den Wert und die Effektivität der Behandlung aus.

Was liegt näher, als die vielen therapeutischen Elemente zu einem neuen therapeutischen Ansatz in der Behandlung der Depression zu verbinden? Wie die Entwicklung in vielen Bereichen der Psychiatrie und Psychotherapie zeigt, werden in Zukunft vermehrt störungsspezifische Therapieformen verlangt sein, mehr noch, die störungsspezifische Therapie wird eine Kombination verschiedener Therapiemethoden darstellen, die die unidimensionale Vorgehensweise ersetzen wird. Die Integration von verschiedenen Therapieelementen, entlehnt aus der kognitiven Verhaltenstherapie, interpersonellen Psychotherapie, tiefenpsychologisch fundierten Psychotherapie und anderen psychotherapeutischen Verfahren, aber auch aus den somatischen Behandlungsverfahren, zielt auf eine optimierte Behandlung mit höchster Effektivität. Dem störungsspezifischen und mehrdimensionalen Therapiekonzept wird möglicherweise die Zukunft gehören (Buchkremer u. Batra 1997).

Unser Anliegen bleibt die Weiterentwicklung aus einer unidimensionalen Betrachtungs- und Vorgehensweise in der Behandlung der Depression in eine störungsspezifische, stadiengerechte Therapie.

Literatur

Blair-West GW, Mellsop GW, Eyeson-Annan ML (1997) Down-rating lifetime suicide risk in major depression. Acta Psychiatr Scand 95: 259–263
Bostwick JM, Pankratz S (2000) Affective disorders and suicide risk: A reexamination. Am J Psychiatry 157: 1925–1932
Buchkremer G, Batra A (1997) Psychotherapie – Störungsspezifische Indikation oder Perfektion in einer Technik? In: Mundt Ch, Linden M, Barnett W (Hrsg) Psychotherapie in der Psychiatrie. Springer, Wien New York, S 53–61

DeRubeis RJ, Gelfand LA, Tang TZ, Simons AD (1999) Medications versus cognitive behavior therapy for severely depressed outpatients: mega- analysis of four randomized comparisons. Am J Psychiatry 156: 1007–1013

Folkerts H, Bender S, Erkwoh R, Klieser E, Klimke A, Schurig W. (1996) Entwurf einer Stellungnahme der DGPPN zur EKT. Nervenarzt 67: 509–514

Gloaguen V, Cottraux J, Cucherat M, Blackburn IM (1998) A meta-analysis of the effects of cognitive therapy in depressed patients. J Affect Dis 49: 59–72

Klerman GL, Weissman MM, Rounsaville B, Chevron E (1984) Interpersonal psychotherapy of depression. Basic Books, New York

Thase ME, Greenhouse JB, Frank E, Reynolds CF, Pilkonis PA, Hurley K, Grochocinski V, Kupfer DJ (1997) Treatment of major depression with psychotherapy or psychotherapy-pharmacotherapy combinations. Arch Gen Psychiatry 54: 1009–1015

II Depressionsbehandlung – medikamentöse und somatische Verfahren

KAPITEL 1

Klinische Grundlagen der Depressionsbehandlung

R. TÖLLE

Die amerikanische Psychiaterin Andreasen, bekannt als Lehrbuchautorin und Herausgeberin des American Journal of Psychiatry, fragt 1998 in einem Editorial: „Where is the good old-fashioned clinical research?"

Auch andere Kollegen suchen erneut die *klinische* Psychiatrie. Das ist nicht nur heute so. Die Psychiatriegeschichte ist durchzogen von immer wieder neuem Bemühen der Zentrierung der Psychiatrie auf ihre klinische Mitte.

Deshalb sollen die *klinischen* Grundlagen der Depressionsbehandlung an dieser Stelle erörtert werden. Natürlich gibt es weitere Grundlagen der Depressionsbehandlung, insbesondere neurochemische und pharmakologische. Aber von denen ist viel die Rede, von den klinischen Grundlagen seltener.

Zunächst zu drei *klinischen* Zugangswegen zum Depressivsein: vertiefte Psychopathologie, pathisches Vorgehen, Phänomenologie.

Vertiefte Psychopathologie

Wenn man nach aufschlussreichen Beschreibungen des Depressivseins sucht, findet man sie eher in der älteren als in der heutigen psychiatrischen Literatur. Der Tübinger Privatdozent Wilhelm Griesinger schrieb 1845 unter der Überschrift „Die Melancholie im engeren Sinne":

„... immer mehr wird ein psychisch-schmerzhafter Zustand herrschen, welcher an sich andauert, aber noch durch jeden psychischen Eindruck von außen verstärkt wird. Dies ist die wesentliche Seelenstörung in der Melancholie, und dieses psychische Wehetun besteht für die Kranken selbst in einem Gefühl von tiefem geistigen Unwohlsein, von Unfähigkeit zum Handeln, von Unterdrückung aller Kraft, von Niedergeschlagenheit und Traurigkeit in einer totalen Herabstimmung des Selbstgefühls. ... Indem jeder, auch der leichteste und früher adäquateste Eindruck Schmerz erregt, können sich die Kranken über nichts, auch das Angenehmste nicht mehr freuen, sondern werden von allem unangenehm afficiert und finden in allem Äußeren stets neue Motive des Schmerzes ..." (S. 165/66).

Depressivsein als einen Schmerzzustand zu sehen, dieser Aspekt ist der heutigen Psychiatrie fast abhanden gekommen, obwohl Patienten sich nicht selten so äußern. Es wäre interessant, Griesinger noch weitergehend zu zitieren; denn die Qualität der Melancholiebeschreibung Griesingers wurde in den folgenden 150 Jahren selten wieder erreicht.

Das nächste Beispiel stammt von Emil Kraepelin, der das Depressivsein mit großer Sorgfalt und Sprachkunst beschrieben hat, unter anderem in den Abschnitten über den „Mangel an Tatkraft" (8. Aufl. 1909, S. 355). Auf Kraepelin wird zurückzukommen sein.

Eine Zwischenbemerkung: Die Rede ist hier und in den folgenden Abschnitten von der Krankheit, die man früher Melancholie oder endogene Depression nannte, heute als „major depressive disorder", speziell vom melancholischen Typ (so nach DSM IV) bezeichnet. Der Kürze halber wird hier formuliert: *melancholische Depression.*

Der dritte bekannte Psychiater, der hier zur klinischen Depressionsforschung zitiert wird, ist wieder ein Tübinger, nämlich Walter Schulte. In seiner Arbeit „Nichttraurigseinkönnen im Kern melancholischen Erlebens" (1961) heißt es:

„Um der Besonderheit dieses Erlebens näher zu kommen, wüßte ich keinen besseren Weg, als immer wieder neu in Äußerungen der Kranken und die ihrer Umwelt hinein zu horchen" (S. 314).

An anderer Stelle heißt es: „ablauschen".

Einer von Schultes Patienten sagte: „Traurigkeit, das ist doch immerhin noch ein tiefes Gefühl. Was jetzt ist, ist etwas anderes." Ein anderer: „Weder Trauer noch Freude" (S. 315/16). Schulte bringt auch folgende Szene aus einer Krankengeschichte: Ein melancholisch depressiver Kranker erfährt vom Tod des Sohnes und ist zu keiner Reaktion der Trauer fähig – jetzt nicht, in der melancholischen Phase, wohl aber einige Zeit später im Zustand der Remission.

Ausführlich begründet Schulte, dass das Nichttraurigseinkönnen nicht eine Seltenheit oder Ausnahme, nicht eine Sonderform oder Randerscheinung des Melancholischseins ist, sondern in dessen Kern steht. Man ist geneigt hinzuzufügen: wie ein Symptom ersten Ranges. „Der Traurige kann sein Gefühl mit anderen teilen. Der melancholisch Kranke aber fühlt sich durch sein als nicht nacherlebbar und einmalig empfundenes Erlebnis geradezu ‚ausgeklammert'" (S. 116).

Nicht alle Patienten können das deutlich aussprechen, dazu ist die Erlebnisveränderung im Melancholischsein zu elementar. Der Zustand ist zu fremd, als dass er leicht in Worte zu fassen wäre (auch das ist ein Symptom). Mancher spricht daher von Traurigkeit; das ist aber selten und geschieht kaum einmal spontan und erweist sich dann als eine Metapher für diesen Zustand, der dem Kranken unbekannt und schwer zu verbalisierbaren ist.

Aber um was handelt es sich, wenn nicht um Traurigkeit? Wie kann man die melancholische Verfassung kennzeichnen? Schulte bietet folgende Vokabeln an, die er von Patienten hörte: versteinert – leer – stumpfsinnig – gleichgültig – unlebendig – tot – ausgebrannt. Mit diesen Formulierungsversuchen kommt man dem melancholischen Erleben näher.

Man vergleiche Depressionsbeschreibungen von Griesinger, Kraepelin und Schulte mit dem, was man in Klassifikationsmanualen liest, die im Begrifflichen stecken bleiben, wie ICD, oder eine dürre Deskription pflegen wie DSM. Das aber soll keine klassifikationsfeindliche Anmerkung sein. Denn was in den Manualen steht, reicht durchaus für den Zweck der Klassifikation, für das abschließende Ablegen eines individuellen Krankheitsbildes in ein Schublädchen zum Zwecke der Dokumentation und Statistik, der Versorgungsplanung und Stichprobendefinition sowie nicht zuletzt der globalen wissenschaftlichen Verständigung.

Wenn aber die Ausführungen der Manuale nun in Depressionsbüchern und Lehrbüchern so wiedergegeben werden, als handele es sich um eine Depressionslehre, wenn ein Kapitel über Symptomatik sich auf die Auflistung der Klassifikationskriterien beschränkt, dann entsteht die Frage: Warum eigentlich so viel Reduktionismus?

Schulte führt insbesondere das Erleben des Fremden an. Der Patient empfindet sich selbst als fremd, im tiefsten verändert, nicht vergleichbar anderen emotionalen Erfahrungen. Er ist weit weg – auf holländisch: „ver heen" –, so lautet der Originaltitel des Selbstberichtes von P. C. Kuiper (1991). (Der Titel der deutschen Ausgabe „Seelenfinsternis" ist demgegenüber nichtssagend.) Auch und gerade dieses Entferntsein, das Fremde und ganz Unbekannte ist ein diagnostisches Merkmal.

Was aber liest man über Depressionsmerkmale in geläufigen Büchern und Manualen:

- Depressive Stimmung – das ist zu weit gefasst, zu allgemein.
- Traurigkeit oder traurige Verstimmung – ist für „major depressive disorder" falsch.
- Grundlose Traurigkeit – führt nicht weiter.
- Interessenverlust – eine ubiquitäre Erscheinung auch außerhalb von Depressionen.
- Antriebsmangel – bei vielen psychiatrischen Krankheiten.
- Freudlosigkeit – ist zu allgemein; denn viele andere Kranke und viele Gesunde können freudlos sein.
- Anhedonie – die Übersetzung ins Griechische bleibt auch unverbindlich.

Auch „Gefühllosigkeit" gilt als charakteristisches Depressionsmerkmal, ist aber unspezifisch und kommt z. B. auch bei posttraumatischen Belastungsreaktionen vor.

Ein Beispiel hierfür gibt Viktor Klemperer (Tölle 1999), der verfolgt und extrem gequält, aber nicht depressiv war, als er notierte: „Wieder konstatiere ich bei mir völlige Herzkälte und Stumpfheit" (II 214). Er meinte das erkaltete Mitgefühl für Leidensgenossen. Er schrieb weiterhin: „Ich bringe in meiner Herzensstumpfheit kein Gefühl auf" (II 255).

Wenn wir uns mit Begriffen wie depressive Stimmung, grundlose Traurigkeit usw. begnügen und nicht eingehender auf den Patienten hören, fallen wir zurück in eine klassisch genannte, patientenferne Psychopathologie, die meinte, die Beurteilung einer Stimmung dürfe sich nicht nach dem richten, was der Gestimmte darüber sage.

Auch in den Kriterien heutiger Klassifikationssysteme ist das Erleben ausgeschlossen – allerdings aus guten Gründen, nämlich zum Zweck der Operationalisierung und so gesehen durchaus zweckmäßig. Dabei ist zu bedenken, wie ICD und DSM zustande kamen: durch Konvention und viele Kompromisse – auch das ist kaum anders denkbar. Warum aber sollte sich die heutige klinische Psychiatrie hierauf beschränken? Sollte sie nicht die erarbeiteten reichhaltigen Erfahrungen berücksichtigen?

So weit zu den Möglichkeiten der eingehenden Psychopathologie. Natürlich gibt es auch in der Gegenwartspsychiatrie aufschlussreiche Arbeiten zur Psychopathologie des Depressivseins. Ein Beispiel ist die Studie von Kuhs (1990) über „Depression und Angst".

Pathisches Vorgehen

Pathisch im Sinne V.v. Weizsäckers ist das Erleben seiner selbst, speziell in der Krankheit. Was aus Schultes Arbeit zitiert wurde, lässt die pathische Perspektive bereits erkennen. Hier einige weitere Äußerungen von melancholisch-depressiven Patienten:

> „Es ist wie mit einem Ball, der nicht mehr springt".
> „Das passt überhaupt nicht zu mir ...".
> „... ich kann es nicht jemandem nahe bringen".
> „Wie wenn ein Zug vorbeifährt, und ich stehe draußen".
> „Wie ein Leichnam, und in einem begrenzten Lebensraum ...".
> „... alles abgeschnürt und tot in mir".
> „Ich beteilige mich, ohne mich beteiligen zu lassen".

Solche Patientenerfahrungen dürfen nicht überhört werden, auch wenn sie schwer operationalisierbar und quantifizierbar sind.

Kraepelin hält in seinem Lehrbuch der Psychiatrie (7. Aufl. 1904, S. 532) folgenden Brief eines Patienten für mitteilenswert:

> *„Luise, die volle Wahrheit! Alles ist Geldverschwendung. Ich darf nicht nach Hause, ich darf nicht hier bleiben; sperrt mich in eine Zelle und gebt mir nur Brod und Milch; ich bin nicht mehr krank, sie wollen es mir nicht glauben; ich bin mir selbst zum Ekel und voller Lebensüberdruß, darf gute Menschen nicht weiter belästigen. Meinen Kindern kann ich nicht mehr schreiben, weil ich ihnen nicht sagen kann, daß sie mir gleichgültig sind; ich bin ein Scheusal und werde von Furien gehetzt ... Das ganze Leben ist eine furchtbare Qual; ich muß in eine Corectionsanstalt; ich muß zur Arbeit gezwungen werden ... Ich gehe mit zerrissenen Stiefeln und kann mir nicht neue besorgen; Geld nützt mir nicht. Mein Leben ist trostlos und nur solange erträglich, wenn ich meine Not klage ... Ihr werdet mich verachten statt eurer Liebe von früher. Luise, erzähle mein Elend nicht weiter."*

Ebenso aufschlussreich ist der schriftliche Bericht einer melancholisch-depressiven Bäuerin von der Schwäbischen Alb:

„Wie stumpfsinnig, alles ganz anders. Ich fühl' mich gar nicht mehr... Ich kann gar nichts mehr schaffen. Ich weiß gar nicht, wie mir ist... Das, was man zum Leben, zum Schaffen, zum Arbeiten braucht, fehlt mir. Oder der Instinkt fehlt mir... Was ich seh' und hör', empfinde ich gar nicht mehr. Mein Kopf ist gar nicht mehr normal, mit dem Geist stimmt etwas nicht, der Geist hat mich verlassen... Der Geist ist nicht mehr da, der sagt, was ich sagen oder tun muß. Helfen sie mir doch bitte, bitte Herr Doktor, daß mein Kopf und Gemüt wieder fühlt, sich regt und ich doch auch wieder teilnehmen kann am Leben... daß ich mich wieder regen und bewegen und arbeiten kann. Nehmen sie die fürchterliche Krankheit und Nichtmehrfühlenkönnen weg von mir... aber mein Kopf kann nichts mehr aufnehmen, er ist tot. Jede Minute ist eine Qual..."

Ein melancholisch erkrankter Psychiater schrieb:

„Bei diesen schwermütigen Zuständen ist es wie bei einer Schneelandschaft. Kann man da den Schnee wegräumen? Mit aller Mühe, mit allen Schaufeln und Machen nicht. Scheint aber die Sonne darauf, so ist er bald geschmolzen. So können wir mit aller Mühe, mit allem Wirken und Kämpfen uns nicht anders machen..." (nach Gaupp 1939).

Schließlich ein Gedicht eines melancholisch-depressiven Patienten:

Ich kann den Wind nicht mehr spüren.
Ich rieche nicht mehr den Grund der Erde.
Der Regen in meinem Gesicht berührt mich nicht mehr.
Geblieben ist allein das Ticken der Uhr.
Alles verrinnt.
Wirbelnde schwarze Wasser
zu meinen Füßen.
Bleicher Mond
in meinem Gesicht.
Kalt.

Diesem Gedicht sei ein anderes gegenübergestellt, das ein dysthymer, neurotisch-depressiver Patient verfasste:

Dankbarkeit
Die Menschen lachen
und freuen sich
– doch sie wissen nicht warum

Die Menschen hassen
und bereuen es
– und sie wissen nicht warum

Die Menschen streiten
und vertragen sich weiter
– doch sie wissen nicht warum

Die Menschen schenken
und bedanken sich
– und sie wissen nicht warum

Die Menschen lieben
und bereuen es
– doch sie wissen nicht warum

Aber sie tun es
und die Erde dreht sich
und die Blumen blühen im Herbst.

Dieses Gedicht gibt die Lebenseinstellung der Sinnlosigkeit in der dysthymen, neurotisch-depressiven Verfassung wieder (auf diese Depressionsform kann hier nicht näher eingegangen werden). Hier kommt etwas ganz anderes zum Ausdruck als in dem vorhergehenden Gedicht des melancholisch-depressiven Patienten.

Dieser Kranke, inzwischen in der allmählich abklingenden melancholisch-depressiven Phase und mit wechselhaftem Befinden, berichtet Folgendes: „Wenn ich morgens nicht weiß, wie es mit mir steht, dann gehe ich zu einem bestimmten Punkt, von dem aus ich das Schloß sehe". Der Patient wohnt nicht weit entfernt von einem schönen münsterländischen Wasserschloss, einem spätbarocken Bau, eingebettet in die Landschaft. „Wenn ich das Schloß ansehe, weiß ich, wie es heute ist". Das heißt: Wenn das Schloss ihn ästhetisch anmutet, wenn er diese Anmutung wahrnehmen kann, weiß er, dass es ihm relativ gut geht. Er misst an dieser Wahrnehmungsqualität den Grad seiner melancholisch-depressiven Störung. Es handelt sich um ein wenig beachtetes melancholisch-depressives Merkmal.

Eine andere Patientin, die mehrere Jahre lang an einer melancholischer Depression litt, hat ihre Wahrnehmungsstörung zu beschreiben versucht und die Formulierung gefunden: „Reduktion der Wahrnehmung auf die physikalische Komponente". Unaufgefordert verfasste sie hierüber eine Abhandlung, die in einer psychiatrischen Zeitschrift erschienen ist (Schwering 1995). Später hat sie – inzwischen gesundet – wiederum spontan hierzu Satzpaare formuliert und einander gegenübergestellt, nämlich von normaler (A) und melancholischer (B) Wahrnehmung.

A	B
Wiesen sind grün.	Wiesen haben die Farbe grün.
Ich höre einen Vogel singen.	Ich höre eine Tonfolge, die von einem Vogel stammt.
Die Musik gefällt mir.	Ich kann nicht feststellen, ob Musik gefällt, meine Ohren hören das nicht.
Ich sehe einen Strauß Frühlingsblumen.	Ich sehe Blumen, die im Frühjahr blühen, nebeneinander in der Vase stehen.
Die Sonne scheint warm in mein Zimmer.	Bei Sonnenschein steigt in meinem Zimmer die Temperatur.
Die Landschaft ergibt ein schönes Bild	Die Dinge in der Landschaft stehen alle beziehungslos nebeneinander.

Es handelt sich um ein semantisches Differenzial. Die Patientin selbst hatte allerdings nie von einem solchen psychiatrischen Instrument gehört. Ihr Verfahren harrt noch der Anwendung und lässt erwarten, dass auf diese Weise eine mehr spezifische *melancholisch*-depressive Störung psychopathometrisch erfasst werden kann.

Phänomenologie

Der dritte Zugangsweg ist der phänomenologische. Phänomenologisch ist etwas anderes als deskriptiv-psychopathologisch, auch wenn heute zuweilen beides gleichgesetzt wird. Psychopathologie ist (nach Binswanger) „Tatsachen- und Erfahrungswissenschaft". Der Phänomenologie geht es (nach Blankenburg) um „das Sehenlassen von vorher nicht Gesehenem". Es geht um eine das Wesentliche erfassende und übergreifende Sichtweise. Dabei handelt es sich nicht etwa um Theorie, wenigstens nicht im Ausgangspunkt, sondern ausgehend von der klinisch-psychopathologischen Erfahrung wird versucht, *hinter* dem, was als Störung anschaulich ist, das Wesentliche zu entdecken. Ein Beispiel ist die von Viktor von Gebsattel (1939) herausgestellte *Werdenshemmung*:

Die vor ihm liegende Zeit erlebt der Kranke als endlos gedehnt. Gleichzeitig verrinnt die Zeit für ihn unaufhörlich. Gestört ist demnach die innere Werdezeit, die so genannte erlebnisimmanente Zeit. Dabei ist die Zukunft für den Melancholischen versperrt, der Kranke lebt zukunftslos und hoffnungslos. Wenn „nichts mehr geht", muss Angst entstehen, auch Angst vor dem alltäglich Banalen.

In der Werdenshemmung kann altes Schulderleben, das längst in den Hintergrund getreten war, neu aktualisiert werden. E. Kretschmer fand hierfür das Bild (zitiert nach Schulte 1961): „Die alten Komplexe sind wie große Steine im Flussbett, die bei tiefem Wasserstand störend über die Oberfläche kommen".

Wenn das Leben nicht mehr Entfaltung bedeutet, sondern nur noch Vergehen, erscheint der Suizid geradezu als Konsequenz. So lassen sich Hoffnungslosigkeit und Angst, Schulderleben und Suizidalität aus der Werdenshemmung, wie aus einer Grundstörung, ableiten.

Werdenshemmung ist also nicht ein psychopathologischer Befund, sondern ein phänomenologischer Begriff, nicht ein Symptom, sondern ein Konstrukt, das allerdings geeignet ist, die Grundstörung des melancholisch-depressiven Erlebens zu verdeutlichen, sie im Ganzen zu erfassen (wenn auch nicht zu verstehen), über das Registrieren einzelner Symptome hinaus.

Zu ähnlichen Ergebnissen führten weitere phänomenologische Untersuchungen, insbesondere Studien des melancholisch veränderten Zeiterlebens von E. Minkowski und E. Straus, der von einer „Pathologie des Werdens" sprach. Entsprechendes meinen W. Janzarik mit der „dynamischen Reduktion" und H. Tellenbach mit „Remanenz": das Zurückbleiben hinter den eigenen Ansprüchen (als ein Ausdruck der Werdenshemmung), auch hinter den Ansprüchen des eigenen Gefühls.

Die Störung des Zeiterlebens erklärt Straus (1928) so: Wenn das subjektive Zeiterleben stillsteht, wenn keine Aussicht vorhanden ist, Verschuldetes im weiteren Handeln wieder auszugleichen, wird das Erleben der Schuld übermächtig.

*„Je mehr sich die Hemmung verstärkt, das Tempo der inneren Zeit verlangsamt,
umso deutlicher wird die determinierende Gewalt der Vergangenheit erlebt. Je
fester dem Depressiven die Zukunft verschlossen ist, desto stärker fühlt er sich
durch das Vergangene überwältigt und gebunden."*

Von den Patienten hört man Äußerungen, die unmittelbar der Veränderung des
Zeiterlebens i. S. der Werdenshemmung entsprechen:

> „Eines Tages im September am Vormittag ging die Zeit nicht mehr weiter".
> „Es kommt dann immer aus dem Bodensatz herauf".
> „Das Leben um mich geht weiter, nur bei mir geht es nicht weiter".
> „Das Dasein tut weh".

Christa Wolf schreibt aufgrund eigener Erfahrung:

*„Die verschiedenen Zeiten, die verschieden schnell fließen. Die Gegenwartszeit,
die sich zu dehnen scheint, die nach Minuten gemessen wird..., deren Stunden
sich schleppen, deren Jahre aber fliegen und das Leben im Flug mitnehmen.
Dagegen die Vergangenheitszeit, kompakt, heftig, konzentriert, wie zu Zeit-
barren eingeschmolzen..."* (in „Kindheitsmuster" 1976).

Allerdings verstehen es nicht alle Patienten, sich so aufschlussreich zu äußern.
Viele sprechen von ihrer totalen Blockierung (womit sie nichts anderes als
Werdenshemmung meinen), andere betonen, dass die Antriebshemmung das
Eigentliche sei, sie sprechen hiervon wie von einer Grundstörung. Ohne Zweifel
ist die Zeiterlebensveränderung eine spezifische *melancholisch*-depressive Stö-
rung.

Vertiefte Psychopathologie, pathisches Vorgehen und Phänomenologie ge-
währen Einblicke in eine psychopathologische Störung, die schwer zugänglich
und letztlich nicht verstehbar ist: das melancholisch-depressive Erleben bei
„major depressive disorder". Die gewonnenen Erfahrungen, die hier skizziert
wurden, müssen der Diagnostik, dem Basisverhalten im Umgang mit den
Kranken, den Therapieindikationen und der Durchführung der Behandlung im
Einzelnen zugrunde gelegt werden.

Folgerungen für die Diagnostik

Zwei Versionen der Depressionsdiagnostik stehen sich heute gegenüber: Wenn
man begrifflich, klassifizierend, psychopathometrisch vorgeht, kann man zu
dem Konzept *einer* Depression, also zu einer unizistischen Depressionslehre
kommen. Wenn man aber klinisch und dabei patientenbezogen vorgeht, kommt
man konsequent zu einem typisierenden Depressionenmodell.

Die Unterscheidungskriterien suchen wir nicht mehr auf der ätiologischen
Ebene. Diese früheren Versuche wurden zurecht in Frage gestellt. Bezeichnungen
wie reaktive, psychogene, neurotische, endogene usw. Depression legten – wört-
lich genommen – Annahmen nahe, die nicht beweisbar sind.

Zu den klinischen Grundlagen, die diagnose- und therapierelevant sind, gehört auch die Kenntnis der *Verlaufsformen*. Die klinisch erkennbaren Beziehungen zwischen Symptomatik und Verlaufsform bei Depressionen sind nach wie vor im Wesentlichen unbestritten, selbst in der unizistischen Depressionslehre (Tölle 2000). Prototyp dieser Zustands-Verlaufs-Beziehung ist die zwischen melancholisch-depressiver Symptomatik und phasischem bzw. episodischem Verlauf.

Unbeschadet der Besonderheiten der Depressionstypen lehrt die klinische Erfahrung, dass eine säuberliche diagnostische Unterscheidung nicht in jedem Fall möglich ist, insbesondere nicht bei älteren depressiven Patienten. Diese Schwierigkeiten entstehen nicht nur hinsichtlich der bekannten klinischen Depressionstypen, sondern auch bezüglich der ICD-Klassifizierung.

Folgerungen für die Behandlung

In einem Facharztgespräch wurde ein Kollege gefragt, was er angesichts der Vielfalt antidepressiver Behandlungsmöglichkeiten über den Einsatz der einzelnen Maßnahmen sagen könne. Der Kandidat antwortete: „Da bekanntlich die Unterscheidung zwischen endogener und neurotischer Depression aufgegeben worden ist, kann ich allgemein über Depressionsbehandlung sprechen." Die folgenden Ausführungen beschränkten sich auf die antidepressive Pharmakotherapie mit SSRI, abgesehen von der großzügig gemeinten Anmerkung, Umweltfaktoren könnten eine Depression „triggern".

Natürlich sind die klinischen Gegebenheiten nicht so einfach. Zwar gibt es zu verallgemeinernde Prinzipien, darüber hinaus sind aber differenzierende Vorgehensweisen indiziert, in der Pharmakotherapie wie in der Psychotherapie der Depressiven.

Umgang mit dem depressiven Patienten als Basis der Behandlung

Man spricht auch von psychotherapeutischem Umgang, aber es sind nicht Psychotherapie*methoden* gemeint, sondern Umgangsstile, die dem Kranken und seinem Gestörtsein gerecht werden.

Drei skizzierte Beispiele sollen das erklären: Ein Patient sagt, er leide seit langem an „Depressionen" und fügt hinzu: „So war ich immer schon". Damit meint er insbesondere, er habe nie einen Sinn des Lebens erkennen können. Hinzu kommen weitere Merkmale einer neurotischen Krise. Klassifikatorisch kann man von Dysthymie (F 34.1) ausgehen.

Ein anderer Patient ist vor einigen Wochen erkrankt, er ist nun tief depressiv, und zwar in der dargestellten melancholischen Weise (entsprechend F 32.2).

Ein dritter Patient ist parkinsonkrank und sucht nun wegen einer hinzugetretenen Depression den Psychiater auf (klassifikatorisch wäre hier von organisch-depressiven Störung, F 06.32, zu sprechen).

Diese verschiedenartig depressiven Patienten müssen in unterschiedlicher Weise angesprochen und geführt werden. Das therapeutische Basisverhalten richtet sich nach der Art der Störung und dabei bevorzugt nach dem Erleben der Kranken im pathischen Sinne.

Bei dem depressiv-neurotischen, dysthymen Patienten ist ein zuwartendes, verstehendes Therapeutenverhalten angebracht, und es ist zu beachten, dass sich bereits mit dem ersten Kontakt eine psychotherapeutische Beziehung einstellt (ob man will oder nicht).

Ein ganz anderer Umgangsstil ist in der Behandlung des melancholisch-depressiven Patienten angebracht. Ihm treten wir ungefähr so wie einem körperlich Kranken gegenüber, also auch bestimmend, direktiv und fürsorgend – und auch eingreifend –, das aber in einer speziellen, auf das geschilderte Melancholieerleben eingehenden Weise, die partizipativ (Bennedetti) oder kommunikativ (Schulte) genannt wurde. Voraussetzung ist vor allem ein verlässliches und unerschütterliches Arztverhalten, das Dabeisein des Arztes und sein unbedingtes Eintreten für die zu erwartende Gesundung.

Wiederum anders muss der therapeutische Umgang mit dem depressiven Parkinsonpatienten sein. Das Grundleiden und dessen Behandlung ist zu berücksichtigen, nicht nur pharmakologisch gesehen. Wie wir uns zu diesem Kranken verhalten, wie wir ihn betreuen, wird von dem unerbittlichen Verlauf seiner Krankheit bestimmt und dabei – pathisch gesehen – von dem Krankheitserleben dieses Patienten, dem Decrescendo-Effekt (Schulte).

Ein angemessener therapeutischer Umgang mit den depressiven Kranken ist die Basis für *alle* Behandlungsschritte und Therapiesituationen. Hierzu ein mahnender Bericht eines melancholisch-depressiven Patienten.

„Das gesamte Sport- und Arbeitsprogramm ist vielseitig, unterhaltend und sicherlich therapeutisch wertvoll – vor allem für den ‚mäßig Kranken‘ und den ‚fast Gesunden‘. Meine Antriebskräfte und mein Wille, also die eines Depressiven, reichen an dieses Programm, auch an Einzelheiten, nicht heran. Der Reifen, durch den sich mein Körper winden soll, ist mir ebenso zuwider wie die Linien, die ich in der Seidenmalerei nachziehen soll. Die ganze Ergo-Abteilung hat für mich als Depressiven etwas Fremdartiges, Abweisendes, Düsteres ...

Um 18.30 Uhr ist das Abendessen zu Ende, bis zum Schlafengehen verbleiben 4½ Stunden ... Ich gehe im Gang auf und ab, blättere in einer Zeitschrift, lege mich aufs Bett, spreche ein paar Worte mit meinem Mitpatienten – es ist zwanzig vor acht. Ich gehe zur Telefonzelle, obwohl ich gar nicht telefonieren will, ich esse einen Apfel, lege ein leeres Blatt vor mich hin, ohne etwas zu schreiben, rücke die Stühle im Esszimmer zurecht und lege mich wieder aufs Bett – es ist viertel nach acht ...".

Pharmakotherapie

Antidepressive Psychopharmaka werden bekanntlich bei *allen* Depressionsformen eingesetzt. Dieses Prinzip ist insbesondere der Behandlung neurotischer und organischer Depressionen zugute gekommen, die heute entschiedener als früher auch medikamentös behandelt werden.

Aber diese Leitlinie ist ergänzungsbedürftig. Im Einzelnen sieht die antidepressive Medikation sehr unterschiedlich aus. Sie ist nicht nur vom Schweregrad und Verlaufsstand abhängig, sondern auch von der Art der depressiven Symptomatik sowie dem entsprechenden depressiven Erleben des Patienten, des Weiteren von seinen individuellen Erfahrungen und Erwartungen.

Zudem ist der *Stellenwert*, den die Pharmakotherapie im Gesamt der Behandlung einnimmt, unterschiedlich, je nach der diagnostischen Situation. Die drei skizzierten Fälle zeigen dies, nämlich antidepressive Pharmakotherapie als Krisenintervention bei neurotisch depressiver Störung, die sonst bevorzugt psychotherapeutisch zu behandeln ist, als die entscheidende Maßnahme bei melancholischer Depression, als eine Behandlung *neben* anderen Behandlungsmaßnahmen bei depressiven Parkinsonpatienten.

So unverzichtbar Psychopharmaka in der Depressionsbehandlung sind, so wenig ist es berechtigt, andere Möglichkeiten der Depressionsbehandlung als zweitklassig hinzustellen, in dem man sie „nichtmedikamentöse Verfahren" nennt. Unter diesem Stichwort findet sich in einschlägigen Werken neben der Psychotherapie auch die Elektrokrampfbehandlung und der Schlafentzug.

Nichtmedikamentöse somatische Behandlungsverfahren

Psychopharmaka dominieren die psychiatrische Therapie, speziell die Depressionsbehandlung so sehr, dass für andere, erwiesenermaßen wirksame Verfahren, zu wenig Raum bleibt. In diesem Band werden Elektrokrampfbehandlung und Schlafentzugstherapie ausführlich erörtert. Aber das ist nicht die Regel. In den meisten Depressionsbüchern, Lehrbüchern und Leitlinien sieht das anders aus. Entweder wird der *Schlafentzug* nicht genannt, wie in den Richtlinien der American Psychiatric Association. Oder er wird nur am Rande erwähnt, so in den Leitlinien der DGPPN, oder wie etwas Nebensächliches. Nicht weniger problematisch sind die Beschränkung auf therapieresistente Situationen und die Empfehlung des totalen gleichrangig mit dem partiellen Schlafentzug. Alle diese Versionen entbehren der klinischen Begründung.

„Schlafentzug" ist ein Terminus der experimentellen Medizin, der bei den ersten Therapieversuchen übernommen wurde, nun aber inhaltlich und sprachlich überholt ist. „Schlafentzug" klingt für den Patienten nicht gut, scheint ihm etwas wegzunehmen, statt ihm etwas zu geben. Nachdem das Verfahren auf klinischer Basis weiterentwickelt wurde (die Stichworte sind: patientengerechte Zeitwahl, Verbindung mit Pharmakotherapie, wiederholte Durchführung, nachts fachliche Betreuung, Wachen in Gruppen), entstand die Bezeichnung *Wachtherapie* (Tölle 1996). Damit wird die Eigenleistung des Patienten betont, der an dieser Stelle aktiv zur Behandlung beitragen kann, während er sonst allzu leicht zum Objekt ärztlicher Bemühungen wird. Der Patient erfährt, dass durch eine so einfache Maßnahme, durch ein geradezu natürliches Verfahren, eine Besserung erzielt wird (wenn auch oft nur vorübergehend). Das ist – pathisch gesehen – für das Krankheitserleben des Patienten, der im Übrigen perspektivelos ist, von großer Bedeutung.

Auf eine kurze Formel gebracht: Wachtherapie ist Schlafentzug auf klinischer Basis.

Die *Elektrokrampfbehandlung* hat mit der Wachtherapie eines gemeinsam: Sie wird zu wenig angewandt, obwohl doch die EKT die wirksamste aller antidepressiven Behandlungen ist. Warum verhalten sich viele Psychiater dennoch reserviert? Warum räumen die Richtlinien der APA und der DGPPN der Elektrokrampfbehandlung nur wenige Zeilen ein? Warum wird diese Behandlung, die nicht selten lebensrettend ist, so vielen Patienten vorenthalten?

Die Gründe hierfür und für die bekannten Einwendungen und Vorurteile liegen außerhalb der klinischen Erfahrung. Patienten, die einmal von der EKT (wie auch vom Schlafentzug) profitiert haben, missbilligen entschieden die Vernachlässigung dieser Therapie durch viele Psychiater.

Psychotherapieverfahren

Während der therapeutische Umgang in jedem Fall als Basis der Behandlung indiziert ist (in unterschiedlicher, dem jeweiligen depressiven Erleben angemessener Weise), bedarf nicht jeder depressive Patient einer *weitergehenden* Psychotherapie.

Die einzelnen geläufigen Psychotherapieverfahren aufzuzählen, wie in der Leitlinie der DGPPN, genügt unter klinischen Aspekten nicht. Die Indikation hauptsächlich von Schweregraden abhängig zu machen, ist eine Vereinfachung, die den meisten Behandlungssituationen nicht gerecht wird.

Was psychotherapeutisch notwendig und zugleich praktikabel sowie verträglich ist, lässt sich nicht generell angeben, sondern ist von klinischen Gegebenheiten im Einzelnen abhängig. So kann eine psychodynamische, konfliktbearbeitende Psychotherapie in einem Fall hilfreich, in einem anderen nachteilig und sogar gefährlich sein. Entsprechendes gilt für die kognitive und Verhaltenstherapie.

Differenzierende Depressionsbehandlung

Die Ausführungen des erwähnten Facharztkandidaten zur Depressionsbehandlung lassen sich auf folgende Formel bringen, die mit einem Fragezeichen zu versehen ist: ICD 32,33 → SSRI + IPT. Der Kollege dürfte mit seiner Meinung nicht allein dastehen.

Demgegenüber hat eine *differenzierende* Depressionsbehandlung davon auszugehen, dass es unterscheidbare Depressionsformen und verschiedenartige Behandlungsverfahren gibt.

In Abb. 1.1 wird unterschieden zwischen *allgemein* indizierten antidepressiven Verfahren und *spezielleren* Methoden. Die übergreifenden Verfahren, die bei allen Depressiven einzusetzen sind, (wenn auch mit unterschiedlicher Akzentuierung), sind außen zu erkennen, nämlich therapeutisches Basisverhalten, Pharmakotherapie und Wachtherapie. Speziellen Indikationen vorbehalten sind die im Inneren der Raute verzeichneten Verfahren. Zum Beispiel ist die

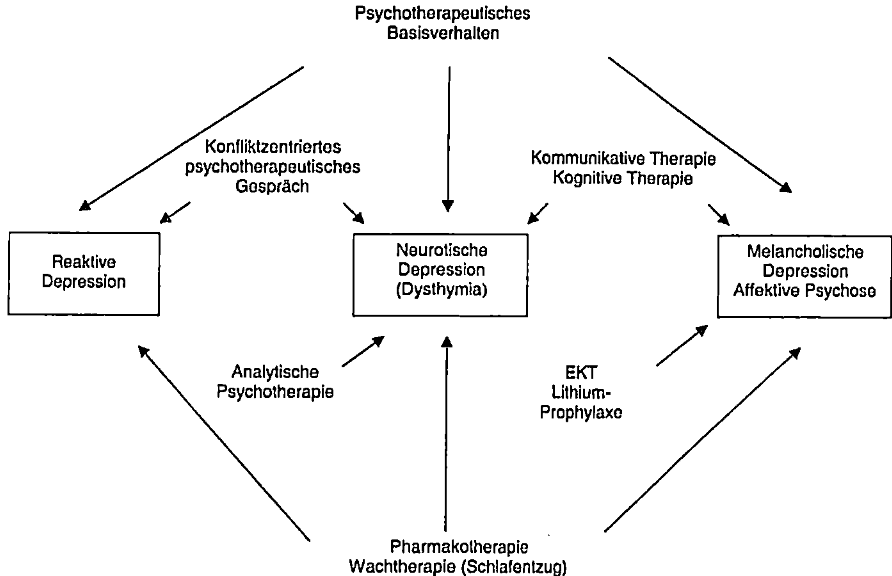

Abb. 1.1. Übersicht der Depressionsbehandlung (nach Windgassen)

Lithium-Medikation nicht bei allen Depressiven angezeigt, auch nicht die psycho-analytische Therapie.

Abschließend sei daran erinnert, dass alle antidepressiven Therapien nicht in der Grundlagenforschung erarbeitet wurden, sondern aus der klinischen Psychiatrie hervorgegangen sind – ein Grund mehr, klinische Grundlagen auch weiterhin der Depressionsbehandlung nutzbar zu machen.

Literatur

Andreasen NC (1998) Understanding schizophrenia: Asilent spring. Am J Psychiatry 155: 1657–1659

Gaupp R (1939) Ein cyclothymer Psychiater über seine seelischen Krankheitszeiten. Z Neurol 166: 705–710

Gebsattel V von (1954) Die Störungen des Werdens und des Zeiterlebens im Rahmen psychiatrischer Erkrankungen. In: Prolegomena einer medizinischen Anthropologie. Ausgewählte Aufsätze. Springer, Berlin Göttingen Heidelberg

Griesinger W (1845) Die Pathologie und Therapie der psychischen Krankheiten. Krabbe, Stuttgart

Klemperer V (1955) Ich will Zeugnis ablegen bis zum Letzten. Tagebücher 1933–1945. 2 Bände. Aufbau Verlag, Berlin – Siehe hierzu: Tölle (1999)

Kraepelin E (1909) Psychiatrie, 7. Aufl. (Band II). Barth, Leipzig

Kuhs H (1990) Depression und Angst. Springer, Berlin Heidelberg New York Tokyo

Kuiper PC (1991) Seelenfinsternis. Die Depression eines Psychiaters. Fischer, Frankfurt

Schulte W (1961) Nichttraurigseinkönnen im Kern melancholischen Erlebens. Nervenarzt 32: 314–320

Schwering J (1995) Wahrnehmung in der Melancholie (endogene Depression). Psychiat Prax 22: 254–256

Straus E (1928) Das Zeiterleben in der endogenen Depression und in der psychopathologischen Verstimmung. Monatsschr Neurol Psychiat 68: 640–656

Tölle R (1996) Vom Schlafdefizit zur Wachtherapie – zur Entwicklung des antidepressiven Schlafentzuges. In: Kasper S, Möller HJ (Hrsg) Therapeutischer Schlafentzug. Springer, Wien New York

Tölle R (1999) Verfolgungserleben im nationalsozialistischen Alltag. Zum pathischen Aspekt der Extrembelastung. Fortschr Neurol Psychiat 67: 348–358

Tölle R (2000) Unizistische Tendenzen der heutigen Depressionslehre. Spektrum der Psychiatrie 29: 114–119

KAPITEL 2

Alte und neue Antidepressiva

H. J. GAERTNER, S. BOUDRIOT, I. GAERTNER

Vorbemerkung

Dieser Beitrag fokussiert trotz seiner Überschrift auf die „neuen" Antidepressiva. Dennoch sollen für den fachfremden Leser hier auch die wichtigsten Punkte zu den klassischen Antidepressiva kurz zusammengefasst werden.

Unter klassischen Antidepressiva versteht man die trizyklischen Antidepressiva (TCA) und das tetrazyklische Maprotilin.

„Antidepressiva der 2. Generation" werden hier genannt: Mianserin, Trazodon, Viloxazin, Moclobemid, sowie Nomifensin und Zimelidin (nicht mehr im Handel).

„Neue Antidepressiva" sind im Folgenden alle (auch die alten) SSRI, ferner Venlafaxin, Mirtazapin, Reboxetin und Nefazodon. Von den in Analogie zu SSRI gebrauchten Kürzeln SNRI, SSNRI, NaSSA, RIMA und SNaRI (Tabelle 2.1) wird die Zukunft zeigen, ob sie sich in dieser Form durchsetzen werden.

Klassische Antidepressiva

Das Imipramin wurde 1957 von Roland Kuhn in der Schweiz entdeckt und als Neuroleptikum untersucht. Wir verdanken diesem hervorragenden Kliniker und Wissenschaftler die Beobachtung, dass die Substanz bei einigen Patienten, bei denen depressive Symptome im Vordergrund standen, zu beachtlichen Besserungen führte. Kuhn berichtet 1964 über die ersten Jahre der Erfahrungen mit Imipramin und Amitriptylin, das inzwischen dazugekommen war. Er benennt

Tabelle 2.1. Namen, Abkürzungen und Firmen „neuer" Antidepressiva

Venlafaxin	SSNRI	Trevilor®	Wyeth-Ayerst
Nefazodon	SNaRI	Nefadar®	Bristol-Myers Squibb
Mirtazapine	NaSSA	Remergil®	Organon
Reboxetin	SNRI	Edronax®	Pharmacia & Upjohn
Fluoxetin	SSRI	Fluctin®	Lilly, Ratiopharm
Sertralin	SSRI	Zoloft®, Gladem®	Pfizer
Paroxetin	SSRI	Tagonis®, Seroxat®	Janssen, Bayer
Citalopram	SSRI	Cipramil®, Sepram®	Bayer

als Kerngruppe für die Indikation dieser Medikamente eigentlich diejenigen, die die deutsche Psychiatrie die endogen Depressiven nennt oder die melancholischen Patienten. Er betont, dass je weiter der Patient sich von diesem Idealtypus entfernt, je mehr neurotisches oder reaktives Beiwerk in der Krankheit sichtbar werde, je eher man an Persönlichkeitsstörungen denken müsse, desto weniger sicher sei mit einem antidepressiven Effekt bei dem Einsatz dieser Medikamente zu rechnen.

Eine Zusammenfassung der ersten plazebokontrollierten Studien zu Amitriptylin und Imipramin durch Beckmann (1981) zeigt, dass auch diese Substanzen sich bei einem Drittel der Studien in ihrer Wirkung nicht signifikant von Plazebo unterschieden. Das mag allerdings auch an der Art, wie die Studien damals durchgeführt wurden, gelegen haben. Spätere Untersuchungen zeigten, dass im Gegensatz zur Meinung von Kuhn auch Patienten mit so genannter neurotischer Depression oder Patienten mit Depressionen nach belastenden Ereignissen in gleicher Weise von den Medikamenten profitieren können wie die melancholischen Patienten. Einschlusskriterium für diese späteren Studien ist dann meist eine operationalisierte Diagnose, das „depressive Syndrom", gewesen, also weniger eine *Diagnose* als das Ergebnis eines *Klassifikationsversuchs*, etwa nach dem Muster der „major depressive disorder" des amerikanischen DSM-Systems. Trotz dieser wissenschaftlich sicher stichhaltigen Befunde, hat sich in den Praxen vieler niedergelassener Kollegen und in den Diskussionen in den Teambesprechungen auf den Stationen die Meinung Kuhns oder zumindest Residuen von ihr als unausrottbar erwiesen.

Bei den klassischen Antidepressiva ging man ursprünglich von einer Ansprechrate von 70 % (60 – 80 %) aus. Wie wir weiter unten sehen, lassen sich diese Zahlen in vielen moderneren Studien nicht mehr darstellen.

So überraschend und wunderbar die Remission eines schweren depressiven Syndroms oft schon nach ein- bis dreiwöchiger medikamentöser Behandlung dem Neuling in der Psychiatrie und auch dem Erfahrenen erscheinen mag, so umfangreich und fast makaber ist der Katalog der unerwünschten Arzneimittelwirkungen dieser Substanzen.

Es werden Galaktorrhoe und Gynäkomastie in seltenen Fällen genannt und dann die Kette der anticholinergen Nebenwirkungen, beginnend mit dem pharmakogenen Delir, über die Tendenz, den Augeninnendruck, insbesondere bei bestehendem Glaukom, pathologisch zu erhöhen, anhaltende und therapieresistente Mundtrockenheit, Verschwommensehen und Akkomodationsstörungen, die jeder Brillenverordnung trotzen, Neigung zu Tachykardien, leichte bis mittelschwere, in seltenen Fällen zum paralytischen Ileus reichende Störungen der Darmtätigkeit und Störungen der Blasenentleerungen, vom Harnträufeln bis hin zum kompletten Harnverhalt nicht nur bei Männern mit Prostatahypertrophie, sondern auch bei Frauen.

Hinzu kommen die kardiovaskulären Nebenwirkungen. Hier ist vor allem die Hypotonie gefährlich, insbesondere bei Alterspatienten, die nachts oder bei Verordnung von antihypertensiver Medikation dann zu Stürzen neigen mit allen damit verbundenen Risiken und Gefahren (bis hin zu der Feststellung, dass angeblich die Frequenz der Schenkelhalsfrakturen positiv und signifikant korreliert mit der Verschreibungshäufigkeit von Psychopharmaka; hier sind allerdings Benzodiazepine und Neuroleptika mit beteiligt). Weniger leicht erfassbar und für den Behandelnden oft unheimlicher sind die selteneren, aber – wenn sie auftreten –, noch gefährlicheren Reizleitungsstörungen am Herzen, die in einer Verlängerung der Überleitungszeit bestehen und die insbesondere bei bereits bestehenden Blockbildern, vor allem höheren Grades, die Gefahr plötzlich auftretenden Kammernflimmerns und plötzlicher Todesfälle beinhalten (extrem selten, bei Risikopatienten und Mehrfachmedikation).

Während die chronische Mundtrockenheit mit Sicherheit zu Schäden an den Zähnen führen kann, so ist bis jetzt noch nicht eindeutig geklärt, ob die chronische anticholinerge Wirkung zu einer dauerhaften Beeinträchtigung des Gedächtnisses oder anderer kognitiver Fähigkeiten führt oder ob hier krankheitsbedingte und altersbedingte Veränderungen im Vordergrund stehen. Seltene Nebenwirkungen von Antidepressiva sind außerdem noch Störungen' der Leukopoese, von der passageren benignen Leukopenie bis hin zu äußerst seltenen Fällen von Agranulozytose.

Über pharmakokinetische Interaktionen kann es zu starken Beeinflussungen der Plasmaspiegel der Trizyklika kommen mit entsprechend erhöhtem Risiko der unerwünschten Begleitwirkungen.

So war und ist die Aufklärung eines depressiven Patienten über all diese möglichen Folgen der Behandlung fast unmöglich, und nur wenn man sich klar macht, dass viele der genannten Nebenwirkungen nur sehr, manchmal extrem selten auftreten und dass viele der Nebenwirkungen, die häufiger auftreten, wie z. B. Mundtrockenheit, Verstopfung etc., oft leichteren Ausmaßes sind, und wenn man sich verdeutlicht, wie schrecklich die depressive Erkrankung ist, dann kann man verstehen, dass diese Behandlungen mit einigem Erfolg durchgeführt wurden und auch noch werden. Es war aber von Anfang an klar, dass man hier immer nach neuen Substanzen und nach Alternativen mit einer besseren Relation zwischen Wirkung und Nebenwirkung suchen wird.

Innerhalb der TCA gibt es auch Unterschiede in der Häufigkeit von UAW. Desipramin, Nortriptylin und das „Prodrug" Lofepramin haben weniger sedierende, anticholinerge und Blutdruck senkende Wirkungen. Sie fördern auch eine Gewichtszunahme nicht so stark wie ihre „Klassenkameraden". Anticholinerge UAW sind beim Trimipramin seltener als bei z. B. Amitriptylin, Imipramin und Clomipramin.

Die alten „neuen" Antidepressiva oder die frühere „2. Generation":
Mianserin, Viloxazin, Trazodon, sowie Nomifensin und Zimelidin (nicht mehr im Handel)

Mianserin ist eine sedierende Substanz mit großer therapeutischer Breite, ohne die anticholinergen und kardiovaskulären UAW der TCA, mit insgesamt sehr wenigen UAW, mit geringer Letalität bei Intoxikationen, aber leider mit einem gegenüber anderen AD nachgewiesenen höheren Agranulozytoserisiko (Neuseeland bis 1:4000, Deutschland 1:500.000, England 1:60.000). Ähnlich wie bei Perazin werden zu Beginn der Behandlung Leukozyten- und Granulozytenkontrollen (min. 14-tägig) verlangt bei entsprechender Beobachtung des Patienten auf klinische Zeichen (Fieber, Stomatitis, andere Entzündungsparameter). Mianserin ähnelt chemisch dem Mirtazapin.

Trazodon ist ein stark sedierendes Antidepressivum, dem Nefazodon verwandt, mit dem Risiko der Hypotonie, mit wenig anticholinergen, aber einigen gastrointestinalen UAW, für ältere Patienten empfohlen. Es soll bei depressiver Symptomatik im Rahmen schizophrener Psychosen einsetzbar sein, ohne produktive Symptome zu provozieren. Eine seltene UAW ist der Priapismus.

Viloxazin ist anregend, hat ebenfalls nicht die schweren UAW der TCA, eigentlich insgesamt fast keine UAW, und soll, bei Epileptikern eingesetzt, keine vermehrten Krampfanfälle bewirken. Wie beim Trazodon ist es in Überdosis weniger gefährlich.

Nomifensin, ein antriebssteigerndes AD mit einem auch dopaminergen Wirkmechanismus, wurde wegen hämolytischer Anämien mit Nierenversagen vom Markt genommen, *Zimelidin*, ein erstes SSRI, wurde wegen Guillain-Barre-Syndromen ebenfalls vom Markt genommen. In beiden Fällen gab es bei sorgfältiger pharmakologischer toxikologischer und klinischer Prüfung keine Hinweise, die auf die UAW aufmerksam gemacht hätten, die schließlich zum Rückzug führten. Dies betont die Bedeutung der Spontanerfassungssysteme.

Die mehr als Schlafmittel vermarktete Vorstufe des Serotonin, das *Tryptophan*, musste 10 Jahre warten, bis zweifelsfrei geklärt war, dass nicht die Aminosäure, sondern ein bei der gentechnologischen Herstellung entstandenes Beiprodukt für die Eosinophilie-Myalgie-Syndrome verantwortlich war und steht nun wieder zur Verfügung.

Selektive Serotoninrückaufnahmehemmer (SSRI)

Verfügbar sind *Sertralin, Fluoxetin, Fluvoxamin, Paroxetin* und *Citalopram*. Selektiv heißt: starke Wirkung auf den Serotonintransporter, also Rückaufnahmehemmung für Serotonin und erst in wesentlich höheren Konzentrationen Wirkung auf andere Transporter sowie Blockade prä- und postsynaptischer Rezeptoren (Tabelle 2.2).

Alle SSRI haben gegenüber den trizyklischen Antidepressiva weniger anticholinerge Nebenwirkungen, sind weniger stark sedierend, haben weniger kardiovaskuläre Nebenwirkungen (Orthostase und Reizleitungsstörungen am Herzen) und verursachen seltener eine Gewichtszunahme. Die Kehrseite der geringeren Sedierung sind Angst, Unruhe und Schlafstörungen; wahrscheinlich weniger eine Provokation dieser Symptome, sondern eine nicht ausreichende Wirkung auf diese Depressionssymptome.

Alle SSRI machen Nebenwirkungen im Bereich sexuellen Erlebens und Verhaltens bei beiden Geschlechtern. Die häufigste unerwünschte Arzneimittelwirkung ist die Verzögerung bzw. Unterdrückung von Ejakulation (beim Mann) und Orgasmus bei Mann und Frau.

Alle SSRI sind bei Überdosierung und Intoxikation weniger toxisch als die trizyklischen Antidepressiva und Maprotilin, sie haben eine größere therapeutische Breite. Bei einigen SSRI wird ein geringerer Dosierungsspielraum als für klassische Antidepressiva angegeben (Fluoxetin, Paroxetin, Citalopram), das bedeutet eine einfachere Handhabung bei einer sich rasch abflachenden Dosis-Wirkungs-Beziehung.

Tabelle 2.2. Blockade von Transportern und Rezeptoren. Grobe Schätzung der Rangfolge (– bis ++++) aus pharmakologischen Daten

	NA-T.	SER-T.	DA-T.	Alpha1	Alpha2	H1	5HT1	5HT2	5HT3	Ach
Fluoxetin	+	++	(+)	(+)	–	(+)	–	+	–	(+)
Fluvoxamin	+	+++	+	(+)	(+)	–	–	(+)	–	–
Sertralin	+	+++	+	+	(+)	–	–	(+)	–	+
Paroxetin	++	++++	(+)	(+)–	(+)	–	–	–	–	+
Citalopram	(+)	+++	–	(+)	–	+	–	(+)	–	–
Amitriptylin	++	+++	+	+++	++	++++	++	+++	+++	
Venlafaxin	++	+++	–	–	–	–	–	–	–	–
Nefazodon	+	+	(+)	++	+	(+)	++	++	–	–
Mirtazapin	–	–	–	+	+++	++++	–	+++	++	++
Reboxetin	+++	–	–	–	–	–	–	–	–	–

NA-T. Noradrenalintransporter; *Ser-T.* Serotonintransporter; *Da-T.* Dopamintransporter; *Alpha1* postsynaptische Alpha-1-Rezeptoren; *Alpha2* präsynaptische Auto- und Heterorezeptoren; *H1* Histamin-H1-Rezeptoren; *5-HT1* Serotonin- (5-HT1-)Rezeptoren; *5-HT2* Serotonin- (5-HT2-)Rezeptoren; *5-HT3* Serotonin- (5-HT3-)Rezeptoren; *Ach* muskarinische Acetylcholinrezeptoren.

Die folgenden Unterschiede innerhalb der Gruppe sind diskutiert worden:

Bei der pharmakologischen Wirkung (Hyttel 1994) ist bezüglich der Selektivität gegenüber Noradrenalin Citalopram an erster Stelle. Es folgen Paroxetin und Sertralin, dann erst Fluvoxamin und Fluoxetin. Von daher lässt sich erklären, warum sich eine ängstlich-unruhige Symptomatik besser durch Sertralin als durch Fluoxetin beeinflussen lässt. Auch häufigere Therapieabbrüche wegen Angst, Unruhe und maniformer Symptomatik beim Fluoxetin gegenüber Sertralin könnten hiermit zusammenhängen. In einigen Untersuchungen wurde auch festgestellt, dass bei Schlafstörungen Paroxetin und Fluvoxamin besser abschneiden als Fluoxetin.

Was die Blockade muskarinischer Acetylcholinrezeptoren angeht, so liegt Paroxetin bzgl. der Affinität zwar weit hinter z. B. Clomipramin, aber doch deutlich vor Sertralin und Fluoxetin. Anticholinerge Nebenwirkungen wären damit, wenn überhaupt, am ehesten beim Paroxetin zu erwarten. Amitriptylin, Imipramin, Fluoxetin und auch Paroxetin wirken ebenso wie Nefazodon und Venlafaxin kaum auf das dopaminerge System. Sertralin (Bolden-Watson 1993) verhält sich anders. Ob diese pharmakologische Besonderheit klinische Auswirkungen hat, bleibt unklar.

Fluoxetin soll im frontalen Kortex, im Hippokampus und vor allem im Hirnstamm bei längerfristiger Anwendung zu einer Verminderung des 5HT-Umsatzes führen. Dies gilt nicht für Sertralin, Citalopram und Paroxetin. Ein in diesem Kontext vermuteter Wirkungsverlust des Fluoxetins bei Langzeitbehandlungen ist klinisch nicht belegt.

Sertralin ist der stärkste Dopaminrückaufnahmehemmer unter den SSRI. Ob dies eine besondere Wirkung auf Negativsymptome bei schizophren Erkrankten oder gar eine Verbesserung kognitiver Funktionen bei Parkinson-Patienten bedingt, ist ebenfalls nicht belegt.

Klinische Studien ergaben Hinweise auf eine höhere Inzidenz der ZNS-Nebenwirkungen Agitation, Orientierungsstörung, Verwirrtheit, Angst und Schlafstörungen unter Fluoxetin, verglichen mit Trizyklika, Paroxetin und Fluvoxamin.

Eine pharmakokinetische Besonderheit des Fluoxetins ist die relativ lange Halbwertszeit der Ausgangsverbindung (ca. 3 Tage) und des aktiven Metaboliten Norfluoxetin (ca. 7 Tage). Bei unregelmäßiger Einnahme und im Hinblick auf mögliche Absetzeffekte kann dies ein Vorteil sein; wenn Interaktionen zu befürchten sind, muss man nach Absetzen von Fluoxetin eine relativ lange Wartezeit einhalten. Die der Substanz und dem Metaboliten eigene Fähigkeit, ihren eigenen Abbau zu hemmen, kann zu überproportionalen Anstiegen der Plasmaspiegel in Relation zur Dosis führen.

Alle SSRI haben deutliche Wirkungen auf das arzneimittelabbauende Enzymsystem der Leber, Cytochrom P450 (CYP) mit Isoenzymen.

Fluoxetin ist ein wirksamer Hemmer von CYP3A4 und CYP2C19 und besonders CYP2D6. Noch potenter hemmt Paroxetin das CYP2D6. Die Cytochromhemmung durch Sertralin ist vergleichsweise sehr gering ausgeprägt, in therapeutischen Dosierungen muss nicht mit gravierenden Interaktionen gerechnet werden. Fluvoxamin ist unter den SSRI der einzige starke Blocker von CYP1A2 (z.B. Clozapinabbau!), weniger auch von CYP3A4 und CYP2C19. Insgesamt ergeben sich eine Fülle von Wechselwirkungen, deren Auflistung diesen Beitrag sprengen würde. Citalopram ist in dieser Hinsicht am wenigsten problematisch, gefolgt von Sertralin.

Wie alle Psychopharmaka sollen nicht nur TCA, sondern auch SSRI und die Mood-Stabilizer (Li-Salze, Carbamazepin, Valproinsäure) wegen möglicher Absetz- oder Reboundphänomenen schrittweise abgesetzt werden. Das hat nichts mit Toleranz oder Abhängigkeit zu tun.

In einzelnen Studien und in einigen Metaanalysen zeigten sich SSRI gegenüber TCA bei schweren depressiven Erkrankungen bzw. stationären Patienten oder Patienten mit melancholischer Symptomatik therapeutisch unterlegen. Das Ausmaß dieser Unterlegenheit bzw. deren klinische Relevanz war nie sehr ausgeprägt. Außerdem sprechen mittlerweile mehr Metaanalysen gegen einen solchen Unterschied als für. Einzelne Arbeiten, betreffend die weiteren neuen Substanzen, deuten aber in eine ähnliche Richtung.

Monoaminooxidasehemmer (MAOI)

MAOI gehören zu den klassischen Antidepressiva, soweit sie nicht selektiv und irreversibel sind (z.B. Tranylcypromin). Da diese sowohl MAO-A als auch MAO-B hemmen, kann es durch Hemmung des Tyraminabbaus zu Hochdruckkrisen kommen. Der moderne Nachfolger, selektiv und reversibel, ist ohne komplizierte Diätpläne und lange Wartezeiten beim Umsetzen auf andere Antidepressiva leichter zu handhaben. Dennoch sollen Mahlzeiten mit hohem Tyramingehalt vermieden werden (guter Käse, guter Rotwein). Im Alter und bei eingeschränkter Nierenfunktion ist keine Dosisanpassung erforderlich, jedoch bei Leberfunktionsstörungen oder Kombination mit Cimetidin. Bei Altersdepressionen sind kognitive Verbesserungen beschrieben worden und positive

Antriebssteigerungen. Überdosierungen sind weniger gefährlich als bei den klassischen MAOI. Die Wirkung ist in vielen Vergleichsstudien belegt. Die Unterstellung einer geringeren antidepressiven Potenz (bei schwer kranken, stationären, melancholischen Patienten) ist ebenso wenig wie bei den SSRI gesichert. Es gibt eine relativ gut belegte differentielle Indikation für MAOI, die sog. atypische Depression, gekennzeichnet durch Appetitsteigerung, Hypersomnie und Hypersexualität. Die meisten Untersuchungen wurden aber mit den alten (nichtselektiven und irreversiblen) MAOI durchgeführt. Bei therapieresistenten Depressionen wurde als eine (relativ riskante) Möglichkeit die Kombination von TCA mit MAOI vorgeschlagen. (Schmauss et al. 1988).

Moclobemid hat sehr wenig UAW und ist im Vergleich mit klassischen MAOI weniger lebertoxisch. Bei der Sexualität zeigt sich bei diesem Präparat insgesamt eher eine Tendenz zur Besserung. Genannt werden Hautveränderungen, Mundtrockenheit (weniger als unter TCA); Kopfschmerzen, Übelkeit, Unruhe und Schlafstörungen sind gleich häufig oder etwas öfter als unter TCA, sonst sind die UAW durchweg günstiger als unter TCA und praktisch auf Plazeboniveau (Baldwin u. Rudge 1994).

Venlafaxin, Nefazodon, Mirtazapin und Reboxetin

Venlafaxin

Venlafaxin ist ein Hemmer der Noradrenalin- *und* Serotoninrückaufnahme. Zuerst wird der Serotonintransporter gehemmt, bei höheren Konzentrationen beginnt die Wirkung auf den Noradrenalintransporter. Die Wirkungen auf den Dopamintransporter, auf noradrenerge Alpha-1- und Alpha-2-Rezeptoren, Histamin-, Serotonin- und Acetylcholinrezeptoren sind unter den therapeutischen Dosen nicht zu erwarten. Venlafaxin hat einen aktiven Metaboliten (O-Desmethylvenlafaxin) und wird im Wesentlichen über CYP2D6 verstoffwechselt (Metabolit über CYP3A3/4). Dieser trägt wohl maßgeblich zur Langzeitwirkung bei und hat mit knapp 12 h eine dreifach so lange HWZ wie die Muttersubstanz. Die Proteinbindungen sind mit ca. 30 % deutlich geringer als bei anderen Antidepressiva. Die Dosierung beginnt mit 75 mg/Tag und kann bis über 300 mg/Tag gesteigert werden. Die Tagesdosis wird in mehreren Portionen verabreicht, wenn nicht das Retardpräparat eingesetzt wird. Dosisanpassungen sind nur bei schwerer Einschränkung der Leber- und Nierenfunktion erforderlich. Eine Dosisreduktion bei älteren Patienten ist selten erforderlich.

Wirkung und Nebenwirkungen sind in zahlreichen klinischen Studien untersucht worden. Venlafaxin hat sich laut einer Metaanalyse aus dem Datenpool von 8 kontrollierten klinischen Studien im Vergleich zu SSRI und Plazebo als wirksamer erwiesen (Ferrier 1999). In einer weiteren ähnlichen Analyse (Entsuah et al. 1999) zeigten sich unter Venlafaxin nach 8 Wochen signifikant bessere Remissionsraten, die sich sowohl von Plazebo als auch von dem Effekt der SSRI signifikant unterscheiden. Als Beginn der Wirkung wird die dritte Behandlungswoche angegeben (Thase 1997). Venlafaxin ist mit Trizyklika (z.B. Imipramin) und mehrfach mit Fluoxetin doppelblind verglichen worden. In einer Vergleichsstudie mit Fluoxetin (Clerc et al. 1994) war Venlafaxin bei Patienten mit „major depression" mit „Melancholia" stärker wirksam als das SSRI. Studien an SSRI-Nonrespondern wiesen daraufhin, dass bei einem Viertel dieser Patienten nach 6 Wochen Therapie mit Venlafaxin noch eine Vollremission erreicht werden konnte (HAMD < 8; Reynaert et al. 2000). In längerfristigen Behandlungen bis zu 12 Monaten zeigte sich Venlafaxin bzgl. der Rückfallrate Plazebo überlegen (Entsuah et al. 1996). Seit Ende Januar 2001 ist die Substanz zur Erhaltungstherapie und Rezidivprophylaxe depressiver Erkrankungen durch das BfArM in Deutschland zugelassen und ist diesbezüglich die einzige Substanz unter den neueren 4 hier besprochenen Antidepressiva.

Wie nach dem pharmakologischen Profil zu erwarten, sind anticholinerge Nebenwirkungen, orthostatische Beschwerden und starke Sedierungen seltene Nebenwirkungen. Die häufigsten Klagen (immer verglichen mit Plazebo) sind Übelkeit, Benommenheit, Schlafstörungen, Ejakulationsstörungen, Schwitzen und Mundtrockenheit.

Eine Erhöhung des Blutdrucks kann dosisabhängig, aber nur bei sehr hohen Dosen (über 300 mg/Tag) beobachtet werden. Todesfälle bei Überdosierungen sind sehr selten und nur in Kombination mit anderen Medikamenten bzw. Alkohol eingetreten. Da Venlafaxin über verschiedene Cytochrome metabolisiert wird und da die Verstoffwechselung über CYP2D6 zu einem aktiven Meta-

Tabelle 2.3. Pharmakologische Daten nach Kent (2000)

	Dosierung	Bioverfügbarkeit [%]	Metabolismus über:	Metabolismus zu:	Halbwertszeit [h]	Eiweißbindung [%]
Venlafaxin	75–225	45	CYP2D6 u.a.	O-Desmethyl-V. aktiv	4/10	27,30
Nefazodon	300–600	20	CYP3A4 CYP2D6	Hydroxy-N. Triazoldion m-CPP aktiv	4/4 18–33 4–8	99
Mirtazapin	15–45	50	CYP2D6 1A2, 3A4	Desmethyl-M. (schwach)	20–40/–	85
Reboxetin	8–20	60	CYP3A4	O-Desaethyl-R. Inaktiv	13/–	97
Fluvoxamin	50–200	50	CYP2D6 CYP1A2	keine aktiven M.	15	77
Fluoxetin	20–80	70	CYP2D6 CYP2C19	Nor-Fluoxetin	48/168	95
Paroxetin	20–50	50	CYP2D6 CYP2C19	keine aktiven M.	10–16	95
Sertralin	50–200	30	CYP2D6 CYP2C19	ja	26/100	99
Citalopram	20–50	80	CYP2D6	ja	33	80

(Angaben zur Halbwertszeit: Angaben vor „/" = Ausgangsverbindung, danach = Metabolit(e); – = keine Angabe).

Tabelle 2.4. Hemmung der Cytochrom-P450-Isoenzyme durch SSRI und weitere neue Antidepressiva

	CYP1A2	CYP2C9/10	CYP2C19	CYP2D6	CYP3A4
Citalopram	+	?	?	+	+
Fluoxetine	+	++	++	++++	+
Fluvoxamine	++++	++	+++	++	+++
Paroxetin	++	++	++	++++	++
Sertralin	+	++	++	++	+
Venlafaxine	-	-	-	-	-
Nefazodon	+	-	-	+	++++
Mirtazapin	-	-	-	+	-
Reboxetin	-	-	-	+	+

boliten führt, sind bei Patienten mit genetisch bedingter Störung des arzneimittelabbauenden Enzymsystems die Unterschiede bei Wirkung und Nebenwirkungen nicht voraussehbar. Dies gilt auch für die gleichzeitige Verabreichung von Hemmstoffen für CYP2D6 (Tabelle 2.3, Tabelle 2.4). Aufgrund vorläufiger Befunde zum TDM von Venlafaxin und O-Desmethylvenlafaxin wird angenommen, dass sich ein TDM in der Praxis als sinnvoll erweisen könnte.

Mirtazapin

Mirtazapin ist ein starker Antagonist Alpha-2-adrenerger Rezeptoren an noradrenergen und serotonergen Neuronen. Außerdem ist Mirtazapin ein 5HT2- und 5HT3-Rezeptorantagonist. Die Wirkung auf die Monoamintransporter ist sehr gering. Ähnlich wie beim Venlafaxin ist die Wirkung auf die noradrenergen Alpha-1-, Acetylcholin- und 5HT1-Rezeptoren schwach, während die Blockade von 5HT2- und 5HT3-Rezeptoren deutlich ist; ebenso wie die Blockade von Histaminrezeptoren. Während aus der Blockade der Alpha-2-Auto- und Heterorezeptoren und aus der Blockade der 5HT2- und 5HT3-Rezeptoren die klinische Wirkung erklärt wird, soll die schwache Wirkung am Acetylcholinrezeptor die geringen anticholinergen Nebenwirkungen erklären und die stärkere Wirkung am Histaminrezeptor die in niedrigen Dosen manchmal ausgeprägte Sedierung. Der Antagonismus an den Alpha-2-adrenergen Auto- und Heterorezeptoren führt zu einer verstärkten Noradrenalin- bzw. Serotoninfreisetzung. Durch die Blockade der 5HT2- und 5HT3-Rezeptoren könnte die Serotoninwirkung auf die 5HT1-Rezeptoren selektiver sein. Die empfohlene Dosierung liegt zwischen 15 und 45 mg/Tag, bei höheren Dosen soll eine noradrenerg vermittelte Antriebssteigerung zu beobachten sein. Maximale Plasmaspiegel findet man nach 2 h und eine hohe Eiweißbindung. Die Metabolisierung erfolgt über CYP1A2, 2D6, 3A4, der demethylierte Metabolit ist ähnlich aktiv wie Mirtazapin. Die Halbwertszeit liegt zwischen 20 und 40 h. Bei Patienten mit eingeschränkter Leber- und Nierenfunktion und bei Alterspatienten wird eine Dosisreduktion empfohlen.

In einer Reihe von kontrollierten Studien und in darauf aufbauenden Meta-analysen zeigt sich eine gegenüber Plazebo signifikant bessere Wirkung auf depressive Symptome, wobei auch Schlafstörungen und Angst gut und relativ frühzeitig ansprechen sollen (Kasper 1995).

Zwischen 1990 und 1998 wurden 15 doppelblinde, randomisierte und kontrollierte Vergleichsstudien mit Mirtazapin bei Patienten mit einer „major depression" mittlerer bis schwerer Ausprägung publiziert. Dabei sind auch zwei Studien an älteren Patienten, d.h. über 55 Jahren bzw. 60–85 Jahren (Halikas 1995; Hoyberg et al. 1996). Überraschend ist ein relativ früher Wirkungseintritt, oft schon in der ersten Behandlungswoche (Bremner u. Smith 1995; Claghorn u. Lesem 1995; Smith et al. 1990). Verglichen wurde mit Amitriptylin (6 Studien), Imipramin, Clomipramin, Trazodon, Doxepin und Fluoxetin. In der Vergleichsstudie mit Imipramin (Bruijn et al. 1996) schneidet Mirtazapin signifikant schlechter ab als Imipramin. Die Ansprechraten waren hier insgesamt niedrig (50% bei Imipramin und 22% bei Mirtazapin). In einer Vergleichsstudie mit Fluoxetin (Wheatly et al. 1998) zeigte sich Mirtazapin in den Untersuchungen nach der 4. Woche dem Fluoxetin statistisch signifikant überlegen. Überlegen zeigte sich Mirtazapin auch in einer Vergleichsstudie gegenüber dem Trazodon. In allen übrigen Studien konnten signifikante Unterschiede zwischen Mirtazapin und den Vergleichssubstanzen nicht festgestellt werden. Eine Metaanalyse widmet sich der Auswertung von Doppelblindstudien hinsichtlich der Wirksamkeit der Substanzen bei schwer depressiven Patienten (17 Items-Hamilton-Skala > als 25). Hier zeigte sich Mirtazapin dem Amitriptylin ebenbürtig (Kasper et al. 1997). In Studien über 20 Wochen bzw. 2 Jahre zeigte sich Mirtazapin dem Amitriptylin ebenbürtig bzw. überlegen (Montgomery et al. 1998).

Reboxetin

Pharmakologisch ist Reboxetin sicher eine sehr interessante Substanz. Nach einigen selektiven Serotoninrückaufnahmehemmern (SSRI) kommt nun ein selektiver Noradrenalinrückaufnahmehemmer in die Gruppe der Antidepressiva. Es ist nicht der erste, aber der erste, der die Vermarktung erreicht hat. Von der pharmakologischen Wirkung her ähnelt die Substanz am ehesten Medikamenten wie Maprotilin oder Nortriptylin, d.h. die Wirkung auf den Noradrenalintransporter steht ganz im Vordergrund und alle anderen Wirkungen sind so gering ausgeprägt, dass sie bei den in der Klinik verwendeten Dosierungen kaum relevant werden. Die Dosis liegt zwischen 4–12 mg/Tag. Die Verstoffwechselung erfolgt über die Leber (CYP3A4) zu verschiedenen inaktiven Metaboliten (Hydroxylierung des Ethoxyphenoxyrings, 2-0-Dealkylierung, Oxidation des Morpholinrings zu Morpholon-Derivaten). Die Halbwertszeit liegt um 12 Stunden; wie bei den meisten dieser Substanzen üblich besteht eine hohe Eiweißbindung. Maximale Plasmaspiegel 2 h nach Einnahme, absolute Bioverfügbarkeit 60%.

Klinische Wirkung: Zwischen 1997 und 2000 erschienen 7 Vergleichsstudien doppelblind, randomisiert und kontrolliert. Es sind überwiegend Kurzzeitstudien (4, 6 und 8 Wochen), die den Nachweis der Wirkung in der Akuttherapie erbringen sollen. Versiani et al. (1999) berichten auch über eine randomisierte, kontrollierte Langzeitstudie mit 283 Patienten, wobei Reboxetin mit Plazebo verglichen wird. Zwei weitere offene Langzeitstudien mit einer Dauer bis zu 12 Monaten werden in Reviews erwähnt und sind bisher unseres Wissens nicht publiziert (Montgomery 1997,1998; Burrows et al. 1998). Alle Untersuchungen bezogen sich auf die Behandlung der „major depression" nach DSM-III-R. In zwei Studien wurde ein relativ früher Wirkungseintritt zwischen dem 10. und 14. Tag bzw. ab dem 10. Behandlungstag beobachtet. Die Dosis in diesen Studien lag unter 10 mg/Tag. Als Vergleichssubstanzen wurden Imipramin, Desipramin und Fluoxetin verabreicht. In den plazebokontrollierten Studien war Reboxetin dem Plazebo stets signifikant überlegen, mit Ausnahme einer Studie. Montgomery (1997) berichtet in einer Review-Arbeit über eine Studie mit Reboxetin, Imipramin- und Plazebokontrollgruppe, bei der statistisch signifikante Unterschiede zwischen Verumgruppen und der Kontrollgruppe nicht festgestellt wurden. Auffällig war hier ein starker Plazeboeffekt. Das häufigste Ergebnis war bei den Vergleichsstudien, dass sich statistisch signifikante Unterschiede nicht fanden. In einer Studie von Berzewski et al. (1997) fanden sich unter Reboxetin mit 68,5 % signifikant mehr Responder als unter Imipramin (56,2 %). In der Vergleichsstudie mit Desipramin (Ban et al. 1998) war die Ansprechrate gemessen an der Hamilton-Skala von Reboxetin 60 % und damit signifikant höher als unter Plazebo (35%), bei Desipramin betrug die Ansprechrate nur 48%.

Die Vergleiche mit Fluoxetin ergaben keine statistisch signifikanten Unterschiede. Zwei Studien beschäftigen sich speziell mit dem Einfluss von Reboxetin auf das Sozialverhalten (Social Adaptation Self-evaluation Scale, SASS), wobei Reboxetin dem Plazebo und an einzelnen Messzeitpunkten auch dem Fluoxetin signifikant überlegen war. Eine Replikation (Massana et al. 1999) zeigte tendenziell ähnliche Ergebnisse, jedoch nicht statistisch signifikant.

Die Verbesserung des Schlafs ist unter Reboxetin (8–10 mg/Tag) und Fluoxetin (20–40 mg/Tag) ähnlich ausgeprägt und in einer weiteren Studie mit Plazebokontrolle unter Reboxetin signifikant besser als unter Plazebo. Verglichen mit Plazebo beobachten Versiani et al. (2000) unter Reboxetin eine signifikant bessere Reduktion der Hamilton-Faktoren Angst und Retardierung.

Wahrscheinlich aufgrund der bei den SSRI geäußerten Zweifel zur Wirkung der neuen Substanzen bei schweren Depressionen, beschäftigen sich zwei Arbeiten (Massana et al. 1998; Versiani et al. 2000) speziell mit der Wirkung von Reboxetin bei einer Untergruppe von Patienten, die als schwer erkrankt klassifiziert wurden. Nach der Studie von Massana ist Reboxetin bei den schwer erkrankten Patienten dem Fluoxetin signifikant überlegen. In der plazebokontrollierten Studie von Versiani et al. (2000) ist Reboxetin mit einer Responderrate von 74 % bei schwer depressiven Patienten dem Plazebo mit einer Responderrate von 20 % signifikant überlegen. Bei älteren Patienten war Reboxetin dem Imipramin vergleichbar. Die Studien mit längerer Behandlungsdauer weisen daraufhin, dass Reboxetin bzgl. der Rückfallraten dem Plazebo signifikant überlegen ist. Eine Reihe von unveröffentlichten offenen Studien brachte gegenüber den methodisch anspruchsvolleren randomisierten, kontrollierten Studien keine neuen Erkenntnisse.

Nefazodon

Beim Nefazodon sind die entscheidenden pharmakologischen Wirkungen wahrscheinlich eine schwächer ausgeprägte Wirkung auf den Noradrenalin- und Serotonintransporter und eine stärker ausgeprägte Blockade der postsynaptischen 5HT2-Rezeptoren. Daneben findet sich eine Blockade noradrenerger Alpha-1-Rezeptoren (ungefähr vergleichbar dem Amitriptylin) und schwache Wirkungen auf den Dopamintransporter und die Histaminrezeptoren. Die Dosierung liegt mit 300–600 mg/Tag sehr hoch, wobei einschleichend dosiert werden muss. Die Bioverfügbarkeit ist mit 20 % gering, die Verstoffwechselung erfolgt ähnlich wie beim Reboxetin über Cytochrom CYP3A4 und CYP2D6. Es entsteht eine Reihe von Metaboliten: Hydroxinefazodon, wirksam mit einer Halbwertszeit gleich der Ausgangssubstanz von 4 h, Triazoldion, wirksam mit einer Halbwertszeit zwischen 18 und 33 h und m-CPP (m-Chlorophenylpiperazin) ebenfalls aktiv mit einer Halbwertszeit von 4–8 h (s. Tabelle 2.3). M-CPP kann, allein gegeben, Angstsymptome auslösen. Nefazodon führt neben einer sehr gering ausgeprägten blockierenden Wirkung auf CYP1A2 und CYP2D6 zu einer klinisch relevanten Hemmung von CYP3A4. Dies könnte zu einer Hemmung des Abbaus klassischer Antidepressiva und Neuroleptika führen, betroffen sein könnten aber auch Sertralin, Venlafaxin, Zolpidem, Corticosteroide und Benzodiazepine wie Triazolam und Alprazolam (s. Tabelle 2.4; Kent 2000).

Ähnlich wie beim Mirtazapin könnte der Wirkmechanismus durch eine vermehrte Bindung von Serotonin an die 5HT1A-Rezeptoren bedingt sein. Gegenüber seinem Vorläufer Trazodon sind die sedierende und die blutdrucksenkende Wirkung deutlich geringer ausgeprägt. Anticholinerge Nebenwirkungen sind nicht zu befürchten. Bei Patienten mit Leberzirrhose findet man eine geringfügige Erhöhung der Plasmaspiegel, bei Alterspatienten wird zu Beginn 100 mg in 2 Dosen pro Tag empfohlen (Kent 2000).

Klinische Wirkung: Zwischen 1989 und 1998 sind 13 doppelblinde Vergleichsstudien mit Nefazodon bei depressiven Patienten erschienen, alle waren randomisiert und kontrolliert (Boudriot 2001).

Es überwiegen die Kurzzeitstudien mit einer Dauer zwischen 6–8 Wochen, es liegen aber auch Langzeitstudien mit Beobachtungen bis zu einem Jahr vor. Der Eintritt der Wirkung wird zwischen der 2. und der 6. Behandlungswoche angegeben. Als Vergleichssubstanzen wurden eingesetzt: Imipramin, Amitriptylin, Sertralin, Fluoxetin und Paroxetin. Mehrere Dosisfindungsstudien zeigen, dass die Wirkung bei über 400 mg/Tag ausgeprägter ist, als bei ca. 250 mg/Tag. Eine einzige Studie (D'Amico et al. 1990) definiert ein „therapeutisches Fenster" zwischen 100 und 200 mg/Tag mit optimaler Wirkung und schlechterer Wirkung bei 50 bzw. 300 mg/Tag.

Etwas heterogener sind die Vergleiche mit Plazebo, wobei einerseits eine gute Wirkung bei Dosen über 300 mg/Tag beobachtet wird, aber andererseits z.B. Feighner et al. (1989) in einer kleinen Studie bereits bei 180 mg/Tag eine Überlegenheit gegenüber Plazebo bei Behandlung mittlerer und schwerer Depressionen sehen.

Eine ganze Reihe von Studien zeigt im Vergleich mit Imipramin keinen statistisch signifikanten Unterschied. Auffällig ist eine Studie von Ansseau et al. (1994), bei der Amitriptylin mit einer mittleren Dosierung von 124 mg/Tag gegenüber Nefazodon mit einer mittleren Dosierung von 242 mg/Tag in allen klinischen Messungen signifikant überlegen ist. Gegenüber Fluoxetin, Paroxetin und Sertralin ist Nefazodon nicht signifikant verschieden. Feighner et al. (1996) fanden in einer Studie mit Nefazodon (mittlere Dosis 456 mg/Tag) und Sertralin (mittlere Dosis 148 mg/Tag) unter Nefazodon eine signifikant bessere sexuelle Zufriedenheit als unter Sertralin.

Auf der Symptomebene wird die Wirkung von Nefazodon auf Angst, Rückzug und Schlafstörungen hervorgehoben. In einer Studie bestand unter Nefazodon keine Verschlechterung der Schlafeffizienz und keine Verminderung des REM-Schlafs, wie sie unter Fluoxetin beobachtet wurde. Eine Übersichtsarbeit von Ellingrod u. Perry (1995) befasst sich mit der Auswertung von veröffentlichten und auch unveröffentlichten Studien. Bei den unveröffentlichten Studien reagierten die Patienten auf Nefazodon in hoher Dosis und auf Imipramin nicht signifikant anders als auf Plazebo. Diese Studien wurden als misslungen beurteilt. Insgesamt gibt es 8 unveröffentlichte Studien aus den Jahren 1985–1989, wobei eine Studie als negativ (für Nefazodon), zwei als positiv und 5 als missglückt beurteilt wurden. Nichtkontrollierte Studien, Studien ohne Vergleichssubstanz und offene Studien, brachten gegenüber den methodologisch anspruchsvolleren Arbeiten keine neuen Erkenntnisse mit Ausnahme einer Arbeit, die den Hinweis gibt, dass Nefazodon auch bei Panikstörungen wirksam sein könnte.

Nebenwirkungen der „neuen" Antidepressiva

Die häufigsten unerwünschte Arzneimittelwirkung (jeweils bereits gegen Plazebo abgeglichen; Kent 2000, Boudriot 2001, Gleiter et al. 1999) sind:

- *SSRI*: Übelkeit, Angst, Unruhe, Schlafstörungen oder ungenügende Beeinflussung derselben, Gewichtsverlust, gelegentlich jedoch erwünscht;
- *Venlafaxin*: Übelkeit, Benommenheit, Schlafstörungen, Ejakulationsstörungen, Schwitzen, Mundtrockenheit, Kopfschmerzen;
- *Nefazodon*: minimale anticholinerge Nebenwirkungen verglichen mit Trizyklika. Am häufigsten sind Übelkeit, Benommenheit, Mundtrockenheit, Verstopfung, Schwächegefühl, Hypotonie, Konzentrationsstörungen und Sehstörungen. Schlafstörungen;
- *Mirtazapin*: häufig Sedierung in niedrigen Dosen, die bei höheren Dosen teilweise durch eine noradrenerg vermittelte anregende Wirkung überspielt werden soll. Ansonsten am häufigsten Müdigkeit, Appetitzunahme, Gewichtszunahme, Mundtrockenheit, Verstopfung und Schwindelgefühl;
- *Reboxetin*: Mundtrockenheit, Verstopfung, Schlafstörung, Schwitzen, Tachykardie, Schwindelgefühl, Miktionsbeschwerden.

Bei einigen der unerwünschten Arzneimittelwirkungen ist die Bedeutung noch nicht ausreichend geklärt. Dazu gehört der Blutdruckanstieg beim Venlafaxin in höheren Dosen (über 300 mg/d), Veränderungen des weißen Blutbilds beim Mirtazapin (weltweit 3 Fälle von schwerer Leukopenie, in Kombinationsbehandlungen, reversibel), Blutdruckabfall und Bradykardie beim Nefazodon und, extrem selten, Priapismus, Störungen beim Wasserlassen bei Männern sowie Pulsbeschleunigung.

Sicher erscheint dagegen, dass die SSRI als Gruppe deutlich weniger Gewichtszunahme verursachen als z.B. Mirtazapin; ganz zu Schweigen von den trizyklischen Antidepressiva.

Zulassungsprobleme

Nicht alle Medikamente sind für die Erkrankungen, bei denen sie wirken, auch ausdrücklich zugelassen. Liegt eine Zulassung (früher BGA jetzt BfArM) nicht vor, kann der Arzt den Patienten im Rahmen seiner ärztlichen Therapiefreiheit behandeln, wenn er aufgrund guter Informationen eine Wirkung annehmen kann. Die Dokumentationspflicht wird in diesen Fällen besonders betont.

Alle besprochenen Substanzen sind für die Indikation depressive Erkrankung/Störung zugelassen. Eine Zulassung für „Depression mit Angstsymptomatik" gibt es für Venlafaxin, Doxepin und Trimipramin. Die Zulassung für „Soziale Phobie" besteht für Paroxetin und Moclobemid. Für Zwangsstörungen sind zugelassen: Fluoxetin (mit der Einschränkung: wenn keine Indikation für Clomipramin), Fluvoxamin, Paroxetin und Clomipramin. Eine Zulassung für „Panikstörung mit und ohne Agoraphobie" haben Paroxetin und Clomipramin, die Zulassung für „Generalisierte Angststörung" haben nur Venlafaxin und Paroxetin. Für Bulimie ist im Rahmen eines Gesamtkonzeptes Fluoxetin zugelassen. Für chronische Schmerzzustände sind bisher nur TCA zugelassen.

TCA sind zugelassen für Depression, Prophylaxe bei unipolar depressiver Störung, Depressionen bei anderen Erkrankungen, auch bei bipolaren Störungen. Enuresis (Imipramin), Behandlung und Prophylaxe bei Panikstörung mit und ohne Agoraphobie (Clomipramin, Imipramin, Desipramin)

Risiken in der Schwangerschaft, perinatale Risiken, Probleme beim Stillen und verhaltensteratologische Aspekte

Dies sind naturgemäß Fragen, die beim Menschen kaum in Form wissenschaftlich kontrollierter Studien angegangen werden konnten. Wie die Thalidomidkatastrophe zeigte, ist auch eine anspruchsvolle Pharmakologie und Toxikologie am Tier kein sicherer Schutz.

Antidepressiva

Bei den TCA liegen lange Beobachtungszeiten vor. Für Imipramin und Amitriptylin ist das teratogene Risiko gering, dennoch erhalten sie nach der amerikanischen Risikoklassifizierung (der FDA) in Anlehnung an die Briggs-Kategorien nur die Stufe D. Für Doxepin liegen weit weniger Daten vor, trotzdem erhält es die Risikokategorie C. Dies ist häufig so begründet, dass erst langjährige und breite Erfahrung mit einem Präparat das geringe, aber gegenüber Unbehandelten sich signifikant darstellende teratogene Potenzial abschätzen lassen. Nach eben dieser Bewertung ist das SSRI Fluoxetin mit der Kategorie B eingestuft. Wie bei allen modernen Präparaten gilt, dass in den gängigen Reproduktionsstudien kein teratogenes Potenzial nachgewiesen wurde, dies sichert zunächst dem Präparat die Einstufung in die Kategorie B. Fluoxetin ist tatsächlich mit ca. 3000 exponierten Nachkommen, die pro- und retrospektiv ausgewertet wurden, vergleichsweise gut untersucht. Das teratogene Risiko scheint gering, perinatale Komplikationen sind möglich und selbst im Tierversuch gibt es hierfür Hinweise. Jeweils 50–80 Kinder wurden von Nulman et al. (1997) bis zum 7. Lebensjahr nach Exposition mit TCA bzw. Fluoxetin im Vergleich zu einer untherapierten Gruppe nichtdepressiver Patientinnen untersucht, um Hinweise auf verhaltensteratologische Veränderungen zu gewinnen. Die Kinder unterschiedenen sich nicht bezüglich Sprachentwicklung und IQ. Autoren (Chambers et al. 1996), die das Risiko einer Fluoxetin-Exposition in der Gravidität eher kritischer beurteilen, weisen auf die signifikant häufigeren multiplen kleinen Fehlbildungen bei Kindern der Fluoxetin-Gruppe hin (15,5:6,5%). Die kombinierten Fehlbildungen seien häufiger mit schweren Missbildungen kombiniert. Die perinatalen Komplikationen, von den Autoren klar im Zusammenhang mit der Medikation gesehen, werden von anderen Autoren auf die Grunderkrankung zurückgeführt. Hier wird deutlich, welchen Stellenwert die geeignete Kontrollgruppe (hier keine depressiven Frauen) auch bei prospektiven Studien hat.

Generell gilt, dass alle neuen Substanzen, weil naturgemäß weniger Erfahrung und weniger Berichte und auch keine Studien vorliegen, zur Behandlung nicht empfohlen werden. Neu in diesem Sinne wären z. B. das Reboxetin, das Nefazodon, das Venlafaxin, das Mirtazapin und unter den SSRI außer Fluoxetin wohl alle Präparate.

Abgesehen von dem irreversiblen Monoaminooxidasehemmer Tranylcypromin gibt es für die übrigen Antidepressiva keine Basis, das Ausmaß der teratogenen und fetotoxischen Wirkungen, außer dass es gering ist, genauer einzugrenzen. Das immer vorhandene Restrisiko, das bei den älteren Substanzen etwas geringer erscheint als bei den neu eingeführten, muss gegen das Risiko der Krankheit selbst, also der Depression, abgewogen werden. Die depressive Erkrankung an sich ist nicht nur eine potentielle Gefahr für Mutter und Kind (z. B. aufgrund der häufig vorhandenen Suizidalität), sondern beinhaltet auch unabhängig von der Medikation ein erhöhtes Risiko für Schwangerschaft und Geburtsverlauf. In vielen Fällen wird das Ergebnis der Abwägung sein, dass medikamentös mit TCA oder Fluoxetin behandelt wird, wobei möglichst niedrige Dosen und im Verlauf der Schwangerschaft häufigere Plasmaspiegelkontrollen empfohlen werden. Im ersten Trimenon sollte, wenn irgend möglich, auf die Medikation verzichtet und evtl. die EKT als wirkungsvolle und nebenwirkungsarme Alternative erwogen werden. Schon in der Schwangerschaft liegt das Risiko für Depressionen (bei nicht Vorbehandelten) bei 10% und steigt im Wochenbett bei bereits vorher depressiv Erkrankten auf 50% an und noch höher, wenn eine wirksame Therapie bei Bipolaren abgesetzt wurde (Cohen et al. 1995).

Medikamente zur Phasenprophylaxe

Lithium ist *das* teratogene Psychopharmakon überhaupt. In einer Sammlung von Berichten über Schwangerschaften unter Lithium zeigte sich eine erhöhte Missbildungsrate. Dabei wurde besonders auf die sonst sehr seltene Ebstein-Anomalie (Missbildung der Trikuspidalklappe und der großen Gefäße) hingewiesen, die in dieser Lithiumpopulation stark überproportional vertreten war (Risiko 2,7 % vs. 0,005 %). Die Stringenz dieser Beweisführung wurde durch neue Studien allerdings abgeschwächt. Derzeit geht man von einem Risiko von 0,05 bis 0,1 % aus.

Wenn eine Patientin, die unter einer laufenden Lithiumbehandlung steht, eine Schwangerschaft planen kann, wird man bis zum Ende des 1. Trimenons auf eine andere (und wenn je möglich nichtmedikamentöse) Form der Rezidivprophylaxe zurückgreifen. Valproinsäure und Carbamazepin, die medikamentösen Alternativen, sind sicher nicht mit einem geringeren teratogenen Risiko belastet. Das Risiko einer Spina bifida wird zwischen 1 und 3 % angegeben. Kann man bei langjährig gesund gewesenen Frauen mit wenig vorangegangen Phasen Lithium vor der Konzeption absetzen, sollte man es zumindest bei instabileren Verläufen nach dem 1. Trimenon dringend erneut eindosieren, wobei gegen Ende der Gravidität wegen Zunahme der glomerulären Filtrationsrate um 30 % für gleiche Spiegel sogar höhere Dosen erforderlich sind. Vor der Entbindung muss wegen der perinatalen Toxizität wieder abgesetzt oder auf prägravide Dosen reduziert werden. Danach muss dringend eine erneute Therapie im Wochenbett stattfinden, worunter gewiss Stillen nicht in Frage kommt. Lithiumintoxikationen beim Neugeborenen sind potentiell lebensbedrohlich, schädigen das Gehirn möglicherweise irreversibel und können schon bei subtherapeutischen mütterlichen Lithiumkonzentrationen auftreten.

Es gibt jedoch Fälle, bei denen schwere Rezidive zu erwarten sind und/oder man bereits weiß, dass andere Formen der Rezidivprophylaxe insuffizient waren und bei denen die Patientin Lithium gar nicht absetzen kann und will. In diesen Fällen wird der untere Rand des therapeutischen Konzentrationsbereichs bereits im 1. Trimenon eingestellt und die Schwangerschaft mittels Ultraschalluntersuchungen auf Herzmissbildungen engmaschig überwacht. Ab der 16. SSW sind Fehlbildungen des Herzens mit großer Sicherheit zu diagnostizieren.

Ein abruptes Absetzen von Lithium wird, wenn unter einer laufenden Therapie eine ungeplante Schwangerschaft auftritt, nicht empfohlen, sondern ein sorgfältiges Abwägen der Risiken eines langsamen Absetzens gegenüber der kontrollierten Weiterversorgung (s. oben).

Ebenfalls teratogen sind, wie gesagt, die alternativen Phasenprophylaktika, die Antiepileptika Carbamazepin und Valproinsäure. Zu erwartende Missbildungen wären ähnlich wie beim Hydantoinsyndrom: Gesichtsmissbildungen, Spaltbildungen und unvollkommener Schluss des Neuralrohrs. Bei Abfall der Spiegel sind bei Anwendung dieser Substanzen Entzugsanfälle zu befürchten. Dies gilt auch perinatal. Das Stillen wird ebenfalls bei diesen Substanzen überwiegend abgelehnt.

Wenn, was nur bei Anfallspatientinnen und allenfalls in wenigen Ausnahmefällen bei bipolaren Störungen indiziert ist, Carbamazepin und Valproinsäure gegeben werden, kann die prophylaktische Gabe von Folsäure (möglichst 4 Wochen vor der Konzeption) das Missbildungsrisiko mindern.

Was die Antidepressiva beim Stillen angeht, so ist zu bedenken, dass aufgrund des hohen Verteilungsvolumens bei diesen Substanzen die Plasmaspiegel sehr niedrig liegen, also im Nanogrammbereich; die Milchspiegel entsprechen im Allgemeinen den mütterlichen Serumspiegeln. Amerikanische Pädiater haben sich für die Möglichkeit des Stillens unter Antidepressiva ausgesprochen. Durch ein adäquates Drugmonitoring besteht ja auch die Möglichkeit, das Risiko zu mindern, indem die Konzentrationen im Plasma der Mutter, des Babys und in der Muttermilch bestimmt werden. Negative Berichte liegen für Doxepin vor (übermäßige Sedierung des Säuglings) und bei Stillen unter SSRI wurden psychomotorische Unruhezustände beschrieben.

Therapieresistenz

In allererster Linie sollten im Sinne eines „Therapeutischen Drugmonitoring (TDM)", Plasmaspiegelbestimmungen im „Steady state", d.h. nach mindestens 5 Tagen gleicher Dosierung (eigentlich nach 5 Halbwertszeiten – diese liegen bei den meisten Substanzen nämlich zwischen 12–24 h) vorgenommen werden.

Neben dem Wechsel der Präparate unter Beachtung unterschiedlicher biochemischer Wirkprofile kommen sog. „Augmentationen" in Frage. Zum Antidepressivum werden andere Medikamente hinzugegeben. Es sind untersucht worden: Lithium, Schilddrüsenhormone (T3), Tryptophan, MAOI (cave!), Östrogene bei Frauen (unabhängig vom Hormonstatus, d.h. nicht nur bei „Östrogenmangel"). Die besten Resultate sind mit Lithium berichtet worden. Spekulationen gibt es über die Zugabe von Eisenpräparaten.

Zusammenfassende Beurteilung

Alle besprochenen neuen Antidepressiva unterscheiden sich von den trizyklischen Antidepressiva durch das Fehlen entscheidender, den Patienten belastende und die Compliance, d.h. die ordnungsgemäße Durchführung der Behandlung gefährdende Nebenwirkungen. Ebenso sind alle neuen Antidepressiva in Überdosis weniger toxisch als die klassischen Antidepressiva. Was die klinische Wirkung betrifft, so wurde dargestellt, dass es allenfalls bei den SSRI einzelne Hinweise darauf gibt, dass die Wirkung bei schweren Depressionen mit melancholischer Symptomatik geringer ausgeprägt sein könnte. Die meisten Metaanalysen bestätigen jedoch diesen Verdacht nicht.

Patienten, die aufgrund ihrer klinischen Symptomatik eine sedierende Medikation brauchen, sind mit SSRI und insbesondere mit Fluoxetin weniger gut zu behandeln. Dieses Problem gilt auch für Substanzen wie Reboxetin und Venlafaxin und, bei den klassischen trizyklischen Antidepressiva, für Substanzen wie Desipramin, Nortriptylin, Clomipramin oder für Medikamente wie Tranylcypromin, Moclobemid und Viloxazin.

Üblicherweise muss bei diesen Patienten, wenn man nicht primär ein sedierendes Antidepressivum verordnen will, eine Kombinationsbehandlung durchgeführt werden, bei der je nach zugrunde liegender Diagnose bzw. Zusatzdiagnose Benzodiazepine, Neuroleptika oder Lithium zur Anwendung kommen
werden.

Wie die Analysen zeigen, unterscheiden sich „alte" und „neue" Antidepressiva
und die neuen untereinander weniger durch ihre Hauptwirkung als durch ihre
Nebenwirkungen. Während die Situation gegenüber den klassischen Antidepressiva eindeutig ist, ist eine vergleichende Bewertung innerhalb der Gruppe,
der „neuen" Antidepressiva schwierig. Relativ gut belegt ist die Annahme, dass
SSRI als Gruppe mehr Nebenwirkungen im sexuellen Bereich machen als z.B.
Nefazodon und Mirtazapin. Gut belegt ist auch, dass die älteren SSRI mehr
pharmakokinetische Wechselwirkungen verursachen können als die Gruppe
Venlafaxin, Nefazodon, Mirtazapin und Reboxetin, wobei allenfalls das Nefazodon mit der Hemmung von Cytochrom P 450 3A4 eine Ausnahme bilden
könnte (s. Tabelle 2.4; Kent 2000).

Die multizentrischen klinischen Studien sind mit einer Reihe wohl bekannter
methodologischer Probleme behaftet, hierzu gehören Auswahl der Vergleichssubstanz und der Dosierung, hoher Anteil von Plazeborespondern bei rekrutierbaren Patienten, der so genannte Betafehler, d.h. die Verwechslung gleich
wirksam oder nützlich, mit der Tatsache, dass mit dem angewandten Studiendesign Unterschiede nicht aufgedeckt werden konnten. Und „last but not least",
eine Tendenz, Publikationen mit schwer interpretierbarem oder für das geprüfte
Präparat negativem Ausgang nicht zu publizieren. Ähnlich wie bei den klassischen Antidepressiva (Angst et al. 1974) lässt sich auch bei allen Nachfolgepräparaten der Erfolg einer Pharmakotherapie selten aus dem psychopathologischen Befund vorhersagen. Beachtet wird (und soll) in der Praxis nach wie vor
die Dichotomie „erregt – gehemmt". Kontrollierte Studien bestätigen aber auch
diese Annahme nicht immer. Durchgesetzt hat sich die Auswahl eines Medikamentes auf der Basis des UAW-Spektrums. Ausnahme vom genannten ist die
Behandlung der atypischen Depression mit MAOI und die Behandlung der
Depression mit Wahn mit Neuroleptika.

Kontrollierte Studien geben keinen Beleg für eine positive oder negative
Wirkung einer antidepressiven Substanz bei Suizidalität. Herrschende Meinung
ist, dass eine allgemein unzureichende antidepressive Wirkung die Suizidgefahr
erhöht und dass erregte Patienten der Sedierung bedürfen. Einen gewissen
Schutz können Lithiumsalze, Neuroleptika (insbes. Clozapin) und Benzodiazepine bieten.

Bei der Entscheidung klassische Antidepressiva (gemeint sind Trizyklika und
das Tetrazyklikum Maprotilin) versus neue Antidepressiva muss die Entscheidung mit Blick auf die unerwünschten Arzneimittelwirkungen zugunsten der
neuen Substanzen ausfallen. Jedoch gibt es auch hier eine Reihe von Ausnahmen.
Ich benenne einige ohne Anspruch auf Vollständigkeit:

- Patienten, die früher erfolgreich mit klassischen Antidepressiva behandelt worden sind;
- Patienten, die auf ein neues Antidepressivum bereits mit sehr starken Nebenwirkungen reagiert haben (z. B. sexuelle Dysfunktion bei SSRI);
- Patienten, die unter neuen Antidepressiva therapieresistent sind (gemeint sind mindestens zwei Versuche aus der besprochenen Gruppe);
- Patienten, die auf eine Testdosis eines klassischen Antidepressivums gut angesprochen haben und wenig Nebenwirkungen zeigten.

Verbleiben dem rezeptierenden Arzt, nachdem er die für den individuellen Patienten relevanten Aspekte bedacht hat, noch mehrere Präparate zur Auswahl, *dann* können jetzt ganz am Schluss Kostengesichtspunkte berechtigterweise in die Entscheidung mit einbezogen werden.

Literatur

Angst J, Baumann M, Hippius H, Rothweiler R (1974) Clinical aspects of resistance to imipramine therapy. Pharmakopsychiat 7: 211–216

Ansseau M, Darimont P, Lecoq A et al. (1994) Controlled comparison of Nefazodone and Amitriptyline in major depressive inpatients. Psychopharmacology 115: 254–260

Baldwin D, Rudge S (1994) Tolerability of Moclobemide. Rev Contemp Pharmacother 5: 57–65

Ban TA, Graszner P, Aguglia E et al. (1998) Clinical efficacy of reboxetine: A comparative study with desipramine, with methological considerations. Human Psychopharmacol 13: 29–39

Beckmann H (1981) Pharmacological treatment of affective disorders. Nervenarzt 52: 135–146

Berzewski H, Van Moffaert M, Gagiano CA (1997) Efficacy and tolerability of reboxetine compared with imipramine in a double-blind study in patients suffering from major depressive episodes. Eur Neuropsychopharmacol 7 [Suppl 1]: 37–47

Bolden-Watson C, Richelson E (1993) Blockade by newly-developed antidepressants of biogenic amine uptake into rat brain synaptosomes. Life Sci 52 (12): 1023-1029

Boudriot S (2001) Wirksamkeitsnachweis in klinischen Studien: Vergleich der neueren Antidepressiva Reboxetin, Nefazodon und Mirtazapin. Inaugural-Dissertation. Medizinische Fakultät der Eberhard-Karls-Universität Tübingen

Bremner JD, Smith WT (1996) ORG 3770 VS Amitriptyline in the continuation treatment of depression: A placebo controlled trial. Eur J Psychiat 10: 5–15

Breyer-Pfaff U, Gaertner HJ (1987) Antidepressiva. Pharmakologie, therapeutischer Einsatz und Klinik der Depression. Wissenschaftliche Verlagsgesellschaft, Stuttgart

Bruijn JA, Moleman P, Mulder PGH, Van den Broek WW, Van Hulst AM, Van der Mast RC, Van de Wetering BJM (1996) A double-blind, fixed blood-level study comparing mirtazapine with imipramine in depressed in-patients. Psychopharmacology 127: 231–237

Burrows GD, Maguire KP, Norman TR (1998) Antidepressant efficacy and tolerability of the selective norepinephrine reuptake inhibitor Reboxetine: A review. J Clin Psychiatry 59 [Suppl 14]: 4–7

Chambers CD, Johnson KA, Dick LM, Felix RJ, Jones KL (1996) Birth outcomes in pregnant women taking fluoxetine. N Engl J Med 335 (14): 1010–1015

Claghorn JL, Lesem MD (1995) A double-blind placebo-controlled study of org 3770 in depressed patients. J Affect Disorders 34: 165–171

Clerc GE, Ruimy P, Verdeau-Palles J (1994) A double-blind comparison of venlafaxine and fluoxetine in patients hospitalized for major depression and melancholia. Int Clin Psychopharmacol 9: 139–143

Cohen LS, Sichel DA, Robertson LM, Heckscher E, Rosenbaum JF (1995) Postpartum prophylaxis for women with bipolar disorder. Am J Psychiatry 152 (11): 1641–1645

D'Amico MF, Roberts DL, Robinson DS, Schwiederski UE, Copp J (1990) Placebo-controlled dose-ranging trial designs in phase II developement of nefazodone. Psychopharmacol Bull 26: 147–150

Ellingrod VL, Perry PJ (1995) Nefazodone a new antidepressant. Am J Health-Syst Pharm 52: 2799–2812

Entsuah AR, Rudolph RL, Hackett D et al. (1996) Efficacy of venlafaxine and placebo during long-term treatment of depression: a pooled analysis of relapse rates. Int Clin Psychopharmacol 11: 137–45

Feiger A, Kiev A, Shrivastava RK, Wisselink PG, Wilcox CS (1996) Nefazodone versus sertaline in outpatients with major depression: Focus on efficacy, tolerability and effects on sexual function and satisfaction. J Clin Psychiatry 57 [Suppl]: 53–62

Feighner JP, Pambakian R, Fowler RC, Boyer WF, D'Amico MF (1989) A comparison of nefazodone, imipramine and placebo in patients with moderate to severe depression. Psychopharmacol Bull 25: 219–221

Ferrier IN (1999) Treatment of major depression: Is improvement enough? J Clin Psychiatry 60 [Suppl 6]: 10–14

Gillin JC, Rapaport M, Erman MK et al. (1997) A comparison of nefazodone and fluoxetine on mood and on objective, subjective, and clinician-ratedd measures of sleep in depressed patients: a double-blind, 8-week clinical trial. J Clin Psychiatry 58: 185–92

Gleiter ChH, Volz HP, Möller HJ (1999) Serotonin-Wiederaufnahmehemmer. Pharmakologie und therapeutischer Einsatz. Wissenschaftliche Verlagsgesellschaft, Stuttgart

Halikas JA (1995) Org 3770 (Mirtazapine) versus Trazodone: A placebo controlled trial in depressed elderly patients. Human Psychopharmacol 10: S215–S133

Hoyberg OJ, Maragakis B, Mullin J (1996) A double-blind multicentre comparison of mirtazapine and amitriptyline in elderly depressed patients. Acta Psychiatr Scand 93: 184–90

Hyttel J (1994) Pharmacological characterization of selective serotonin reuptake inhibitors (CSSRIs). Int Clin Psychopharmacol 9 Suppl 1: 19–26

Kasper S, Praschak-Rieder N, Tauscher J et al. (1997) A risk-benefit assessment of mirtazapine in the treatment of depression. Drug Saf 17: 251–64

Kasper S (1995) Clinical efficacy of mirtazapine: a review of meta-analysis of pooled data. Int Clin Psychopharmacol 10 [Suppl 4]: 25–35

Kent J (2000) SNaRIs, NaSSAs, and NaRIs: new agents for the treatment of depression. Lancet 355: 911

Massana J, Möller H-J, Burrows GD, Montenegro RM (1999) Reboxetine: A double-blind comparison with fluoxetine in major depressive disorder. International Clinical Psychopharmacology 14: 73–80

Montgomery SA, Reimitz PE, Zivkov M (1998) Mirtazapine versus amitriptyline in a long-term treatment od depression: a double-blind, placebo-controlled study. Int Clin Psychopharmacol 18: 63–73

Montgomery SA (1997) Is there a role for a pure noradrenergic drug in the treatment of depression? European Neuropsychopharmacology 7 [Suppl]: 3–9

Montgomery SA (1998) Chairman's overview. The place of Reboxetne in antidepressant therapy. J Clin Psychiatry 59 [Suppl]: 26–29

Nulman I, Rovet J, Stewart DE, Wolpin J, Gardner HA, Theis JG, Kulin N, Koren G (1997) Neurodevelopment of children exposed in utero to antidepressant drugs. N Engl J Med 336(4): 258–262

Reynaert C, Janne P, Zdanowicz N mit der Venlafaxine 600A-GAP-BE Study Group (2000) Cliniques Universitaires de Montgodinne, Yvoir, Belgium, Wyeth Lederle Belgium, Louvain-la Neuve, Belgium. Poster. 13. ECNP Kongress, München 9. – 13. 9. 2000

Schmauss M, Kapfhammer HP, Meyr P, Hoff P (1988) Combined MAO-inhibitor and tri- (tetra) cyclic antidepressant treatment in therapy resistant depression. Prog Neuropsychopharmacol Biol Psychiatry 12 (4): 523–532

Smith WT, Glaudin V, Panagides J, Gilvary E (1990) Mirtazapine vs. amitriptyline vs. placebo in the treatment of major depressive disorder. Psychopharmacology Bull 26: 191–196

Thase ME (1997) Efficacy and tolerability of once-daily venlafaxine extended release (XR) in outpatients with major depression: the Venlafaxine XR 209 Study Group. J Clin Psychiatry 14: 392–398

Versiani M, Amin M, Chouinard G (2000) Double-blind, placebo-controlled study with Reboxetine in inpatients with severe major depressive disorder. J Clin Psychopharmacol 20: 28–34

Versiani M, Mehilane L, Graszner P, Arnaud-Castiglioni R (1999) Reboxetine, a unique selective NRI, prevents relapse and recurrence in long-term-treatment of major depressive disorder. J Clin Psychiatry 60 (6): 400–406

Wheatly DP, Van Moffaert M, Timmerman L, Kremer ME (1998) Mirtazapine: Efficacy and tolerability in comparison with fluoxetine in patients with moderate to severe major depressive Disorder. J Clin Psychiatry 59: 306–312

KAPITEL 3

Medikamentöse Rückfallverhütung bei affektiven Störungen ·

U. HEGERL, O. POGARELL

Einleitung

Im Rahmen des WHO-Projektes „Global Burden of Disease" wurde die medizinische und gesundheitspolitische Bedeutung der wichtigsten Volkskrankheiten weltweit untersucht.

Für die entwickelten Länder war das eindeutige Ergebnis, dass die *Unipolare Depression* „Volkskrankheit Nummer 1" ist, gemessen am zentralen Indikator „years lived with disability", der die Erkrankungsjahre in einer Bevölkerung – gewichtet mit der Schwere der damit verbundenen Beeinträchtigung – berücksichtigt.

Wird der zweite relevante Indikator „disability adjusted life year" betrachtet, der zusätzlich den Verlust an Lebensjahren durch vorzeitiges Versterben berücksichtigt, so steht die unipolare Depression nach den kardiovaskulären Erkrankungen in den entwickelten Ländern an zweiter Stelle, bei insgesamt bis zum Jahre 2020 prognostizierter steigender Tendenz.

Zusätzlich hervorzuheben ist, dass die *Bipolare Affektive Störung* bezüglich des Indikators „years lived with disability" bereits an sechster Stelle rangiert (Murray u. Lopez 1997).

Die herausragende Bedeutung der affektiven Störungen ergibt sich nicht nur aus der Häufigkeit und der subjektiven wie auch objektiven Schwere dieser Erkrankungen, sondern vor allem auch aus der Tatsache, dass es sich hierbei meist um rezidivierende, oft auch chronisch verlaufende Erkrankungen handelt.

Für die Versorgung der Patienten mit affektiven Störungen ist eine Optimierung der rezidivprophylaktischen Behandlung von zentraler Bedeutung. Gerade in diesem Bereich ist allerdings die Evidenzlage im Vergleich zur Akutbehandlung affektiver Störungen eher unsicher, da die erforderlichen Langzeitstudien sehr aufwendig sind und damit seltener durchgeführt werden.

In diesem Beitrag soll der heutige Wissensstand bezüglich einer optimalen Rezidivprophylaxe uni- und bipolarer affektiver Störungen zusammenfassend dargestellt werden. Hierbei wird davon ausgegangen, dass ein optimales rezidivprophylaktisches Medikament die folgenden Eigenschaften aufweisen sollte:

- eine *rückfallverhütende* Wirkung sowohl bei *unipolaren Depressionen* als auch *bipolaren Störungen* einschließlich *Rapid Cycling,*
- eine *akut-antidepressive* sowie eine *akut-antimanische* Wirkung, damit die in der akuten Episode begonnene Medikation übergangslos auch zur Rezidivprophylaxe verwendet werden kann,

- *antisuizidale* Effekte,
- hohe *Sicherheit* und gute *Verträglichkeit,*
- leichte *Handhabbarkeit.*

Rückfallverhütende Wirkung

Erhaltungstherapie und Prophylaxe unipolarer Depressionen

Antidepressiva. Sowohl zur Erhaltungstherapie als auch für die Rezidivprophylaxe liegen ausreichende Wirksamkeitsbelege durch eine Reihe von plazebokontrollierten Studien vor. Als methodisch exzellente Untersuchung hervorzuheben ist eine über 3 Jahre durchgeführte Therapiestudie an 128 stabilisierten Patienten mit eindeutigen rezidivierenden Depressionen, die auf eine akute Kombinationsbehandlung mit interpersoneller Therapie (IPT) plus Imipramin angesprochen hatten (Frank et al. 1991):

Die Patienten wurden in randomisierter Form fünf Therapiearmen zugeteilt. Das zentrale Ergebnis war, dass Imipramin gegenüber dem Plazeboarm deutlich überlegen war und dass dabei die Kombination von Imipramin und IPT keine zusätzlichen Vorteile brachte. IPT alleine, die über den dreijährigen Studienverlauf hinweg in monatlichen Abständen durchgeführt wurde, erwies sich als mäßig rezidivprophylaktisch wirksam.

Post-hoc-Analysen ergaben hierbei, dass die Wirksamkeit zudem sehr stark von der Qualität der IPT abhängig war. So waren die Patienten, die mit hoher Qualität behandelt wurden, im Schnitt 2 Jahre, diejenigen mit geringerer Qualität weniger als 5 Monate rezidivfrei.

Eine weitere bedeutsame Studie wurde von Reynolds et al. (1999) publiziert. In dieser randomisierten doppelblinden, plazebokontrollierten Studie wurden 187 ältere Patienten (>59 Jahre) mit „major depression" eingeschlossen und vier Therapiearmen zugeordnet. Am günstigsten erwies sich der Krankheitsverlauf für die Patienten, die mit Nortriptylin plus IPT behandelt wurden. An zweiter Stelle folgten Patienten, die Nortriptylin und die übliche ärztliche Betreuung erhielten. Signifikant schlechter als die Nortriptylin/IPT-Gruppe schnitten die Patienten ab, die Plazebo und IPT erhielten.

Nortriptylin plus ITP, Nortriptylin plus einfache ärztliche Betreuung und IPT plus Plazebo waren jedoch alle drei signifikant einer alleinigen Behandlung mit Plazebo plus einfacher ärztlicher Betreuung überlegen. Zusammenfassend belegt auch diese Studie die Bedeutung der Antidepressiva zur Rückfallverhütung bei Patienten mit unipolaren Depressionen.

Bei einem Vergleich der beiden Studien ist zudem von Interesse, dass die Kombination von Pharmako- und Psychotherapie eine zusätzliche Verbesserung der Therpieerfolge nur bei der Studie mit älteren Patienten erbrachte, nicht jedoch in der ansonsten vergleichbaren Untersuchung mit jüngeren Patienten. Dies widerspricht der bisweilen anzutreffenden Vorstellung, dass Psychotherapie besser für jüngere Menschen geeignet sei.

Auch für SSRI konnte die Überlegenheit gegenüber Plazebo im Hinblick auf die Rezidivprophylaxe unipolarer Depressionen gezeigt werden (Terra u. Montgomery 1998).

Zudem ist durch mehrere Untersuchungen belegt, dass die Antidepressivadosis, die in der Aktubehandlung der depressiven Episode erfolgreich war, für die Rezidivprophylaxe nicht reduziert werden sollte (Frank et al. 1993). Weiter konnte gezeigt werden, dass niedrigere Plasmaspiegel von trizyklischen Antidepressiva (TZA) mit häufigeren Rückfällen einhergehen (Faravelli et al. 1986).

Lithium. Eine Lithiumprophylaxe stellt eine Alternative zur Weiterführung der Antidepressivatherapie bei der Rückfallverhütung unipolarer Depressionen dar. In Metaanalysen plazebokontrollierter Studien wurde eine vergleichbare Wirksamkeit von Antidepressiva und Lithium festgestellt (Dang u. Engel 1995). Auch die in Deutschland durchgeführte randomisierte Multicenterstudie zur Rückfallverhütung affektiver Störungen (MAP-Studie; Greil et al. 1996) hat Lithium mit Amitriptylin bei 81 Patienten mit unipolaren Depressionen verglichen: Bei einer Studiendauer von 2,5 Jahren und bei mittleren Dosen für Amitriptylin von ca. 100 mg/Tag und mittleren Lithiumplasmaspiegeln um 0,6 mmol/l wies Lithium leichte Vorteile gegenüber Amitriptylin auf. Allerdings wurden diese Effekte nur signifikant, wenn als Erfolgskriterium sowohl schwerere als auch leichte Rückfälle gemeinsam berücksichtigt wurden.

Hinsichtlich der Kombination von Lithium und Antidepressiva („Augmentation") konnten Bauer et al. (2000) im Rahmen einer plazebokontrollierten Studie zeigen, dass die Responder einer Lithiumaugmentation während der Akutbehandlung einer schweren depressiven Episode bei Beibehaltung des Lithiumzusatzes ein deutlich geringeres Rückfallrisiko in einem Zeitraum von 4 Monaten aufwiesen als die Patienten, die anstelle von Lithium einen Plazebozusatz erhielten (0 von 14 lithiumaugmentierten Patienten vs. 7 von 15 Plazebopatienten).

Rückfallverhütung bipolarer affektiver Erkrankungen

Lithium. Die Rückfallverhütung bei Patienten mit bipolaren affektiven Störungen mittels einer Lithiumlangzeitmedikation ist ein seit vielen Jahren etabliertes Behandlungsprinzip.

Basierend auf den z. T. unbefriedigenden Ergebnissen dieses Behandlungsansatzes im Rahmen naturalistischer Studien sind jedoch wiederholt Zweifel an der Wirksamkeit der Lithiumprophylaxe geäußert worden. Zudem wurde diskutiert, ob Lithium eine im Verlauf nachlassende Wirkung zeigt und möglicherweise nach vorübergehender Pause bei Wiederansetzen nicht erneut wirksam ist (Post et al. 1992). Auch wenn diese Befürchtungen in neueren Studien nicht bestätigt wurden (Coryell et al. 1998) und zum Teil auf Compliance-Probleme sowie auf die mit dem höheren Alter zunehmende Schwere der Erkrankung zurückgeführt werden konnten, so haben sie doch den „Glanz" der Lithiumprophylaxe beeinträchtigt. Hinzu kommt die inzwischen gut belegte Tatsache, dass ein abruptes Absetzen von Lithium, wie es z. B. im Rahmen von Compliance-Problemen vorkommen kann, mit einem deutlich erhöhten Rebound-Rückfallrisiko

Tabelle 3.1. Übersicht der plazebokontrollierten Studien (*A* Absetzstudie; *PRP* prospektive, randomisierte, Parallelgruppenstudie) zu Lithium in der Rückfallprophylaxe bipolarer Störungen. Angabe der Rückfallraten [%] unter Lithium (*L*) und Placebo (*P*). (Modifiziert nach Maj 2000)

Studie	Design	Patientenzahl	Follow-up [Monate]	Rückfälle [%], gesamt	Rückfälle [%], Manie	Rückfälle [%], Depression
Baastrup et al. (1970)	A	L: 28, P: 22	bis 5	L: 0, P: 55[a]	L: 0, P:27[a]	L: 0, P:23[a]
Melia (1970)	A	L: 7, P: 8	24	L: 57, P: 78		
Coppen et al. (1971)	PRP	L: 17, P: 21	4–6	L: 18, P: 95[a]		
Cundall et al. (1972)	A	L: 12, P: 12	6	L: 33, P: 83[a]	L: 8, P: 75[a]	L: 25, P: 42
Hullin et al. (1972)	A	L: 18, P: 18	6	L: 6, P: 33[a]		
Prien et al. (1973)	PRP	L: 101, P: 104	24	L: 43, P: 80[a]	L: 32, P: 68[a]	L: 16, P: 26
Stallone et al. (1973)	PRP	L: 25, P: 27	bis 28	L: 44, P: 93[a]	L: 20, P: 56[a]	L: 28, P: 48
Dunner et al. (1976)	PRP	L: 16, P: 24 (alle bipolar II)	bis 36		L: 6, P: 25	L: 56, P: 50
Fieve et al. (1976)	PRP	L: 17, P: 18 (davon bipolar II: 7/11)	bis 53		L: 59 P: 94[a] (bipolar II: 0/9)	L: 29, P: 44 (bipolar II: 57/64)

[a] Unterschied statistisch signifikant.

einhergeht und so eine zusätzliche Gefahr für die Patienten darstellt. Auch die plazebokontrollierten Studien, auf denen die Evidenz der Wirksamkeit einer Lithiumprophylaxe bei bipolaren affektiven Störungen fußt, wurden kritisch beleuchtet. Vor diesem Hintergrund ist es lohnend, einen Blick auf diese Studien zu werfen (Tabelle 3.1).

Der Tabelle ist zu entnehmen, dass alle doppelblinden plazebokontrollierten Studien zur Lithiumprophylaxe bipolarer affektiver Störungen in den Jahren 1970 bis 1976 publiziert wurden, d.h. zu einer Zeit, in der die heutigen hohen Qualitätsstandards für derartige Studien noch nicht etabliert waren. Weiter ist der Tabelle zu entnehmen, dass es sich bei einigen dieser Studien nicht um einen Parallelgruppenvergleich, sondern um Absetzstudien handelt. Da zur damaligen Zeit die Höhe des Lithiumabsetzrisikos nicht bekannt war und abrupt auf Plazebo umgestellt wurde, ist mit einer Benachteiligung der Plazebophase durch Rebound-Rückfälle zu rechnen. Auch sind die Fallzahlen bei einigen Studien recht klein, bei anderen ist die Beobachtungsdauer mit 6 Monaten sehr kurz.

Eindrücklich sind jedoch die berichteten Lithium-Plazebo-Differenzen in den Rückfallraten. In der großen Studie von Prien et al. (1973) wiesen im Zeitraum von 2 Jahren unter Plazebo 80 %, unter Lithium jedoch nur 40 % der Patienten Rückfälle auf. Bei getrennter Betrachtung der Effekte auf manische bzw. depressive Episoden ist bemerkenswert, dass die positiven, rückfallverhütenden Effekte des Lithiums hinsichtlich manischer Episoden noch deutlicher werden als hinsichtlich depressiver Episoden.

Auch bei Berücksichtigung der genannten methodischen Probleme ist die Datenlage insgesamt konsistent und überzeugend, sodass die Wirksamkeit einer Lithiumprophylaxe derzeit nicht grundsätzlich in Frage gestellt werden muss.

Carbamazepin. Carbamazepin kommt als Alternative zu Lithium bei der Rückfallverhütung bipolarer affektiver Störungen zum Einsatz. Insgesamt ist jedoch die Datenlage zur Wirksamkeit weniger überzeugend als bei Lithium. In einer Metaanalyse der randomisierten, doppelblinden und kontrollierten Vergleichsstudien zu Lithium und Carbamazepin kommen Dardennes et al. (1995) zu dem Schluss, dass die rezidivprophylaktische Wirksamkeit von Carbamazepin nicht eindeutig belegt ist, da in einer Studie eine signifikante *Unterlegenheit* gegenüber Lithium gefunden wurde und im Carbamazepinarm meist Begleitmedikationen nötig waren.

Auch in naturalistischen Untersuchungen wurde festgestellt, dass lediglich 18 % der Patienten unter Carbamazepin über einen Zeitraum von 3–4 Jahren rezidivfrei blieben (Frankenburg et al. 1998).

Im Rahmen der bereits oben erwähnten MAP-Studie wurde randomisiert ebenfalls Lithium mit Carbamazepin bei 144 Patienten mit bipolaren affektiven Störungen verglichen (Greil et al. 1997). Im Rahmen der zweieinhalbjährigen Beobachtungszeit fanden sich keine Unterschiede hinsichtlich der Rückfälle und der erforderlichen stationären Aufnahmen. Bei Berücksichtigung zusätzlicher Erfolgskriterien wie z.B. der Zahl der benötigten Zusatzmedikamente oder der zum Studienausschluss führenden Nebenwirkungen ergaben sich jedoch signifikante Vorteile für Lithium. Bei der Analyse der Patienten, die die Studie entsprechend dem Protokoll vollständig durchliefen (Completer-Analyse), wurde für den Lithiumarm eine Rückfallrate von 28 %, für den Carbamazepinarm von 47 % gefunden. Als Nebenergebnis ist bemerkenswert, dass es unter Carbamazepin mehr Studienabbrüche wegen Nebenwirkungen (meist allergische Hautreaktionen) gab, leichtere Nebenwirkungen jedoch häufiger unter der Lithiumbehandlung berichtet wurden.

Valproat. Valproat wird als Alternative zu Lithium und Carbamazepin bei der Rückfallverhütung bipolarer affektiver Störungen propagiert. Die einzige zu dieser Frage bisher durchgeführte plazebokontrollierte doppelblinde Studie konnte jedoch trotz ausreichender Gruppengrößen keine signifikante Überlegenheit von Valproat gegenüber Plazebo belegen (Bowden et al. 2000). In dieser Studie wurden 369 Patienten mit einer affektiven Störung vom Typ Bipolar I nach einer Stabilisierungsphase entweder mit Valproat (n = 187), Lithium (n = 90) oder Plazebo (n = 92) über 52 Wochen behandelt. Das ernüchternde Ergebnis war, dass sich die Patienten unter Valproat nicht signifikant von der Plazebogruppe unterschieden. Festgestellt wurde dagegen eine Überlegenheit gegenüber Lithium, ein Befund, der durch gravierende Fehler im Studiendesign zu erklären ist: So wurde ein Lithiumspiegel im Bereich von 0,8 – 1,2 mmol/l angestrebt und nach 30 Tagen tatsächlich ein mittlerer Lithiumspiegel von 1,0 mmol/l (Maximalwert von 2,7 mmol/l!) erreicht. Bei derart hohen Lithiumspiegeln ist bei der großen Mehrheit der Patienten mit beträchtlichen Nebenwirkungen zu rechnen, die sich in Agitiertheit, Schlafstörungen sowie Konzentrationsstörungen äußern können und im Einzelfall nur schwer von einer verstärkten depressiven Symptomatik abzugrenzen sind. Die Ergebnisse dieser Studie sind deshalb hinsichtlich des Lithiumarms nicht interpretierbar.

Die Hinweise aus Fallberichten auf die Wirksamkeit von Valproat sind nur schwer zu gewichten, da hier mit einem beträchtlichen Publikationsbias zu rechnen ist. Die Evidenzlage zum Einsatz von Valproat in der Rezidivprophylaxe ist demnach bislang unbefriedigend.

Von der gut belegten akut-antimanischen (s. unten) auf eine rezidivprophylaktische Wirksamkeit zu schließen ist eine problematische Extrapolation.

Lamotrigin, Gabapentin. Für beide Substanzen gibt es Einzelfallberichte, die auf eine rückfallverhütende Wirkung bei Patienten mit bipolaren affektiven Störungen im Rahmen einer Monotherapie oder als Add-on-Behandlung hinweisen (z. B. Fogelson u. Sternbach 1997, Schaffer u. Schaffer 1997). Da auch hier mit einem beträchtlichen Publikationsbias zu rechnen ist, kann nicht generell von einer rezidivprophylaktischen Wirksamkeit dieser Substanzen ausgegangen werden.

Antidepressiva. Zu der Frage, wie lange die Antidepressiva nach Abklingen der akuten depressiven Episode bei Patienten mit bipolaren Störungen weitergegeben werden sollten, besteht noch keine Einigkeit (Möller u. Grunze 2000). Von einigen Autoren wird das Risiko, dass durch Antidepressiva das Umkippen in die Manie oder das Auftreten von Rapid Cycling begünstigt wird, sehr hoch gewichtet und deshalb ein rasches Absetzen empfohlen. Andere Autoren sehen ein erhöhtes Switchrisiko vor allem bei Gabe von trizyklischen Antidepressiva

(TZA), nicht oder weniger nach der Gabe von z. B. SSRI (z. B. Peet 1994). Bei fortbestehender residualer depressiver Symptomatik ist deshalb auch eine längerfristige Weiterführung der Behandlung mit Antidepressiva, bei gleichzeitiger Gabe eines Mood-Stabilizers, durchaus vertretbar.

Rapid Cycling

Etwa 13–20 % der Patienten mit bipolaren affektiven Störungen entwickeln ein Rapid Cycling, definiert als vier oder mehr Krankheitsphasen pro Jahr. Ähnlich wie bei unipolaren Depressionen sind hier Frauen deutlich häufiger betroffen als Männer und es gibt Hinweise, dass Trizyklika, eventuell auch eine hypothyreote Stoffwechsellage, das Auftreten von Rapid Cycling begünstigen können (Bottlender et al. 2000).

Es ist wiederholt gezeigt worden, dass Patienten mit Rapid Cycling weniger gut auf eine Lithiumprophylaxe ansprechen. Noch Klärungsbedarf besteht jedoch hinsichtlich der Frage, ob die Situation bezüglich des Einsatzes von Carbamazepin und Valproat günstiger ist. Von Okuma et al. (1993) wurde gezeigt, dass Rapid Cycling nicht nur ein negativer Prädiktor für Lithium, sondern auch für Carbamazepin ist. Zu ähnlichen Befunden kommen Denicoff et al. (1997). Patienten mit Rapid Cycling in der Vorgeschichte respondierten zu 28 % auf Lithium und zu 19 % auf Carbamazepin. Am günstigsten erwies sich in dieser Studie eine Kombination von Carbamazepin und Lithium, worauf 56 % der Patienten respondierten.

Zum Einsatz von Carbamazepin bei Rapid Cycling gibt es eine Vielzahl offener und mehrerer kontrollierter Studien. Diese Untersuchungen ergeben Hinweise darauf, dass insbesondere ein Teil der Lithiumnonresponder auf eine Carbamazepinmedikation günstig ansprechen. Hinsichtlich Valproat liegen günstige Ergebnisse bei den Rapid-Cycling-Patienten vor, bei denen manische Episoden überwiegen (Calabrese et al. 1993, 1996). Dieselben Autoren berichten weiterhin, dass die Kombination von Lithium und Valproat ein viel versprechender Therapieansatz ist.

Ultra-Rapid Cycling

Diese seltene Erkrankung betrifft meist männliche Patienten im Alter von über 60 Jahren. Hier kommt es typischerweise alle 24 Stunden zum Wechsel zwischen manischen und depressiven Episoden, wobei der „Kippzeitpunkt" meist in den frühen Morgenstunden liegt. Eine positive Familienanamnese hinsichtlich psychiatrischer Erkrankungen ist häufig.

In unserer eigenen Spezialambulanz betreuen wir einen 67-jährigen Patienten mit Ultra-Rapid Cycling, bei dem sich der Einsatz von Valproat als äußerst hilfreich erwies. Bei diesem Patienten hatte sich vor mehreren Jahren ein äußerst regelmäßiger und klar definierter Episodenwechsel zwischen manischen und depressiven Episoden alle 24 Stunden eingestellt. Behandlungen mit Neuroleptika, Lithium und Carbamazepin waren jeweils ohne Erfolg geblieben.

Nach Aufdosierung mit Valproat kam es erstmals seit mehreren Jahren zu einem
Sistieren der Beschwerden, der Patient wurde völlig euthym und ist nun bereits
seit mehr als zwei Jahren rezidivfrei (Juckel et al. 2000).

Akut-antimanische und -antidepressive Wirkung

Ein optimales Phasenprophylaktikum sollte auch bereits in der Akutphase wirksam sein, um einen kontinuierlichen Übergang in die Prophylaxe zu ermöglichen.

Lithium. Die akut-antimanische Wirkung von Lithium ist gut belegt. Dies gilt
insbesondere für rein manische Episoden. Über schlechteres Ansprechen wurde
dagegen bei Patienten mit dysphorischen Manien oder Manien mit gemischter
Symptomatik berichtet.
  Hinsichtlich der akut-antidepressiven Eigenschaften ist die für Lithium gut
belegte Wirksamkeit im Rahmen der Lithiumaugmentation zur Therapie
depressiver Störungen anzuführen (Rouillon u. Gorwood 1998).

Carbamazepin. Zur akut-antimanischen Wirkung von Carbamazepin gibt es
mehrere doppelblinde, kontrollierte Studien, die insgesamt dessen Wirksamkeit
belegen. Meist ist jedoch eine Komedikation erforderlich. Zudem liegt nur eine
plazebokontrollierte Studie vor und es finden sich Hinweise, dass die Wirkung
von Carbamazepin tendenziell schlechter als die von Lithium und/oder Valproat ist.
  Zur akut-antidepressiven Wirkung von Carbamazepin bei unipolaren oder
bipolaren Depressionen liegen nur wenige kontrollierte Studien vor, wobei die
Erfolge insgesamt eher mäßig sind (Übersicht bei Post et al. 1996).

Valproat. Die antimanische Wirksamkeit von Valproat ist durch kontrollierte
Studien gut belegt. Für die klinische Anwendung ist die Möglichkeit der raschen
Aufdosierung vorteilhaft, sodass mit einer Response bereits nach 2–3 Tagen
gerechnet werden kann. In den USA ist Valproat für die Indikation „Behandlung
der Manie" zugelassen (McElroy u. Keck 2000).
  Bezüglich akut-antidepressiver Eigenschaften liegen bisher keine ausreichenden Belege vor. Bei der Untersuchung von Patienten mit Rapid Cycling resul-
tierte die Wirkung von Valproat v.a. im Hinblick auf die manischen, weniger
dagegen hinsichtlich der depressiven Episoden (Calabrese et al. 1993).

Lamotrigin. Die antimanische Wirkung von Lamotrigin ist bisher wenig belegt.
  Bezüglich der akut-antidepressiven Wirkung liegt eine randomisierte doppelblinde Studie mit Lamotrigin als Monotherapeutikum bei 95 depressiven
Patienten mit bipolarer affektiver Störung vor. Sowohl in der Dosierung von 50
als auch von 200 mg erwies sich Lamotrigin gegenüber Plazebo als überlegen
(Calabrese et al. 1999). Auch in einer offenen Studie wurden Hinweise auf eine
antidepressive Wirkung von Lamotrigin (Add-on zu Valproat) bei 22 depressiven Patienten mit bipolaren affektiven Störungen erbracht. Nach 4 Wochen
hatten 16 dieser Patienten respondiert (Kusumakar u. Yatham 1997).

Gabapentin. Zur symptomsuppressiven Wirkung von Gabapentin im Akutstadium liegen Fallberichte und offene Studien vor. Es fehlen bisher jedoch kontrollierte Wirksamkeitsnachweise, sowohl für die akut-antimanische als auch die -antidepressive Wirksamkeit (McElroy u. Keck 2000).

Bei der klinisch-wissenschaftlichen Bewertung der symptomsuppressiven Wirksamkeit der Mood-Stabilizer finden sich bei Vergleich der vorliegenden Daten die besten Belege einer sowohl akut-antimanischen als auch -antidepressiven Wirkung für die Lithiummedikation. Demnach erfüllt Lithium das Kriterium eines optimalen Phasenprophylaktikums am besten.

Antisuizidale Wirksamkeit

Bis zu 15 % der Patienten mit affektiven Störungen nehmen sich im Laufe der Erkrankung das Leben, ca. 50 % begehen einen Suizidversuch. Dies verdeutlicht die große Bedeutung der antisuizidalen Wirksamkeit einer Phasenprophylaxe.

Lithium ist das einzige Medikament, für das es ausreichende Hinweise für eine antisuizidale Wirksamkeit gibt. In einer Metaanalyse (Tondo et al. 1997) wurde errechnet, dass durch Lithium die suizidalen Handlungen bei Patienten mit affektiven Störungen um den Faktor 7 reduziert werden. In die gleiche Richtung weist die Beobachtung im Rahmen der bereits mehrfach zitierten MAP-Studie (Greil et al. 1997): Im Carbamazepinarm wurden 4 Suizide und 5 Suizidversuche beobachtet, dagegen kam es im Lithiumarm zu keiner suizidalen Handlung.

Nach Absetzen von Lithium ist mit deutlichen Rebound-Effekten hinsichtlich der Suizidalität zu rechnen. So fanden Baldessarini et al. (1999) im ersten Jahr nach Absetzen einer Lithiummedikation eine um den Faktor 20 erhöhte Suizidalität. Dies ist vermutlich nicht allein auf die Zunahme von affektiven Episoden nach Absetzen des Lithiums zurückzuführen, da die depressive Morbidität im entsprechenden Zeitraum nur um den Faktor 2 erhöht war.

Sicherheit und Verträglichkeit

Im Rahmen einer Langzeittherapie werden andere Aspekte von Sicherheit und Verträglichkeit bedeutsam als bei der Akutbehandlung. So ist für viele Patienten die v.a. unter Lithium häufig zu beobachtende Gewichtszunahme ein gravierendes Problem bei der Langzeitbehandlung. Auch der Faktor „Teratogenizität" gewinnt bei Langzeittherapien ein besonderes Gewicht. Während für Lithium neuere Untersuchungen das Risiko hinsichtlich v.a. kardialer Fehlbildungen eher heruntergestuft haben, ist für Valproat und Carbamazepin mit einem deutlich erhöhten Fehlbildungsrisiko zu rechnen. Im Rahmen einer retrospektiven Kohortenstudie an 1411 Kindern wurde diesbezüglich für Valproat sogar eine Dosisabhängigkeit belegt (Samren et al. 1999).

Handhabbarkeit

Ein Nachteil der Lithiumbehandlung ist sicher die geringe therapeutische Breite, verbunden mit dem Risiko einer Lithiumintoxikation. Damit ist die Handhabbarkeit z.B. aufgrund der relativ engmaschig erforderlichen Lithiumspiegelbestimmungen im Vergleich zu Carbamazepin oder Valproat schwieriger.

Die geringe therapeutische Breite und das Risiko von Rebound-Rückfällen und -Suiziden bei plötzlichem Absetzen im Rahmen von Compliance-Problemen unter Lithium setzt eine äußerst zuverlässige Kooperation zwischen Arzt und Patient, mit regelmäßigen Compliance-verstärkenden Gesprächen, voraus. Demnach sollte eine Lithiumprophylaxe nur bei bündnisfähigen, kooperativen und motivierten Patienten begonnen werden.

Hilfreich wird in vielen Fällen ein schriftlicher „Behandlungsvertrag" mit dem Patienten sein, in dem u.a. die Risiken bei selbständigem abrupten Absetzen des Medikaments erläutert sind und in dem sich der Patient verpflichtet, vor etwaigem Absetzen seinen Arzt zu konsultieren.

Der Vertrag[1] sollte zusätzlich Informationen

- zur Akuttherapie vs. Rückfallverhütung,
- zu Intoxikationszeichen und häufigen Intoxikationsursachen, sowie
- zu den notwendigen Blutspiegelkontrollen

enthalten.

Vor diesem Hintergrund dürfte die Durchführung einer Lithiumprophylaxe in den meisten Fällen in die Hände eines Facharztes gehören. Die negativen Ergebnisse, die in einer Reihe naturalistischer Studien berichtet worden sind, dürften gerade auch durch Probleme mit dem Krankheits- und Therapiemanagement mitverursacht sein.

Therapieempfehlungen

Aus Tabelle 3.2 geht hervor, dass bei Zusammenschau und Bewertung aller genannten Kriterien Lithium bei der Rückfallprophylaxe bipolarer affektiver Störungen das Mittel der ersten Wahl darstellt und bei der Rückfallverhütung unipolarer affektiver Störungen neben der Fortführung der Antidepressiva zu den Mitteln der ersten Wahl gehört.

Indikationsstellung

Die Einleitung einer langfristigen Prophylaxe orientiert sich am bisherigen Verlauf der Erkrankung, der Zahl und Schwere früherer Episoden und weiteren

---

[1] Ein derartiger Vertrag kann über die „Spezialambulanz zur Rückfallverhütung Affektiver Störungen", Prof. Dr. U. Hegerl, Psychiatrische Klinik der Universität München, Nussbaumstr. 7, 80336 München, angefordert werden.

Tabelle 3.2. Qualitätskriterien der Phasenprophylaktika Lithium, Carbamazepin und Valproat, bezogen auf die wichtigsten Anforderungen an ein rezidivprophylaktisches Medikament

	Lithium	Carbamazepin	Valproat
Wirksamkeit bei:			
bipolaren Störungen	++	(+)	–
Rapid Cycling	(+)	(+)	+
unipolaren Störungen	+	+	–
Akut-antimanisch	++	(+)	++
Akut-antidepressiv	++	(+)	(+)
Antisuizidal	+	–	–
Sicherheit	(+)	(+)	(+)
Verträglichkeit	(+)	+	+
Handhabbarkeit	(+)	+	+

++ Kriterium eindeutig erfüllt; + Kriterium mit Einschränkung erfüllt; (+) Kriterium fraglich erfüllt; – Kriterium nicht erfüllt.

Risikofaktoren wie z.B. positive Familienanamnese oder früher Krankheitsbeginn. Es liegen verschiedene, teilweise uneinheitliche Richtlinien und Konsensus-Empfehlungen vor (s. Übersicht bei Möller u. Grunze 2000).

Ein pragmatischer Ansatz ist die Empfehlung, eine Rückfallverhütung bei unipolaren Depressionen dann zu beginnen, wenn in den letzten 5 Jahren mehr als 3 oder insgesamt mehr als 5 Episoden aufgetreten sind. Bei Vorliegen zusätzlicher Risikofaktoren sollte eine Prophylaxe bereits früher (weniger als 3 Episoden) eingeleitet werden.

Bei Patienten mit bipolaren affektiven Störungen sollte eine Rückfallprophylaxe bereits nach insgesamt mehr als 3 Episoden einer Manie, Hypomanie oder Depression, nach 2 Episoden innerhalb von 5 Jahren oder nach 2 Episoden unabhängig von Zeitraum bei zusätzlich positiver Familienanamnese begonnen werden.

Alle diese Empfehlungen sind jedoch lediglich Orientierungshilfen, da in die Entscheidung zahlreiche weitere wichtige Aspekte mit einfließen, die in der folgenden Übersicht dargestellt sind.

Indikationsstellung zur Einleitung einer Rezidivprophylaxe – zusätzliche Krankheitsaspekte, die neben der Phasendynamik zu berücksichtigen sind

- Schwere der Episoden
- Inkomplette Remissionen (Anamnese)
- Double Depression
- Früher Krankheitsbeginn einer bipolaren affektiven Störung
- Höheres Alter (höhere Rezidivfrequenz und -dauer!)
- „Durchführbarkeit" einer (Langzeit-)Therapie
  - Therapiemotivation des Patienten
  - Kooperationsfähigkeit von Patient und Angehörigen
  - (Individuelle) Verträglichkeit der Medikation
  - Fachärztliche Anbindung

Kombinationsprophylaxe

Vor allem bei bipolaren affektiven Störungen erweist sich die Monotherapie in vielen Fällen als nicht ausreichend, sodass bei diesen Patienten eine Kombinationsprophylaxe erforderlich ist.

Lithium in Kombination mit *Valproat* hat sich nach den bisherigen Erfahrungen als gut verträglich erwiesen, obwohl mit additiven Nebenwirkungen bezüglich der Gewichtszunahme, der Sedierung, des Tremors und der gastrointestinalen Beschwerden zu rechnen ist. Bei Rapid Cycling mit gemischten Episoden gibt es Hinweise auf eine günstige Wirkung aus kontrollierten Studien.

Die Kombination von *Lithium* und *Carbamazepin* wird durch positive Erfahrungen in offenen retrospektiven und prospektiven Studien gestützt. Es ist allerdings von einem erhöhten Neurotoxizitätsrisiko auszugehen, weshalb die jeweiligen Spiegel engmaschiger kontrolliert werden sollten.

Der Einsatz von *Carbamazepin* und *Valproat* ist als Kombination eher problematisch, da es zu ausgeprägten pharmakokinetischen Wechselwirkungen kommt.

Verschiedene Studien, in denen über Erfahrungen mit Kombinationsprophylaxen bei affektiven Störungen berichtet wird, sind bei Bauer u. Ströhle (1999) umfassend zusammengestellt und erläutert.

Prophylaxeresistenz

Wenn auch bei einer Kombinationsprophylaxe keine befriedigende rückfallverhütende Wirkung bei Patienten mit affektiven Störungen erreicht wird, sollte zunächst überprüft werden, ob nicht Compliance-Probleme die „Therapieresistenz" erklären können. Bei manchen Patienten kann der Versuch, die Dosierung der verschriebenen Mood-Stabilizer zu erhöhen, erfolgreich sein. Ebenso sollte eine klinisch manifeste oder subklinische Hypothyreose ausgeschlossen werden.

Schließlich kann eine *Schilddrüsenhochdosierung* in Erwägung gezogen werden. Hierzu liegen zwar keine Doppelblindstudien vor, mehrere offene Studien weisen aber auf eine rückfallverhütende Wirkung von supraphysiologischen Dosen von T4 (300–500 µg/die) hin (z. B. Stancer u. Persad 1982).

Diese Behandlung erfolgt in der Regel nicht als Monotherapie, sondern nur in Kombination mit Antidepressiva oder Mood-Stabilizern.

Schlussbemerkung

Die vorliegenden Ausführungen sollen einen Beitrag für ein rationales, „evidenzbasiertes" therapeutisches Vorgehen bei der Rückfallverhütung affektiver Störungen leisten.

Es zeigt sich, dass viele der angegebenen Empfehlungen bisher nicht auf wissenschaftlich strenge Studien mit starker Beweiskraft gestützt werden können. Weiter wird deutlich, dass wir nach wie vor weit davon entfernt sind, ein optimales Phasenprophylaktikum zur Verfügung zu haben; der Forschungsbedarf in diesem wichtigen Bereich der Psychiatrie ist offensichtlich. Unabhängig von wissenschaftlichen Fortschritten besteht jedoch ein beträchtlicher Optimierungsspielraum hinsichtlich des Krankheitsmanagements beim individuellen Patienten. Gerade bei diesen langfristig angelegten Therapien entscheiden auch Faktoren der Arzt-Patient-Beziehung, wie z.B. die ausführliche und offene Information des Patienten, verbunden mit regelmäßiger Motivations- und Compliance-Förderung, über Erfolg oder Misserfolg der Behandlung.

Literatur

Baastrup PC, Poulsen JC, Schou M, Thomsen K, Amdisen A (1970) Prophylactic lithium: double blind discontinuation in manic-depressive and recurrent depressive disorders. Lancet 2: 326–330

Baldessarini RJ, Tondo L, Hennen J (1999) Effects of lithium treatment and its discontinuation on suicidal behavior in bipolar manic-depressive disorders. J Clin Psychiatry 60(S2): 77–84

Bauer M, Bschor T, Kunz D, Berghofer A, Ströhle A, Müller-Oerlinghausen B (2000) Double-blind, placebo-controlled trial of the use of lithium to augment antidepressant medication in continuation treatment of unipolar major depression. Am J Psychiatry 157: 1429–1435

Bauer M, Ströhle A (1999) Behandlungsstrategien bei prophylaxeresistenten bipolaren Störungen. Nervenarzt 70: 587–599

Bottlender R, Rudolf D, Strauss A, Möller HJ (2000) Are low basal serum levels of the thyroid stimulating hormone (b-TSH) a risk factor for switches into states of expansive syndromes (known in Germany as „maniform syndromes") in bipolar I depression? Pharmacopsychiatry 33: 75–77

Bowden CL, Calabrese JR, McElroy SL et al. (2000) A randomized, placebo-controlled 12-month trial of divalproex and lithium in treatment of outpatients with bipolar I disorder. Divalproex Maintenance Study Group. Arch Gen Psychiatry 57: 481–489

Calabrese JR, Rapport DJ, Kimmel SE, Reece B, Woyshville MJ (1993) Rapid cycling bipolar disorder and its treatment with valproate. Can J Psychiatry 38(S2): S57–61

Calabrese JR, Fatemi SH, Kujawa M, Woyshville MJ (1996) Predictors of response to mood stabilizers. J Clin Psychopharmacol 16(S1): 24S–31S

Calabrese JR, Bowden CL, Sachs GS, Ascher JA, Monaghan E, Rudd GD (1999) A double-blind placebo-controlled study of lamotrigine monotherapy in outpatients with bipolar I depression. Lamictal 602 Study Group. J Clin Psychiatry 60: 79–88

Coppen A, Noguera R, Bailey J, Burns BH, Swani MS, Hare EH, Gardner R, Maggs R (1971) Prophylactic lithium in affective disorders. Controlled trial. Lancet 2: 275–279

Coryell W, Solomon D, Leon AC, Akiskal HS, Keller MB, Scheftner WA, Mueller T (1998) Lithium discontinuation and subsequent effectiveness. Am J Psychiatry 155: 895–898

Cundall RL, Brooks PW, Murray LG (1972) A controlled evaluation of lithium prophylaxis in affective disorders. Psychol Med 2: 308–311

Dang T, Engel RR (1995) Long-term drug treatment of bipolar and depressive disorders: meta-analysis of controlled clinical trials with lithium, carbamazepine and antidepressive agents. Pharmacopsychiatry 28: 170

Dardennes R, Even C, Bange F, Heim A (1995) Comparison of carbamazepine and lithium in the prophylaxis of bipolar disorders. A meta-analysis. Br J Psychiatry 166: 378–381

Denicoff KD, Smith-Jackson EE, Disney ER, Ali SO, Leverich GS, Post RM (1997) Comparative prophylactic efficacy of lithium, carbamazepine, and the combination in bipolar disorder. J Clin Psychiatry 58: 470–478

Dunner DL, Stallone F, Fieve RR (1976) Lithium carbonate and affective disorders. V: A double-blind study of prophylaxis of depression in bipolar illness. Arch Gen Psychiatry 33: 117–120

Faravelli C, Ambonetti A, Pallanti S, Pazzagli A (1986) Depressive relapses and incomplete recovery from index episode. Am J Psychiatry 143: 888–891

Fieve RR, Kumbaraci T, Dunner DL (1976) Lithium prophylaxis of depression in bipolar I, bipolar II, and unipolar patients. Am J Psychiatry 133: 925–929

Fogelson DL, Sternbach H (1997) Lamotrigine treatment of refractory bipolar disorder. J Clin Psychiatry 58: 271–273

Frank E, Kupfer DJ, Wagner EF, McEachran AB, Cornes C (1991) Efficacy of interpersonal psychotherapy as a maintenance treatment of recurrent depression. Contributing factors. Arch Gen Psychiatry 48: 1053–1059

Frank E, Kupfer DJ, Perel JM, Cornes C, Mallinger AG, Thase ME, McEachran AB, Grochocinski VJ (1993) Comparison of full-dose versus half-dose pharmacotherapy in the maintenance treatment of recurrent depression. J Affect Disord 27: 139–145

Frankenburg FR, Tohen M, Cohen BM, Lipinski JF Jr (1988) Long-term response to carbamazepine: a retrospective study. J Clin Psychopharmacol 8: 130–132

Greil W, Ludwig-Mayerhofer W, Erazo N (1996) Comparative efficacy of lithium and amitriptyline in the maintenance treatment of recurrent unipolar depression: a randomised study. J Affect Disord 40: 179–190

Greil W, Ludwig-Mayerhofer W, Erazo N (1997) Lithium versus carbamazepine in the maintenance treatment of bipolar disorders – a randomised study. J Affect Disord 43: 151–161

Hullin RP, McDonald R, Allsopp MN (1972) Prophylactic lithium in recurrent affective disorders. Lancet 13(1): 1044–1046

Juckel G, Hegerl U, Mavrogiorgou P (2000) Clinical and biological findings in a case with 48-hour bipolar ultrarapid cycling before and during valproate treatment. J Clin Psychiatry 61: 585–593

Kusumakar V, Yatham LN (1997) An open study of lamotrigine in refractory bipolar depression. Psychiatry Res 72: 145–148

Maj M (2000) The impact of lithium prophylaxis on the course of bipolar disorder: a review of the research evidence. Bipolar Disorders 2: 92–101

McElroy SL, Keck PE Jr (2000) Pharmacologic agents for the treatment of acute bipolar mania. Biol Psychiatry 48: 539–557

Melia PI (1970) Prophylactic lithium: a double-blind trial in recurrent affective disorders. Br J Psychiatry 116: 621–624

Möller HJ, Grunze H (2000) Have some guidelines for the treatment of acute bipolar depression gone too far in the restriction of antidepressants? Eur Arch Psychiatry Clin Neurosci 250: 57–68

Murray CJ, Lopez AD (1997) The global burden of disease in 1990: final results and their sensitivity to alternative epidemiological perspectives, discount rates, age-weights and disability weights. In: Murray CJ, Lopez AD (eds) The global burden of disease. Global burden of disease and injury series, vol I. Harvard University Press, Harvard, pp 247–293

Okuma T (1993) Effects of carbamazepine and lithium on affective disorders. Neuropsychobiology 27: 138–145

Peet M (1994) Induction of mania with selective serotonin re-uptake inhibitors and tricyclic antidepressants. Br J Psychiatry 164: 549–550

Prien RF, Caffey EM Jr, Klett CJ (1973) Prophylactic efficacy of lithium carbonate in manic-depressive illness. Report of the Veterans Administration and National Institute of Mental Health collaborative study group. Arch Gen Psychiatry 28: 337–341

Post RM, Leverich GS, Altshuler L, Mikalauskas K (1992) Lithium-discontinuation-induced refractoriness: preliminary observations. Am J Psychiatry 149: 1727–1729

Post RM, Ketter TA, Denicoff K et al. (1996) Frye MA. The place of anticonvulsant therapy in bipolar illness. Psychopharmacology 128: 115–129

Reynolds CF 3rd, Frank E, Perel JM et al. (1999) Nortriptyline and interpersonal psychotherapy as maintenance therapies for recurrent major depression: a randomized controlled trial in patients older than 59 years. JAMA 281: 39–45

Rouillon F, Gorwood P (1998) The use of lithium to augment antidepressant medication. J Clin Psychiatry 59(S5): 32–39

Samren EB, van Duijn CM, Christiaens GC, Hofman A, Lindhout D (1999) Antiepileptic drug regimens and major congenital abnormalities in the offspring. Ann Neurol 46: 739–746

Schaffer CB, Schaffer LC (1997) Gabapentin in the treatment of bipolar disorder. Am J Psychiatry 154: 291–292

Stallone F, Shelley E, Mendlewicz J, Fieve RR (1973) The use of lithium in affective disorders. 3. A double-blind study of prophylaxis in bipolar illness. Am J Psychiatry 130: 1006–1010

Stancer HC, Persad E (1982) Treatment of intractable rapid-cycling manic-depressive disorder with levothyroxine. Clinical observations. Arch Gen Psychiatry 39: 311–312

Terra JL, Montgomery SA (1998) Fluvoxamine prevents recurrence of depression: results of a long-term, double-blind, placebo-controlled study. Int Clin Psychopharmacol 13: 55–62

Tondo L, Jamison KR, Baldessarini RJ (1997) Effect of lithium maintenance on suicidal behavior in major mood disorders. Ann N Y Acad Sci 836: 339–351

Die Renaissance der Elektrokrampftherapie (EKT) – eine alte Methode neu betrachtet

K. SCHOTT, L. BIRK, A. BATRA

Überblick

Die 1938 von Cerletti und Bini eingeführte Elektrokrampftherapie (EKT) gehörte neben der 1933 von Sakel nahezu parallel entwickelten Insulin-Koma-Behandlung und der Somnifen-Schlafkur von Klaesi im Jahr 1922 zu den ersten wirksamen somatischen Therapieverfahren der endogenen Psychosen und wurde erst mit der Entwicklung der Neuroleptika und trizyklischen Antidepressiva in den 50er-Jahren in ihrer Indikation und Anwendung relativiert.

In den 50er- und 60er-Jahren stagnierten die Anwendungszahlen der Elektrokrampftherapien in Deutschland und nahmen in der Folgezeit noch deutlich weiter ab. Nach einer Studie von Sauer und Lauter aus dem Jahr 1987 waren es in Deutschland 1985 gerade noch etwa 500 Patienten, die mit der Elektrokrampftherapie behandelt wurden. Erst Anfang der 90er-Jahre, unter anderem bedingt durch eine kritischere Sicht der Psychopharmakotherapie, kam es auch in Deutschland langsam zum Wiederaufleben der Elektrokrampftherapie und ihrer wissenschaftlichen Erforschung.

Die Effektivität der Elektrokrampftherapie bei der Behandlung der endogenen Depression und der perniziösen Form der katatonen schizophrenen Psychose ist auch im Zeitalter der Psychopharmakotherapie wissenschaftlich unbestritten (Avery u. Winokur 1977; Fink 1979; Häfner u. Kasper 1982). Sie ist der medikamentösen Therapie in der depressiven Phase bezüglich des Wirkungseintritts und der Ansprechrate klar überlegen (Janicak et al. 1985; Sauer u. Lauter 1987). Bei der perniziösen Katatonie ist die EKT häufig die einzige lebensrettende therapeutische Maßnahme (Häfner u. Kasper 1982). Die genannten Krankheitsbilder gelten heute als die hauptsächlichen Indikationen zur EKT (Buchkremer et al. 1982; Folkerts 1997).

Im Vergleich zu Ländern wie Großbritannien, den USA oder den skandinavischen Ländern wird die EKT bis heute in der Bundesrepublik Deutschland sehr restriktiv und nur als Ultima Ratio eingesetzt (Sauer u. Lauter 1987). Dies dürfte wesentlich an der öffentlichen Diskussion mit weitreichenden Vorbehalten gegenüber dieser Therapieform liegen, der Inhumanität, irreversible Nebenwirkungen auf Persönlichkeit und Hirnleistung oder auch Unwirksamkeit vorgeworfen werden. Diese Argumente wurden bezüglich der modernen Anwendung der Elektrokrampftherapie unter intensivmedizinischen Bedingungen mit Narkose und Muskelrelaxation eindeutig widerlegt (Ernst 1982; Folkerts 1997;

Royal College of Psychiatrists 1977). An dieser Stelle wird auf einen rezenten Übersichtsartikel zur EKT hingewiesen (Stevens et al. 1996).

Geschichte

Bis zu den 30er-Jahren waren psychodynamische Therapien zur Behandlung ambulanter psychiatrischer Patienten vorherrschend. Für klinische, schwer kranke Patienten standen nur soziale und kustodiale Unterstützung sowie generell sedierende Hypnotika zur Verfügung. Eine erste wirksame Somatotherapie war die Malaria-Fieberkur für Paralysepatienten, die Wagner von Jauregg 1918 begründete (Wagner von Jauregg 1922). Die Mortalität dieser Methode war aber hoch und betraf etwa 1/3 der behandelten Patienten. Die 1922 von Klaesi entwickelte Somnifen-Schlafkur für endogene Psychosen konnte sich nicht durchsetzen und wurde wegen der häufig eintretenden Nebenwirkungen (z. B. Pneumonie, Thrombose) rasch verlassen (Diethelm 1939).

In den 30er-Jahren wurden dann vier „große" Somatotherapien der endogenen Psychosen entwickelt: die Insulinkomatherapie von Sakel 1933 (Sakel 1935), die Cardiazol-Krampftherapie von Meduna (1934), die Psychochirurgie (präfrontale Lobotomie) von Moniz (1936) und die Elektrokrampftherapie von Cerletti und Bini 1938 (Cerletti 1940). Von diesen Therapien wird allein die EKT bis heute angewendet.

Die Geschichte der EKT begann mit einem wissenschaftlichen Irrtum. Der ungarische Psychiater von Meduna war der Auffassung, dass sich die biologischen Zustände von Epilepsie und Schizophrenie ausschließen, was, wie wir heute wissen, nicht stimmt. Folgerichtig ersann er eine Methode, die aus Schizophrenen vorübergehend Epileptiker machte. Er führte deshalb die ersten pharmakogenen Krampfanfälle mit Kampfer und Cardiazol aus, die vorübergehende klinische Besserungen der Schizophrenien brachten, aber von erheblichen Nebenwirkungen begleitet waren (schwere Angst- und Panikzustände). Nachdem die heilsame Wirkung von Krampfanfällen auf die endogenen Psychosen erkannt war, entwickelten dann Cerletti und Bini mit Hilfe umfangreicher tierexperimenteller Studien von 1936 bis 1938 die Elektrokrampftherapie. Die Auslösung epileptischer Anfälle durch elektrischen Strom bei Tieren war schon seit 1870 bekannt. Cerletti und Bini behandelten 1938 den ersten schizophrenen Patienten mit einer EKT-Serie, dessen Psychose darunter remittierte, sodass er nach Hause entlassen werden konnte. Noch Jahre danach gab es Briefkontakte zwischen Cerletti und seinem ersten Patienten (Accornero 1988). Trotz der ungünstigen Bedingungen durch den 2. Weltkrieg, der den internationalen wissenschaftlichen Austausch behinderte, verbreitete sich die Methode rasch über Europa und die USA, später über die ganze Welt. In den Jahren danach wurden vielfache Verbesserungen der ursprünglichen Methode erarbeitet. Ein wesentlicher Fortschritt war die so genannte rechtsseitig unilaterale Elektrodenlage gegenüber einer bitemporalen Position, die zu einer Verminderung der Nebenwirkungen der EKT bezüglich der postiktalen Verwirrtheit und der Gedächtnisstörungen führte (Thenon 1956). Weitere, wichtige Neuerungen waren die Anwendung von Kurznarkose und Muskelrelaxation sowie die Sauerstoffbeatmung (Präoxygenierung). Da der applizierte Strom in etwa mit dem Ausmaß kognitiver Beeinträchtigungen korreliert, benutzen die neuen Geräte die so genannte Kurz- und Ultrakurzimpulstechnik zur Auslösung des Krampfanfalles.

Nachdem man in den ersten Jahrzehnten der EKT nahezu alle psychiatrischen und auch vielfach neurologische Krankheiten damit behandelte, sind die wesentlichen Indikationen der EKT heute die schwere melancholische Depression, die therapieresistente Depression und die Katatonie.

Theorie – Technik – Physiologie

Nach jahrzehntelanger Beforschung der EKT gilt es heute als sicher, dass das therapeutische Agens bei der EKT der generalisierte epileptische Krampfanfall ist. Die weiterführenden Thesen zur Wirkung sind meistens spekulativ geblieben. Anfänglich machte man die enorme Ausschüttung von Neurotransmittern, Hormonen und Rezeptorveränderungen bei den ausgelösten Krampfanfällen verantwortlich für die Wirkung auf die psychische Erkrankung. Später kamen Theorien auf, dass die antikonvulsive Wirkung – bei der EKT steigt die Krampfschwelle – entscheidend ist, da auch Antikonvulsiva wie Carbamazepin und Valproinsäure einen therapeutischen Effekt auf depressive Störungen haben. Andere Theorien wiederum besagen, dass die Inhibition der frontotemporalen rechtsseitigen Hirnareale die eigentliche Wirkung der EKT darstellt. An dieser Stelle kann nicht auf alle Theorien zur Wirkung der EKT eingegangen werden. Wir verweisen daher auf zusammenfassende Literatur (Abrams 1994; Folkerts 1997).

Technisch wird die EKT heute unter intensivmedizinischen Bedingungen mit Sauerstoffgabe (Präoxygenierung), Kurznarkose, Muskelrelaxation und Monitoring von Puls, EKG, EEG, EMG und Pulsoxymetrie durchgeführt. Aufgrund der geringeren Nebenwirkungen (s. unten) wird heute hauptsächlich die rechtsseitig unilaterale Elektrodenposition benutzt, auch wenn der bitemporalen EKT klinisch ein besseres Ansprechen nachgesagt wird. Neuerdings wird auch die bifrontale Elektrodenlage diskutiert, weil dadurch das limbische System außerhalb der Stromschleife liegt, woraus man sich eine weitere Reduktion der Gedächtnisstörungen erhofft. Für die EKT stehen heute moderne Kurz- und Ultrakurzimpulsgeräte wie das Thymatron® zur Verfügung. Für die lege artis durchgeführte EKT ist heute ein multiprofessionelles Team aus Psychiatern, Anästhesisten und Pflegekräften sowie ein spezieller EKT-Raum, evtl. mit Aufwachraum, erforderlich.

Die EKT führt zu erheblichen Reaktionen des autonomen Nervensystems. Der elektrische Reiz löst zunächst eine parasympathische Reaktion aus, es kommt zu einer Bradykardie. Dies kann neurogen induziert oder durch eine vagale Reaktion aufgrund starker Exspiration gegen eine geschlossene Glottis bedingt sein. Danach kommt es reaktiv und durch den Krampfanfall bedingt zu einer sympathischen Reaktion mit Tachykardie. Der Blutdruck verhält sich wie der Puls. Aufgrund des Puls- und Blutdruckanstieges kommt es zu einer Zunahme des myokardialen Sauerstoffverbrauches. Betablocker sollen das Risiko der kardialen Minderversorgung verringern (Jones u. Knight 1981). Rice et al. (1994) konnten zeigen, dass die EKT selbst bei Patienten mit kardialen Problemen eine sichere und effektive Therapie ist. Allerdings ist auf eine gute internistisch-anästhesiologische Diagnostik und evtl. Therapie vor, während und nach der EKT zu achten. Die Patienten sollten bis zu 4 Stunden nach der EKT überwacht werden.

Das EEG zeigt während des Anfalls typische Veränderungen. Es beginnt mit einer Rekrutierungsphase von niederamplitudiger 18–22/s EEG-Aktivität, geht dann über in hochgespannte hypersynchrone Aktivität mit Polyspikes (tonische Phase) und resultiert dann in einer 1–3/s Spike-slow-wave-Aktivität (klonische Phase). Danach kommt es zu einer „EEG-Stille". Einige Autoren konnten das Ausmaß der postiktalen EEG-Stille mit dem therapeutischen Erfolg korrelieren (Abrams 1994). Verlangsamungen der EEG-Aktivität, vorzugsweise über den vorderen Hirnarealen, können noch Wochen nach der Behandlung persistieren.

Indikationen und Kontraindikationen

Indikationen

Eine primäre Indikation zur Anwendung der EKT besteht bei einer ausgeprägten Suizidalität im Rahmen einer Depression, einem depressiven Stupor oder einer katatonen Erregung. Insbesondere bei perniziösen katatonen schizophrenen Psychosen oder bei schweren, therapieresistenten Depressionen ist die EKT, unabhängig vom Lebensalter, ein in den meisten Fällen effektives und lebensrettendes Therapieverfahren. Der primäre Einsatz der EKT sollte stets erwogen werden, wenn die Notwendigkeit einer schnellen definitiven Besserung besteht, wenn andere Behandlungen (z.B. der Einsatz einer hochdosierten neuroleptischen oder antidepressiven medikamentösen Behandlung) zu riskant erscheinen oder wenn andere therapeutische Maßnahmen wenig erfolgreich geblieben sind (s. Übersicht; American Psychiatric Association 1990; Folkerts 1996).

Indikationen zur EKT

- Primäre Indikationen
  - Wahnhafte Depressionen, depressiver Stupor, schizoaffektive Psychosen mit depressiver Verstimmung
  - Endogene Depressionen, die mit hoher Suizidalität, Nahrungsverweigerung, körperlicher Erschöpfung, außerordentlichem Leidensdruck oder Selbstmutilationen einhergehen
  - Akute lebensbedrohliche Katatonie
  - Malignes neuroleptisches Syndrom
- Sekundäre Indikationen
  - Therapieresistente Depressionen, d.h. nach ineffizienter Behandlung mit zumindest zwei Antidepressiva über einen ausreichenden Zeitraum und nach wirkungsloser Wachtherapie
  - Therapieresistente, nicht lebensbedrohlichen Katatonien und andere schizophrene Psychosen nach ausreichend dosierter, aber erfolgloser Neuroleptikabehandlung
  - Therapieresistente Manien nach wirkungsloser Gabe von Neuroleptika, Lithium, Carbamazepin
  - Depressionen in der Schwangerschaft, wenn die Risiken einer Pharmakotherapie zu groß sind

---

Kontraindikationen

Absolute Kontraindikationen bestehen drei Monate nach einem Herzinfarkt, bei zerebralem oder aortalem Aneurysma bzw. zerebralem Angiom oder bei einem anders begründeten erhöhten Hirndruck. Relative Kontraindikationen bestehen bei einer koronaren Herzkrankheit, einer schweren arteriellen Hypertonie, bei Z. n. zerebralem Insult und bei pulmonalen Erkrankungen.

Ansprechrate und Nebenwirkungen

Die EKT ist bis heute die wirksamste Therapie schwerer, monopolarer Depressionen und schwerer depressiver Episoden bei bipolaren affektiven Störungen (American Psychiatric Association 1993, 1994). Die Ansprechrate der EKT bei primärer Anwendung beträgt ca. 70–90 % (Abrams 1994; Folkerts 1997) und liegt damit weit über der durchschnittlichen Ansprechrate bei Antidepressiva (50–70 %). In Deutschland wird die EKT hauptsächlich bei der therapieresistenten Depression eingesetzt, also bei Patienten, die sich unter Gabe zweier, optimal dosierter, verschiedener Antidepressiva, über einen ausreichend langen Zeitrum gegeben, nicht gebessert haben. Die Ansprechrate der EKT bei therapieresistenten Depressionen beträgt nach verschiedenen Studien 50–90 %, wobei in der Mehrzahl der Studien die höheren Prozentränge erreicht wurden ($\approx$ 70 %).

Eigene Studien über einen Zeitraum von insgesamt 25 Jahren ergaben bei therapieresistenter Depression Ansprechraten von 46 % (Schott et al. 1992), bis 77 % (Birk 1998). Die niedrige Ansprechrate der älteren Studie von 1992 ist vermutlich durch eine negative Patientenselektion bedingt, da von 1976 bis 1991 nur massiv therapieresistente Depressionen in der Tübinger Klinik mit EKT behandelt wurden.

Die Wirkung der EKT klingt in der Regel innerhalb von Wochen bis Monaten ab. Die Rezidivrate liegt nach 12 Monaten bei $\approx$ 50 % (Tabelle 4.1).

Die Langzeiterfolge der EKT werden wesentlich davon bestimmt, ob eine Erhaltungs-EKT oder eine ergänzende bzw. anschließende Psychopharmakotherapie durchgeführt werden. Die Bedeutung der Erhaltungs-EKT wird durch die Arbeit von Gagne et al. (2000) unterstrichen – sie hatten die Effektivität der Erhaltungs-EKT in Verbindung mit einer antidepressiven Pharmakotherapie mit einer alleinigen antidepressiven Behandlung an jeweils 29 Patienten untersucht (Abb. 4.1).

Neuroleptika und Antidepressiva können bei der EKT in der Regel weitergegeben werden. Bei der Gabe von Lithium kommt es zu stärkeren Nebenwirkungen hinsichtlich der postiktalen Verwirrtheit. Benzodiazepine erhöhen die Krampfschwelle.

Die hauptsächlichen Nebenwirkungen der EKT betreffen das Herz-Kreislauf-System und die Gedächtnisfunktionen. Auf das Herz-Kreislauf-System wurde oben bereits eingegangen. Bei der EKT kommt es in 6–8 % (Stevens et al. 1996) zu kardialen Arrhythmien, die anästhesistisch rasch beendet werden konnten. In 20 % treten reversible Verwirrtheitszustände und in 20 % reversible Merkfähigkeitsstörungen und partielle retrograde Amnesien auf. Birk (1998) führt eine

Tabelle 4.1. Langzeiterfolge der EKT. (Nach Bourgon u. Kellner 2000)

Autoren	Studiendesign	Rückfallrate
Perry 1979	Retrospektiv	Mit trizyklischen Antidepressiva: 21%
Winokur 1990	Prospektiv	EKT = Behandlung ohne EKT
Malcolm 1991	Prospektiv	
	6 Monate	33%
	24 Monate	73%
Sackeim 1993	Randomisiert	
	1 Jahreskatamnese	59%
Petrides 1994	Retrospektiv	
	1 Jahreskatamnese mit Erhaltungs-EKT	33%
O'Leary 1996	Prospektiv (4 Monatskatamnese)	20%
Lauritzen 1996	Randomisiert (6 Monatskatamnese)	EKT + Paroxetine: 10% EKT + Imipramine: 30% EKT + Plazebo: 65%

Abb. 4.1. Effektivität der Erhaltungs-EKT. (Modifiziert nach Gagne et al. 2000)

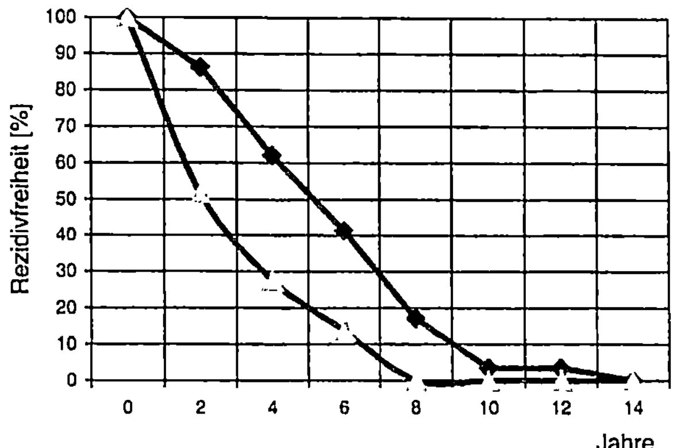

Reihe von Nebenwirkungen der EKT auf, deren Ausmaß durch die Technik der EKT (bitemporale vs. rechtsseitig unilaterale Elektrodenlage) mitbestimmt wurde. Die rechtsseitig unilatere Elektrodenlage ist mit geringeren Nebenwirkungen verbunden (Tabelle 4.2).

Bezüglich der Gedächtnisstörungen wird auf die Arbeit von Hasse-Sander et al. (1998) verwiesen. Permanente Effekte der EKT auf das Gedächtnis sind jedoch nicht zu erwarten, insbesondere bei rechtsseitig unilateraler Stimulation. Andere kognitive Bereiche wie Intelligenz, Beurteilungsvermögen, abstraktes Denken und Wahrnehmungsfähigkeiten sind in der Regel nicht betroffen (Abrams 1994). Man darf dabei auch nicht vergessen, dass die depressive Erkrankung per se zu einer Verschlechterung der kognitiven Fähigkeiten führt

Tabelle 4.2. Nebenwirkungen der EKT-Behandlungen bezogen auf die Anzahl der EKT-Serien (manche Patienten wiesen mehrere Nebenwirkungen gleichzeitig auf)

Nebenwirkungen (< 5 Stunden)	Anzahl der Nebenwirkungen	unilateral (43 Einzelkrämpfe)	bilateral (6 Einzelkrämpfe)
Verwirrtheitszustände	16/51 (31%)	13/43 (30%)	3/6 (50%)
Amnesie	7/51 (14%)	6/43 (15%)	1/6 (17%)
Kopfschmerzen	6/51 (12%)	5/43 (10%)	1/6 (17%)
Merkstörungen	5/51 (10%)	4/43 (8%) (1-mal < 5 h)	1/6 (17%)
Kardiale Rhythmus- störungen	4/51 (8%)	1/43 (6%)	1/6 (17%)
Fazialis- und Armparese	2/51 (4%)	2/43 (5%)	0/6
Atemnot	2/51 (4%)	1/43 (2%) (asthmaartig)	1/6 (17%) (subjektive Atemnot)
Übelkeit	2/51 (4%)	2/43 (4%)	0/6
Myoklonien	2/51 (4%)	1/43 (2%)	1/6 (17%)
Lippenbiss	2/51 (4%)	1/43 (2%)	1/6 (17%)
Muskelschmerzen	1/51 (2%)	1/43 (2%)	0/6
Fieber	1/51 (2%)	1/43 (2%)	0/6
Erbrechen	1/51 (2%)	1/43 (2%)	0/6
Keine	16/51 (31%)	15/43 (35%)	1/6 (17%)

und die Patienten teilweise primär Defizite aufweisen. Die EKT verursacht keine strukturellen Hirnschäden (Devanand et al. 1994; Lippman 1985). Epileptische Spätanfälle nach EKT sind sehr selten. Nach EKT kommt es zu keinem erhöhten Epilepsierisiko (Benbow 1995).

Rechtliche Aspekte

Selbstverständlich ist bei einsichtsfähigen Patienten nach ausführlicher Aufklärung die Zustimmung zur EKT notwendig. Bei einwilligungsunfähigen Patienten ist die Genehmigung des Betreuers einzuholen. Unklar ist, ob aufgrund von evtl. Nebenwirkungen zusätzlich eine vormundschaftsgerichtliche Genehmigung i.S. des § 1904 BGB anzunehmen ist, wie es das Landgericht Hamburg aufgrund der begründeten Gefahr länger dauernder retrograder Amnesien sah. Es führte in seiner Entscheidung (301 T 194/98) aus, die Einwilligung in eine lege artis durchgeführte EKT mit *unilateraler Stimulation* der nichtdominanten Hirnhälfte bedürfe *nicht* generell der Genehmigung nach § 1904 BGB. Die Einwilligung in eine EKT mit einer *bilateralen Stimulation* bleibe dagegen wegen erheblicher Nebenwirkungen generell *genehmigungspflichtig*. Das Ausmaß der kognitiven Beeinträchtigung im Sinne von anhaltenden retrograden Gedächtnisstörungen bei der bilateralen Stimulation müsse als *länger dauernd* angesehen werden. Die EKT könne aber im Einzelfall zum Wohl des Betreuten *geneh-*

migungsfähig sein. Aufgrund der neuen Techniken bei der EKT ist jedoch die Gefahr persistierender mnestischer Störungen so gering, dass unserer Meinung nach eine vormundschaftsrechtliche Genehmigungspflicht im Rahmen des Betreuungsgesetzes nicht erforderlich ist (Batra et al. 1999).

Ausblick

Die moderne EKT hat sich im „Konzert" antidepressiver Therapien eindeutig behauptet und wird aufgrund der hohen Ansprechraten und der vergleichsweise geringen Zeitspanne bis zum Wirkungseintritt auch bei therapieresistenten Depressionen in ihrer Bedeutung noch zunehmen, zumal immer mehr therapieresistente Patienten in die Kliniken strömen. Durch die rechtsseitig unilaterale Elektrodenlage und die Kurzimpulstechnik sind die Nebenwirkungen verringert worden und erscheinen angesichts der schweren, oft therapieresistenten Erkrankungen tolerabel. Es erscheint uns schon aus ethischen Gründen geboten, die EKT für unsere schwerstkranken depressiven Patienten verfügbar zu halten und gemessen am internationalen Standard weiter zu entwickeln. Die moderne EKT wird unter intensivmedizinischen Bedingungen durchgeführt und verlangt ein gut geschultes, multiprofessionelles Team aus Psychiatern und Anästhesisten. Die EKT sollte deswegen heute speziellen Zentren vorbehalten werden, die das erforderliche Personal und die technischen Mittel zur Verfügung stellen können.

Literatur

Abrams R (1994) Elektrokonvulsionstherapie, 2. Aufl. Somatics, Lake Bluff
Accornero F (1988) An eyewitness account of the discovery of electroshock. Conv Therapy 4: 40–49
American Psychiatric Association (1990) The practice of electroconvulsive therapy: Recommendations for treatment, training and privileging: A Task Force Report. APA, Washington DC
American Psychiatric Association (1993) Practice guideline for major depressive disorder in adults. Am J Psychiatry 150 [Suppl]: 1–26
American Psychiatric Association (1994) Practice guideline for the treatment of patients with bipolar disorder. Am J Psychiatry 151 [Suppl]: 1–36
Avery D, Winokur G (1977) The efficacy of electroconvulsive therapy and antidepressants in depression. Biol Psych 12: 507–523
Batra A, Bartels M, Foerster K (1999) Zur Frage der Genehmigungspflicht von Elektrokrampftherapie im Rahmen einer Betreuung. Nervenarzt 70: 657–661
Benbow SM (1995) Safe ECT practice in physically ill patients. In: Freeman CP (ed) The ECT handbook. The second report of the Royal College of Psychiatrists special committee on ECT. Gaskell, London
Birk L (1998) Ergebnisse der Elektrokrampftherapie – eine retrospektive Untersuchung. Dissertation, Eberhard-Karls-Universität, Tübingen
Bourgon LN, Kellner CH (2000) Relapse of depression after ECT: a review. J ECT 16: 19–31
Buchkremer G, Meermann R, Tölle R (1982) Elektrokrampftherapie – heutiger Stand. Dtsch Ärztebl 79: 40–54
Cerletti U (1940) L'Elettroshock. Rivista sperimentale dei Freniatria 64: 209–310
Devanand DP, Dwork AJ, Hutchinson ER, Bolwig TG, Sackeim HA (1994) Does ECT alter brain structure? Am J Psychiatry 151: 957–970

Diethelm O (1939) An historical view of somatic treatment in psychiatry. Am J Psychiatry 95: 1165–1179

Ernst C (1982) Die Elektrokrampfbehandlung in der Psychiatrie. Expose zuhanden der medizinisch-ethischen Kommission der Schweizerischen Akademie der Medizinischen Wissenschaften. Schweiz Ärztezeitung/Bull Med Suisses 63: 1396–1405

Fink M (1979) Convulsive therapy. Theory and practice. Raven, New York

Folkerts H, Bender S, Erkwoh, Klieser E, Klimke A, Schurig W (1996) Entwurf einer Stellungnahme der DGPPN zur EKT. Nervenarzt; 67: 509–514

Folkerts H (1997) Elektrokrampftherapie. Ein praktischer Leitfaden für die Klinik. Enke, Stuttgart

Gagne GG, Furman MJ, Carpenter LL, Price LH (2000) Efficacy of continuation ECT and antidepressant drugs compared to long-term antidepressants alone in depressed patients. Am J Psychiatry 157: 1960–1965

Häfner H, Kasper S (1982) Akute lebensbedrohliche Katatonie. Epidemiologische und klinische Befunde. Nervenarzt 53: 385–394

Hasse Sander I, Müller H, Schurig W, Kasper S, Möller HJ (1998) Auswirkungen der Elektrokrampftherapie auf die kognitiven Funktionen bei therapieresistenten Depressionen. Nervenarzt 69: 609–616

Janicak PG, Davis JM, Gibbons RD, Ericksen S, Chang S, Gallagher P (1985) Efficacy of ECT: a meta – analysis. Am J Psychiatry 142: 297–318

Jones RM, Knight PR (1981) Cardiovascular and hormonal responses to electroconvulsive therapy. Modification of an exaggerated response in an hypertensive patient by beta-receptor blockade. Anaesthesia 36: 795–799

Lippman S, Manshadi M, Wehry M et al. (1985) 1,256 electroconvulsive tratments without evidence of brain injury. Br J Psych 147: 203–204

Meduna LJ (1934) Über experimentelle Campherepilepsie. Arch Psychiatr Nervenkr 102: 333–339

Moniz E (1936) Tentatives operatoires dans le traitement de certaines psychoses. Masson, Paris

Rice ER, Sombrotto LB, Markowitz JC, Leon AC (1994) Cardiovascular morbidity in high – risk patients during ECT. Am J Psychiatry 151: 1637–1641

Royal College of Psychiatrists (1977) Memorandum on the use of electroconvulsive therapy. Br J Psychiatry 131: 261–272

Sakel M (1935) Neue Behandlungsmethode der Schizophrenie. Moritz Perles, Wien Leipzig

Sauer H, Lauter H (1987) Elektrokrampftherapie, Teil 1 und 2. Nervenarzt 58: 201–209, 210–218

Sauer H, Laschka E, Stillenmunkes HP, Lauter H (1987) Elektrokrampftherapie in der Bundesrepublik Deutschland. Nervenarzt 58: 519–522

Schott K, Bartels M, Heimann H, Buchkremer G (1992) Ergebnisse der Elektrokrampftherapie unter restriktiver Indikation. Eine retrospektive Studie über 15 Jahre. Nervenarzt 63: 422–428

Stevens A, Fischer A, Bartels M, Buchkremer G (1996) Electroconvulsive therapy: a review on indications, methods, risks and medication. Eur Psychiatry 11: 165–174

Thenon J (1956) Electrochoque monolateral. Acta Neuropsychiatrica Argentina 2: 292–296

Wagner von Jauregg J (1922) The treatment of general paresis by inoculation of malaria. J Nerv Ment Dis 55: 369–375

Gibt es eine differentielle Indikation für die antidepressive präfrontale repetitive transkranielle Magnetstimulation (RTMS)?

G.W. ESCHWEILER

Zusammenfassung

Die repetitive transkranielle Magnetstimulation (RTMS) über dem präfrontalen Kortex ist ein experimentelles therapeutisches Verfahren, das in der letzten Dekade entwickelt wurde. RTMS über dem dorsolateralen präfrontalen Kortex (DLPFC) führte in fünf von sieben offenen und sieben von acht plazebokontrollierten publizierten Studien mit insgesamt mehr als 300 Patienten zu einer signifikanten klinischen Besserung bei depressiven Patienten. Diese klinische Besserungsraten nach ein- bis zweiwöchiger werktäglicher Anwendung streuten jedoch zwischen 6 % und 60 % Verbesserung in der Hamilton- Depressions-Skala (HAMD). Diese Varianz ist wahrscheinlich durch unterschiedliche Behandlungsmodalitäten, aber auch durch genetische, psychopathologische und neuropsychologische Merkmale der Patienten sowie den funktionellen Zustand des stimulierten Kortexareals zu Beginn der Behandlung bedingt.

Inzwischen bilden sich verschiedene positive Prädiktoren für eine antidepressive Wirksamkeit von präfrontaler RTMS heraus, wie jüngeres Alter, somatische Zeichen der Angst, fehlende kortikale Hyperaktivierung unter Spule bei hochfrequenter Stimulation (< 10 Hz) und Hypermetabolismus unter der 1-Hz-gepulsten Spule. Negative Prädiktoren für die antidepressive Wirksamkeit waren bei einer präfrontalen RTMS höheres Alter, frontale Hirnatrophie, geringe mentale Leistungen im Bereich frontaler Leistungen, psychotische Merkmale, kortikale Hyperaktivierung bei Hochfrequenzstimulation und fehlende Wirksamkeit der Elektrokrampftherapie.

Die RTMS hat somit eine moderate antidepressive Wirksamkeit und ist sehr gut verträglich. Sie ist als antidepressive Therapie insbesondere bei jüngeren, nicht kognitiv beeinträchtigten und ängstliche Patienten indiziert. Ein weitere bisher nicht untersuchte potentielle Gruppe sind schwangere und stillende Frauen, die vom lokalen Wirkmechanismus profitieren könnten. Die präfrontale RTMS ist somit wahrscheinlich kein Ersatz, sondern eine Ergänzung zur Pharmakotherapie oder Elektrokrampftherapie der Depression.

Einführung

Seit vielen Jahrzehnten wird aufgrund der klinischen Merkmale eine Funktions-
störung des Frontallappens bei Depressiven postuliert. Die Antriebsstörung, die
motorische Verlangsamung, die mangelnde Ausdauer, die Entscheidungs-
schwäche und die Denkverlangsamung sind gemeinsame Symptome des Fron-
talhirnsyndroms und der Depression (laut DSM-IV-Kriterien). Patienten mit
ischämischen Läsionen im Frontallappen, insbesondere links, erleiden häufiger
als akute Folge des Schlaganfalls eine Depression als bei Läsionen in anderen
Lokalisationen (zur Übersicht: Hopf u. Schlegel 1996).

Seit 1993 wird in der Psychiatrie in Anlehnung an die gute antidepressive
Wirksamkeit der Elektrokrampftherapie mittels transkranieller Magnetstimulation (TMS) versucht, die Aktivität der kortikalen Neurone zu erhöhen und so die
klinischen Symptome der majoren Depression zu bessern (Höflich et al. 1993).
In dieser Übersicht werden zunächst die physikalischen und physiologischen
Hintergründe der repetitiven TMS (RTMS) sowie Hypothesen über den Wirkmechanismus beleuchtet. Es folgt eine Zusammenfassung der metabolischen
Veränderungen im präfrontalen Kortex bei Depressiven. Aus den inzwischen
publizierten zehn offenen und acht plazebokontrollierten Studien mit mehr als
300 Patienten können die Effektstärke und Prädiktoren herausgearbeitet werden. Vorläufige Aussagen über eine differentielle Indikation der präfrontalen
RTMS werden möglich.

Physikalische und physiologische Hintergründe der RTMS

Bereits 1908 hatte Silvanus Thompson, ein englischer Physiologe, Lichtblitze
gesehen, als er seinen Kopf in ein starkes, mit 50 Hz fluktuierendes Magnetfeld
gehalten hat. Er hat so das Prinzip der elektromagnetischen Induktion bei der
TMS benützt und Phosphene in der Netzhaut erzeugt. Eine stromdurchflossene
Spule induziert ein Magnetfeld, dessen Feldlinien senkrecht auf dem elektrischen Feld stehen. Die modernen Stimulatoren erzeugen Magnetfelder von
1–2,5 Tesla in einer Rund- oder Schmetterlingsspule, die auf die Schädelober-
fläche der wachen Probanden aufgesetzt wird. Die Magnetwellen durchdringen
schmerzlos Haut und Knochen und erzeugen ein sekundäres elektrisches Feld
im darunter gelegenen Kortex. Dieses elektrische Feld verläuft entgegengesetzt
zum primären elektrischen Feld. Es ist um Zehnerpotenzen kleiner als das
Primärfeld, aber ausreichend, um die Neurone zu depolarisieren. Die geringe
Schwelle der Betz-Riesenzellen in Schicht V des primären motorischen Kortex
(Area 4 nach Brodmann) machen sich Neurologen bei der diagnostischen Einzelreiz-TMS zunutze, um die Funktion des Tractus corticospinalis zu überprüfen.
Sie stimulieren mit einer Spule z.B. das motorische Handfeld und leiten die evo-
zierte Muskelantwort nach ca. 23 ms an den kontralateralen kleinen Handmuskeln ab. Die transkranielle Magnetstimulation (TMS) wird deshalb seit ihrer Einführung 1985 von Barker (Barker et al. 1985) zur Funktionsdiagnostik der motorischen Bahnen in der neurologischen Routinediagnostik eingesetzt (Abb. 5.1a).

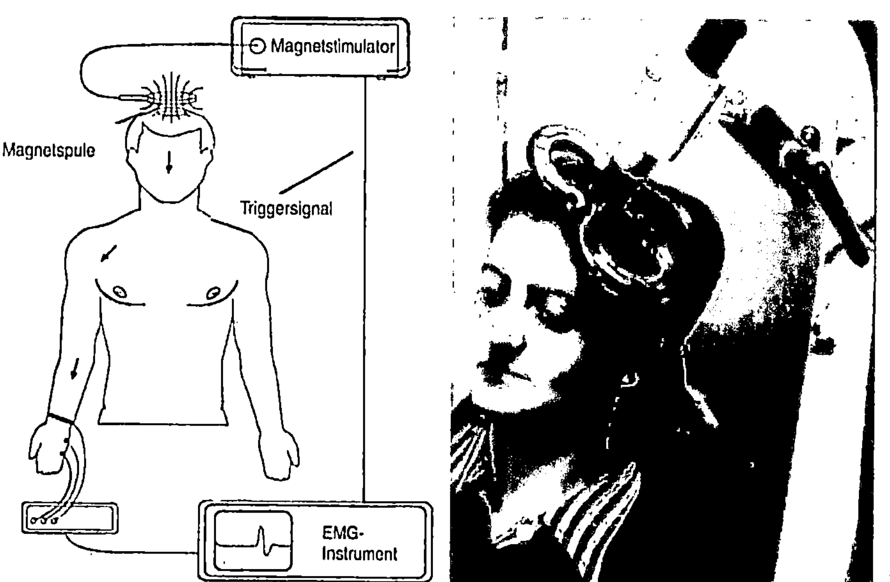

Abb. 5.1. a Diagnostische transkranielle Magnetstimulation (TMS) zur Bestimmung der motorischen Schwelle des primär motorischen Kortex und der Leitungszeit bis zum evozierten Potential der Handmuskeln (modifiziert nach Jalinous 1996). b Wache, halbliegende Probandin während einer antidepressiven RTMS-Sitzung mit achtförmiger Magnetspule über dem linken dorsolateralen präfrontalen Kortex (DLPFC), 5 cm rostral des primären motorischen Areals für den rechten M. abductor pollicis brevis.

Seit 1993 stehen so genannte „Rapid-rate-Magnetstimulatoren" zur Verfügung, mit denen Reizserien von bis zu 50 Hz abgegeben werden können (Abb. 5.1 b).

Risiken der repetitiven Magnetstimulation

Seit 12 Jahren wird die transkranielle Magnetstimulation zu diagnostischen Zwecken in der Neurologie (Barker et al. 1985) eingesetzt. Die maximale induzierte elektrische Feldstärke beträgt bis zu 500 V/m, die Energie ca. 160 µJ. Die maximale Ladungsdichte pro Einzelreiz beträgt 1,1 µC/cm^2 und liegt somit ca. 35-mal niedriger als die Dosis von 40 µC/cm^2, die im Tiermodell über lange Zeiträume und einer Frequenz von 50 Hz gegeben neuronale Schäden setzt (Agnew u. McCreery 1987). Die Gesamtenergiedosis beträgt weniger als 0,1 % für eine Elektrokrampftherapie (EKT). Bei einer RTMS mit 10 Hz beträgt der Energiefluss 1,6 mJ/s und beträgt damit ca. ein Tausendstel des basalen Hirnmetabolismus von ca. 2 J/s.

In umfangreichen tierexperimentellen Untersuchungen wurden bei der Katze, bei der Ratte (10.000 Reize mit 8 Hz) und bei Kaninchen nach 1000 Einzelreizen über 12 Monate keine strukturellen Hirnläsionen erzeugt. Nur eine Gruppe (Matsumiya et al. 1992) fand nach 100 exzessiv hohen Reizen (3,4-faches der motorischen Schwelle) bei Ratten mikrovakuoläre Veränderungen. Im menschlichen Temporallappen wurden keine strukturellen Veränderungen nach 20 Hz RTMS gefunden (Gates et al. 1992).

Durch Einzel- und Salvenreizungen können epileptische Anfälle bei Epileptikern und Menschen mit entsprechender positiver Eigen- oder Familienanamnese (Fieberkrämpfe) bei hohen Reizstärken (insbesondere oberhalb der motorischen Schwelle und im motorischen Kortex) ausgelöst werden. Durch RTMS oberhalb der motorischen Schwelle waren bis 1996 bei 6 Personen fokal ausgelöste Anfälle publiziert worden, von denen vier Anfälle innerhalb von Sekunden generalisierten (Wassermann et al. 1998). Eine Patientin mit positiver Anfallsanamnese unter Maprotilin erlitt während einer linksseitigen 20-Hz-Stimulation des dorsolateralen präfrontalen Kortex (DLPFC) einen selbstlimitierenden komplex-fokalen Anfall des Stirnlappens (Conca et al. 2000a).

Die TMS darf deshalb in Deutschland nur von Ärzten durchgeführt werden, die im Falle eines epileptischen Anfalles entsprechende ärztliche Hilfe geben können. Die Patienten werden über das Risiko aufgeklärt. Entsprechende Sicherheitsrichtlinien für die Reizintensität und Reizdauer wurden publiziert (Wassermann et al. 1998).

Patienten mit Herzschrittmachern, Metallclips im Schädel oder Auge werden ebenfalls aufgrund der möglichen Gefährdung durch das Magnetfeld ausgeschlossen.

Einige Patienten klagen unmittelbar nach Stimulation über einen lokalen Kopfdruck, der im Einzelfall neben einem „cold pack" eine Schmerztablette (z.B. 500 mg Paracetamol) erforderlich machen kann.

Aufgrund tierexperimenteller Daten mit Hörschäden beim Kaninchen nach exzessiver TMS werden beim Menschen Ohrstöpsel und Gehörschutz empfohlen, obwohl in einer größeren Studie bei 10 Probanden, die zwischen 800 und mehr als 60.000 Einzelreize erhielten, keine subjektiven und objektivierbaren Hörschwellenänderungen auftraten (Pascual-Leone et al. 1992).

Diagnostische Einzelreiz-TMS

Die diagnostische Einzelreiz-TMS zur Bestimmung der motorischen Schwelle erfolgt vor der ersten therapeutischen Stimulation. Die Figur-8-Spule wird zur Bestimmung der motorischen Schwelle durch Einzelreizung über dem linken präzentralen Handfeld (ca. 7 cm lateral und 2 cm anterior des Vertex) im motorischen Kortex und Ableitung eines Oberflächen-EMGs des kontralateralen rechten Thenarmuskels (M. abductor pollicis brevis) optimal platziert. Die Intensität wird erhöht, bis die motorische Schwelle, d.h. in 5 von 10 Reizungen eine Antwortamplitude von 50 µV „peak-to-peak", erreicht ist.

Affektänderungen durch eine TMS

Bei Normalpersonen konnten verschiedene Emotionen durch repetitive Magnetstimulation (RTMS) des präfrontalen Kortex erzeugt werden. Während in der ersten Studie (Pascual-Leone et al. 1996A) eine linksseitige Stimulation vermehrte Traurigkeit auslöste, führte die rechtsseitige Stimulation zu einer gehobeneren Stimmung. Die Münsteraner Studie (Nedjat u. Folkerts 1999) beschrieb dagegen die Auslösung von submanischen Gefühlen nach Stimulation des linken DLPFC in 3 von 30 Probanden (ohne rechtsseitige Kontrolle). Eine direkte präoperative elektrische Reizung des linken medialen präfrontalen Kortex bei einer 16-jährigen Epileptikerin löste Lächeln und synthyme Heiterkeit aus (Fried et al. 1998).

Wirkmechanismus der RTMS

Der Wirkmechanismus der RTMS ist noch ungeklärt. Im Gegensatz zur EKT reizt die wenige Zentimeter eindringende RTMS nicht direkt subkortikale Strukturen wie Amygdala, limbischer Kortex oder Hypothalamus. Eine transsynaptische Aktivierung dieser tiefer liegenden Strukturen wird jedoch aufgrund der ausgedehnten reziproken Verschaltung mit dem limbischen System postuliert (George et al. 1995). Die Veränderung der motorischen Schwelle für magnetische Einzelstimulationen nach präfrontaler RTMS (Triggs et al. 1999) wurde ebenfalls als Zeichen einer Fernwirkung interpretiert. Im motorischen Kortex konnten anhaltende Veränderungen des regionalen zerebralen Blutflusses nach 5 und 15 Hz RTMS gezeigt werden (Siebner et al. 2000). Neuere Arbeiten am Rattenmodell (Müller et al. 2000) deuten für die RTMS, ähnlich der elektrokonvulsiven Stimulation, auf einen weiteren Wirkmechanismus via Neurotrophinausschüttung (insbesondere „brain derived neurotrophic factor" [BDNF]) hin. Andere zelluläre Wirkmechanismen von Magnetfeldern wie Desensitisierung des 5-HT1B-Rezeptors (Massot et al. 2000) wurden ähnlich den Effekten einer Psychopharmakotherapie, z. B. mit Venlaflaxin (Beique et al. 2000), beschrieben.

Zumindest implizites Lernen (Pascual-Leone et al. 1996b) und verbale Aufmerksamkeit können durch RTMS im DLPFC beeinflusst werden. Das biologische Substrat für Lernvorgänge sind plastische Veränderungen der synaptischen Effizienz im Kortex. Als möglicher Wirkmechanismus der RTMS sind solche plastischen Veränderungen der synaptischen Übertragung im Kortex zu diskutieren, da sowohl „long term potentiation" (LTP) als auch „long term depression" (LTD) durch RTMS im auditorischen Kortex des Gerbils induziert worden sind (Wang et al. 1996).

Metabolismusstudien des Präfrontalkortex bei depressiv Erkrankten

Bereits 1980 wurde mittels Xenon-Inhalations-Technik im SPECT („single photon emission computed tomography") eine deutliche Reduktion im regionalen zerebralen Blutfluss bei depressiven Patienten gefunden (Mathew et al. 1980). Dieses Phänomen wurde im Verlauf der Jahre mit verschiedenen anderen methodischen Ansätzen größtenteils bestätigt. Durchblutungsänderungen wurden insbesondere in den frontalen Kortexarealen, aber auch im Bereich der Amygdala, des Zingulums, des temporalen Kortex und der Basalganglien beschrieben. Eine

PET-Studie bei 33 depressiven Patienten (Bench et al. 1992) zeigte eine Verminderung des regionalen zerebralen Blutflusses (rCBF) unter anderem im linken DLPFC. Eine SPECT-Untersuchung mit HMPAO (Tc-99 m-hexamethylpropylenaminoxid) von 14 Depressiven (Yaziki et al. 1992) konnte ebenfalls eine Reduktion des Blutflusses links frontal sowie in beiden temporalen Regionen zeigen. Zudem korrelierte die Ausprägung der Depression (als Grundlage hierzu diente der Hamilton Depression Score [HAMD]) mit der Verminderung des Blutflusses in den anterofrontalen und links präfrontalen Kortexarealen. Auch andere Gruppen (Bench et al. 1992) erwähnten die negative Korrelation von rCBF im linken Kortex (allerdings im linken DLPFC und im linken Gyrus angularis) und dem Depressivitätsgrad.

In zahlreichen weiteren Studien wurde die reduzierte Hirndurchblutung der linken frontalen Kortexareale bestätigt (Vasile et al. 1996). Eine SPECT-Studie an depressiven Patienten (n = 43) im Vergleich zu Gesunden (n = 12) konnte diese Ergebnisse nicht bestätigen (Maes et al. 1993), es fanden sich keine signifikanten Unterschiede in der frontalen Durchblutung.

Im scheinbaren Widerspruch zu den genannten Arbeiten steht eine PET-Studie (Drevets et al. 1992), in der eine Steigerung des Blutflusses in einem sich vom links ventrolateralen präfrontalen Kortex bis zur medialen präfrontalen kortikalen Oberfläche erstreckenden Areal berichtet wurde. In neueren PET-Studien wurden eine Verminderung (Drevets et al. 1997) bzw. Steigerung (Mayberg et al. 1999) des Metabolismus im subgenualen Anteil des Gyrus cingulum, d.h. im mittelliniennahen limbischen präfrontalen Kortex bei Depressiven festgestellt. Es wurden parallel dazu rechtsseitige frontale hypometabole Areale beschrieben (Mayberg et al. 1999). Dieser metabolische Status des Gehirns vor der Therapie könnte für den modulatorischen Effekt und die klinische Wirksamkeit der RTMS sehr wichtig sein. In der Mehrzahl der publizierten Studien wurden somit eine große Varianz der Ruhedurchblutung des linken oder rechten präfrontalen Kortex bei depressiven Patienten beschrieben, die auch in der Heterogenität der Krankheitsbilder begründet sein könnte.

Die Funktionen des medialen und dorsalen präfrontalen Kortex

Der dorsolaterale präfrontale Kortex (DLPFC: lateraler Teil der Area 9 und Area 46 nach Brodmann) hat insbesondere die Aufgabe des semantischen Arbeitszeitgedächtnisses „working-memory" (Goldman-Rakic et al. 1996) und der Entscheidungsfindung sowie des assoziativen Denkens. Untersuchungen von Patienten mit medialen präfrontalen Läsionen veranlassten Damasio (1996) zur Auffassung, dass isolierte Läsionen des ventromedialen Kortex eine stärkere Beeinträchtigung der Entscheidungsfähigkeit im sozialen und persönlichen Bereich zur Folge haben, während Läsionen im DLPFC regelhaft zusätzliche Störungen des Arbeitszeitgedächtnisses und der Aufmerksamkeit verursachen.

In eleganten funktionellen Magnetresonanztomographie-(fMRI-)Untersuchungen wurde dem präfrontalen ventromedialen Kortex eine wichtige Funktion bei subkapazitären Aufgaben zugeordnet, während der DLPFC insbesondere bei suprakapazitären Aufgaben, wie Erinnern von längeren Buchstabenketten oder Manipulation von Informationen aktiviert wurde (D'Esposito et al. 1999). Patienten mit Läsionen im DLPFC weisen Defizite im Wiscosin Card Sorting Test, Stroop Test, Trail Making Test, Tower of Toronto und der Verbal Fluency Tests auf. Bei 16 depressiv Erkrankten zeigten endogen-depressiv Erkrankte beeinträchtigte Leistungen in mindestens 3 dieser obengenanten 5 Tests, die sich nach erfolgreicher Therapie bei allen normalisierten (Moreaud et al. 1996). Depressive Patienten, die während der Erkrankungsphase im linken dorsolateralen präfrontalen Kortex eine rCBF-Verminderung aufwiesen, zeigten nach klinischer Remission dort einen Anstieg (Bench et al. 1995).

Transkranielle Magnetstimulation in der Depressionsbehandlung

Bei depressiven Patienten wurden seit 1993 international bisher 18 Studien mit mehr als 300 Patienten publiziert (Tabelle 5.1).

Offene Studien zur Depressionsbehandlung

Die ersten Studie stammt aus Deutschland und war eine Kasuistik über 2 therapieresistente Patientinnen, die vor einer geplanten EKT in Bonn mittels Vertex-TMS von 0,3 Hz mit geringem antidepressiven Erfolg behandelt wurden (Höflich et al. 1993). Die spätere EKT zeigte dagegen einen guten Erfolg. Eine offene Folgestudie mit 15 Patienten (Kolbinger et al. 1995) zeigte eine Überlegenheit von TMS unterhalb der motorischen Schwelle und in geringerem Maße von TMS oberhalb der motorischen Schwelle gegenüber Plazebo-TMS. Eine israelische Gruppe (Geller et al. 1997) behandelte 10 depressive und 10 schizophrene Patienten mit 0,02-Hz-TMS beidseits präfrontal und erzielte bei mindestens 3 depressiven Patienten eine klinische Besserung. Die Rankweiler Gruppe um Conca zeigte einen additiven TMS-Effekt in Form von 24 Punkten Abnahme des Hamilton Depression Score (HAMD) in einer mit TMS und medikamentös behandelten Gruppe (n = 12) von nichtpsychotischen Patienten gegenüber 16 Punkten HAMD-Profit bei alleiniger Pharmakotherapie (n = 12) (Conca et al. 1996). In einer neuen offenen Studie (Conca et al. 2000) besserten sich 8 von 12 Patienten nach langsamer präfrontaler TMS.

Eine weitere offene Studie (Triggs et al. 1999) zeigte eine Abnahme des HAMD um 41 % bei 10 therapieresistenten depressiven Patienten nach 10 Hz RTMS des linken DLPFC. Nach erneutem Ansetzen der antidepressiven Medikation blieb 1 bis 3 Monate später der antidepressive Effekt erhalten. 9 von 10 Patienten reagierten mit einer Abnahme der motorischen Schwelle, was als Fernwirkung der RTMS des DLPFC gewertet wurde.

Ältere Patienten respondierten weniger auf eine 10-Hz-RTMS (Kozel et al. 2000) als jüngere. Als Ursache wurde der höhere Kortex-Kalotten-Spulenabstand aufgrund der frontalen Hirnatrophie genannt. Dieser konnte nicht über die altersabhängige motorische Schwelle ausreichend ausgeglichen werden, da dieser Motorkortex-Kalotten-Abstand im MRI nicht mit der frontalen Atrophie korrelierte.

Tabelle 5.1. Übersicht über publizierte offene und plazebokontrollierte Studien zur antidepressiven Wirksamkeit der RTMS. Die klinische Wirksamkeit wird als prozentuale Abnahme des HAMD angegeben. *% MT* relative Intensität zur motorischen Schwelle (MT), *T* (Tesla), *L-DLPFC* linker dorsolateraler präfrontaler Kortex, *R* rechter, *Resp.* Responder

Autoren	Jahr	Patienten-zahl	Frequenz	% MT	Ort	Verum-HAMD	Plazebo-HAMD	Kommentar
Offene Studien								
Höflich et al.	1993	2	0,30	105–130	Vertex	?		Kein Effekt, EKT effektiver
Kolbinger et al.	1995	10	0,35	MT+/–0,3 T	Vertex	24		Intens. < MT besser
George et al.	1995	6	20	80	LDLPFC	26		PET zeigt Besserung
Geller et al.	1996	10	0,02	2 T	L+R PFC	?		mind. 3 Pat. besser
Conca et al.	1996	12	0,17	1,9 T	L+R Kortex	59		Add-on, versch. Lokal.
Figiel et al.	1998	50	10	110	LDLPFC	?		Profit: Ältere < Jüngere
Triggs et al.	1999	10	10	80	LDLPFC	41		MT sinkt während RTMS
Grunhaus et al.	2000	40	10	90	LDLPFC	?		EKT besser bei psychot. Dep.
Kozel et al.	2000	29	5–20	100	LDLPFC	?		7 von 29 Resp., Ält. < Jüngere
Eschweiler et al.	2000	16	10	90–100	LDLPFC	?		RTMS 38%, EKT-Resp. 75%
Gesamt:		185				42		
Plazebokontrollierte Studien								
Pascual-Leone et al.	1996	17	10	90	LDLPFC	45	5	cross-over, andere Lokal. neg.
George et al.	1997	12	20	80	LDLPFC	17	0	cross-over
Loo et al.	1999	18	10	110	LDLPFC	23	20	Kein Untersch. zu Plaz.
Klein et al.	1999	70	1	110	R-DLPFC	50	22	rechts laterale RTMS
Padberg et al.	1999	18	0.3–10	90	LDLPFC	19-6	–2	Ältere gehäuft in 10 Hz Gr.
Kimbrell et al.	1999	26	1–20	80	LDLPFC	20-(-4)	0	Wirksamkeit korrel. mit Metab.
Berman et al.	2000	20	10	80	LDLPFC	38	0	Therapie-resistente Pat.
Eschweiler et al.	2000	12	10	90	LDLPFC	23	2	Cross-over mit Plaz.
Gesamt:		193				35	11	

Eine größere israelische Studie verglich die Effekte von EKT und RTMS an 40 depressiven Patienten (Grunhaus et al. 2000). Bei 9 depressiven Patienten mit psychotischen Merkmalen war die RTMS signifikant geringer wirksam (HAMD-Abnahme von 8 Punkten) als die EKT (n = 10, HAMD: –23 Punkte). 11 nicht-psychotische Patienten respondierten auf RTMS (–12 Punkte) ähnlich gut wie die 10 Patienten mit der EKT-behandelten Gruppe (–12 Punkte).

Plazebokontrollierte Studien

Seit 1995 nutzten Studien (George et al. 1995, 1997; Pascual-Leone et al. 1996) die hochfrequente repetitive Magnetstimulation (RTMS; >2 Hz) gegenüber den Stimulationsfrequenzen mit Reizen von 0,01 bis 0,5 Hz aus den ersten Studien (Höflich et al. 1993; Kolbinger et al. 1995; Geller et al. 1997). Die Studie von Pascual-Leone und Mitarbeitern (1996) konnte plazebokontrolliert (d. h. durch Verkippung der Spule) zeigen, dass nur die 10-Hz-Stimulation über dem linken DLPFC im Gegensatz zur rechtsseitigen bzw. Vertexstimulation eine 2 Wochen anhaltende Besserung der depressiven Symptome im BDI und HAMD ergab. In einer plazebokontrollierten Studie mit 70 Patienten (Klein et al. 1999) respondierte die Hälfte der Patienten nach der rechtsseitigen niederfrequenten 1-Hz-Stimulation mit einer Rundspule.

In einer Münchener Untersuchung (Padberg et al. 1999) konnte in einem dreiarmigen Design keine eindeutige Überlegenheit von 10-Hz- gegenüber 0,3-Hz-Stimulation des linken DLPFC bei insgesamt 18 therapieresistenten depressiven Patienten nachgewiesen werden. Die Plazebogruppe schnitt im HAMD, jedoch nicht in der Montgomery-Asperg-Depressionsskala, schlechter ab.

Eine amerikanische Gruppe (Berman et al. 2000) stimulierte jeweils 10 therapieresistente Patienten mit 20 Hz über dem linken DLPFC mit tangential anliegender 8-Spule oder mit 45 Grad verkipppter Spule (Plazebo). Der HAMD nahm in der Verumgruppe von 37 auf 23 Punkte und in der Plazebogruppe nur von 37,4 auf 37,2 Punkte ab. Nach Verumstimulation remittierten ein Patient komplett und drei partiell, während in der Plazebogruppe niemand remittierte.

Studien mit höherfrequenter links frontaler (≥ 10 Hz) und niederfrequenter 1 Hz rechts frontaler Stimulation (Pascual-Leone et al. 1996; Klein et al. 1999) zeigten also die besten Ergebnisse. Dies würde die These einer links präfrontalen Hypofunktion bei rechts frontaler Hyperfunktion während des depressiven Syndroms stützen, wenn weitere Studien diese Hemisphärenspezifität direkt verglichen. Eine RTMS des medialen präfrontalen Kortex über dem in der Tiefe gelegenen zingulären Kortex zur direkteren Beeinflussung des zingulären Metabolismus ist bisher bei Depressiven nicht publiziert worden.

Tübinger plazebokontrollierte Studien

Die Dosierung, Behandlungsdauer und letztlich die pathophysiologischen Grundlagen des Behandlungserfolges sind unklar. Hier sollte die Kombination von RTMS mit einem gleichzeitigen Erfassen der Kortexdurchblutung in der 4-Kanal-Nahinfrarotspektroskopie (NIRS) wichtige Hinweise auf den Zusammenhang von Magnetstimulation, kortikaler Aktivierung und klinischem Verlauf geben. Zu diesem Zweck wurde eine Pilotstudie in unserem Haus bei 12 pharmakotherapieresistenten depressiven Patienten (DSM IV) zur Wirksamkeit der RTMS bei links frontaler Stimulation mit 10 Hz durchgeführt (Eschweiler et al. 2000). Es handelte sich um ein dreiarmiges plazebokontrolliertes randomisiertes Cross-over-Design über eine Dauer von 5 Wochen. Jeder Patient wurde zu Beginn randomisiert: 5 Patienten der Gruppe 1 wurden in der 2. Woche 5 Tage verumstimuliert und in der 4. Woche plazebostimuliert. 5 Patienten der Gruppe 2 wurden zunächst plazebo- (2. Woche) und danach (4. Woche) verumstimuliert. Die 2 Patienten der Gruppe 3 wurden in 2. und 4. Woche verum-stimuliert.

Die RTMS mit 10 Hz erfolgte in zwanzig Serien von 10 s Dauer und ca. 50 s Zwischenintervall mit 90% der motorischen Schwellenintensität. Freitags wurde eine Fremdbeurteilung mit dem HAMD und eine Selbstbeurteilung mit dem Beck-Depressions-Inventar (BDI) durchgeführt. Unmittelbar vor der ersten Verumstimulation wurde mittels eines Vier-Kanal-NIRS die Oxygenierungsänderung des präfrontalen Kortex während einer mentalen Aufgabe bestimmt.

Ernsthafte Nebenwirkungen traten nicht auf. Niemand brach die Stimulation aufgrund von leichten Kopfschmerzen (n = 3) ab. 4 der 12 Patienten erfüllten ein Responderkriterium von 30% Besserung des HAMD nach Verumstimulation, jedoch nur ein Patient nach Plazebostimulation. Bei allen 12 Patienten sank der HAMD nach 5 Tagen Verumstimulation zwischen 1 und 12 Punkten, im Mittel von 23,8 auf 19,1 Punkte (p < 0,01). Der BDI sank in 6 der 12 Patienten von einem Mittelwert von 36,4 auf 30,3 Punkte (p < 0,05). In der nachfolgenden Beobachtungswoche (ohne Stimulation) verbesserte sich der BDI weiter, während der HAMD sich wieder leicht um einen Punkt verschlechterte. Nach der Plazebostimulation veränderten sich HAMD und BDI nicht signifikant. Es konnte also gezeigt werden, dass die links frontale RTMS im Gruppenmittel therapeutisch wirksam ist und in der Folgewoche abgeschwächt anhält. Die NIRS-Untersuchungen zeigten, dass eine hohe Aktivierung im linken DLPFC vor der Verumstimulation ein negativer Prädiktor für eine klinische Wirksamkeit war, während eine geringe Aktivierung ein positiver Prädiktor für die Wirksamkeit der RTMS war (s. unten).

Plazebobedingung

Es konnte mit einer Ausnahme (Loo et al. 1999) in allen plazebokontrollierten Studien eine Überlegenheit gegenüber Plazebo gezeigt werden (s. Tabelle 5.1). Die Kippung der Spule um 45 Grad anstelle von 90 Grad als Plazebobedingung, wie in dieser Studie (Loo et al. 1999), ist wahrscheinlich zu gering, da das Magnetfeld nach tierexperimentellen Daten (Lisanby et al. 1998) weiterhin erheblich in den Kortex eindringt. Es ist schwierig, eine adäquate Plazebostimulation durchzuführen, da je nach Spulenkippung zwar das Magnetfeld unterhalb der Kalotte deutlich reduziert ist, aber auch die peripheren Nerven und Muskeln im Stirnbereich nur gering gereizt werden. Dies könnte neben der Therapieresistenz vieler Patienten auch die niedrige Plazebowirksamkeit der RTMS begründen, die im gewichteten Mittel bei 10% lag.

Prädiktoren für eine differentielle Indikation der RTMS

Zwei deutschsprachige Übersichtsartikel (Haag et al. 1997; Markwort et al. 1997) äußerten sich unterschiedlich zum antidepressiven Potenzial der RTMS. Leider fehlen bis heute Multicenterstudien mit Einschluss von mehr als 100 Patienten. Die ursprünglich berichtete hohe klinische Wirksamkeit (meist als Abnahme des HAMD um mehr als 50 % definiert) nach 5-tägiger linksseitiger Stimulation des DLPFC mit 10 Hz (Pascual-Leone et al. 1996) konnte in späteren Studien mit hochfrequenter RTMS über dem linken DLPFC nicht repliziert werden (George et al. 1995, 1997; Padberg et al. 1999; Triggs et al. 1999; Eschweiler et al. 2000). Im gewichteten Mittel lag bei plazebokontrollierten Studien mit 1 Hz (rechtsseitig), 10 Hz oder 20 Hz (linksseitig) der HAMD-Abfall bei 35 % mit einer Streuung von 6 – 50 % nach 1- bis 2-wöchiger Behandlung. Diese Effektstärke lag somit um 25 % oberhalb der Plazebowirksamkeit mit einem gewichteten Mittelwert von 10 %. Klinische Daten über die mittel- bis längerfristigen antidepressiven Effekte der RTMS liegen nur sporadisch vor (George et al. 1995; Triggs et al. 1999). Die Varianz der in Tabelle 5.1 aufgeführten Studienergebnisse bezüglich der kurzfristigen klinischen Wirksamkeit der präfrontalen RTMS hängt von verschiedenen Variablen ab, die in stimulusabhängige und patientenabhängige Parameter unterschieden werden können:

Stimulusabhängige Parameter

Reizort

Laut Valenztheorie nach Davidson (1998) ist der linke DLPFC in das Appetenzverhalten auf emotional positive Stimuli involviert, während der rechte DLPFC für das aversive Verhalten zuständig ist. Eine mangelnde Aktivierung des linken oder mangelnde Inhibition des rechten DLPFC führt somit zu negativen Emotionen und Grübeleien im Sinne des kognitiven Modells der Depression von Beck und könnte ein depressives Syndrom auslösen oder aufrechterhalten. Die gute Wirksamkeit der hochfrequenten linksseitigen (Pascual-Leone et al. 1996) und der niederfrequenten rechtsseitigen RTMS (Klein et al. 1999) des DLPFC könnte darin begründet sein.

Stimulusintensität

Die therapeutisch eingesetzte Stimulusintensität wird in Abhängigkeit von der individuellen motorischen Schwelle festgelegt. Höhere relative Stimulusintensitäten bewirken eine größere kortikale Eindringtiefe und -breite und sind somit wahrscheinlich wirksamer (George et al. 1997).

Spulenkonfiguration

Die Rundspule (Klein et al. 1999) weist ein weniger tief eindringendes, aber ausladenderes Magnetfeld auf als die Figur-8- oder Schmetterlingsspule mit lokal tief eindringendem Feld, die bei der linksseitigen Stimulationen genutzt wurde. Insofern könnte eine Rundspule Vorteile besitzen, wenn die funktionelle Anatomie des präfrontalen Kortex im Individuum nicht bekannt ist.

Reizfrequenz

Niederfrequente Stimulation (0,1–2 Hz) wirkt meist inhibitorisch, während hochfrequente Stimulation (5–50 Hz) meist exzitatorische Wirkung auf das darunter liegende Hirnareal haben soll (Kimbrell et al. 1999). Neue Untersuchungen mit verschiedenen Reizfrequenzen von 1, 10, 15 und 20 Hz im motorischen System weisen auf die erhebliche interindividuelle Varianz dieser Grenzfrequenz hin (Maeda et al. 2000).·

Patientenabhängige Parameter

Alter

In mehreren Studien wurden bessere therapeutische Resultate bei jüngeren als bei älteren Patienten berichtet (Figiel et al. 1998; Padberg et al. 1999; Kozel et al. 2000). Die Kortex-Kalotten-Abstände von 29 Patienten nahmen im Alter frontal und präzentral aufgrund altersbedingter Prozesse in einer morphologischen MRI-Untersuchung zu, ohne dass die frontalen und präzentralen Kortex-Kalotten-Abstände hoch miteinander korrelierten. Da jedoch die Stimulationsenergie für die präfrontale RTMS relativ zur magnetischen Dosis bis zur motorischen Muskelantwort über dem Motorkortex definiert ist, ist bei älteren Patienten wahrscheinlich seltener die Eindringtiefe des Magnetfeldes in den präfrontalen Kortex vorhersagbar und somit ausreichend.

Hirnorganische Veränderungen

Diese konfundieren mit dem Alter und kognitiven Störungen (bis zur Pseudodemenz). Bei frontaler Atrophie sind kognitive Defizite, insbesondere im Arbeitsgedächtnis und der Flexibilität, und gleichzeitig eine geringe Eindringtiefe der Magnetstimulation zu erwarten. Somit ist auch ein klinischer Nutzen der präfrontalen RTMS weniger wahrscheinlich.

Neuropsychologische Defizite

In der Tübinger Pilotstudie zeigten 5 Responder (definiert als HAMD-Abnahme von mehr als 6 Punkten) im Vergleich zu 5 Nonrespondern vor der ersten Verum-RTMS signifikant bessere Leistungen im Kopfrechnen und im Spiegelzeichnen (Eschweiler et al. 2000). Diese mentalen Leistungen werden insbesondere der Funktion des DLPFC zugerechnet, der anschließend mit 10 Hz an fünf Werktagen stimuliert wurde. Die linkshändig korrekt nachgezeichneten Figurabschnitte korrelierten negativ mit der RTMS-induzierten Änderung des HAMD-Punktwertes. Auch die Anzahl der rechtshändig gezeichneten Abschnitte (r = –0,63, p < 0,05) und der arithmetischen Operationen (r = – 0,61, p < 0,05) korrelierten mit der späteren Abnahme des HAMD und in geringerem, nicht signifikanten Maße mit der Abnahme des BDI-Wertes.

Psychopathologische Merkmale

Retrospektiv wurden die psychopathologischen Befunde von 29 Patienten mit depressiver Erkrankung zu Beginn einer therapeutischen RTMS mittels Fremdbeurteilungsinstrument (21 Merkmale HAMD) und zur Selbstbeurteilung mittels BDI erhoben. Die Patienten erhielten anschließend fünf tägliche RTMS-Behandlungen mit zwei ähnlichen 10-Hz-Protokollen über dem linken DLPFC, 20 Impulsserien mit (a) 100 % der motorischen Schwelle (MT) und 6,5 sec Dauer oder (b) 90 % MT und 10 sec Dauer (Eschweiler et al. 2000 b). Im Post-hoc-Vergleich zeigten die 12 klinisch profitierenden Patienten (HAMD-Abnahme von mindestens 7 Punkten nach 5 Behandlungen) signifikant höhere Ausgangswerte im HAMD-Merkmal 13 (somatische Zeichen der Angst, p < 0,01). Die Merkmale Tagesschwankung und Amplitude (HAMD 18 und 18 b), die als positive Prädiktoren für Schlafentzug gelten, zeigten keinerlei Trennschärfe für das klinische Ansprechen auf RTMS. Das Merkmal psychotischer Zeichen (HAMD 20) war in der Stichprobe kaum vorhanden und hatte somit keine prädiktive Aussagekraft. Psychotische Merkmale waren jedoch (wie bereits oben erwähnt) in einer offenen Studie (Grunhaus et al. 2000) ein Prädiktor für eine Unterlegenheit der TMS gegenüber einer EKT.

Unter Einschluss von Alter, Geschlecht, Gesamtpunktzahl im HAMD und BDI und der drei Einzelmerkmale konnten 89,7 % der Patienten bezüglich des klinischen Ansprechens in einer Diskriminanzanalyse aufgrund einer binären logistischen Regression durch die anschließende RTMS richtig zugeordnet werden (Eschweiler et al. 2000).

Kortikale magnetische Erregbarkeit als Prädiktor für RTMS-Wirksamkeit

Zur Festlegung der Magnetdosis wurde in der Tübinger Pilotstudie (Eschweiler et al. 2000) nur die linksseitige Schwelle bis zur Aktivierung des kontralateralen M. abductor pollicis brevis bestimmt, indem die Spule optimal über dem ipsilateralen Motorkortex positioniert und die Intensität in Prozentschritten angenähert wurde. Bilaterale Messungen der motorischen Schwelle (Conca et al. 1998) deuteten darauf, dass bei depressiv Erkrankten ein erhöhter Lateralitätsindex zugunsten des rechten Motorkortex ein positiver Prädiktor bezüglich einer besseren Wirksamkeit auf eine therapeutische TMS ist. Acht therapierefraktäre Patienten zeigten eine geringere linksseitige Erregbarkeit des Motorkortex im Hemisphärenvergleich (Maeda et al. 2000 A). Diese Ergebnisse stützten ebenfalls die These einer relativen Hyperfunktion des rechten, beziehungsweise Hypofunktion des linken Frontallappens, der den Motorkortex einschließt.

Funktionelle Bildgebung in Ruhe zur Prädiktion antidepressiver Behandlung

Der funktionelle Zustand der Gehirnrinde zu Therapiebeginn könnte für die klinische Wirksamkeit der zunächst lokal einwirkenden RTMS sehr wichtig sein.

Es konnte mittels Positronenemissionstomographie (PET; Kimbrell et al. 1999) gezeigt werden, dass 1-Hz- und 20-Hz-RTMS des linken DLPFC reziproke Effekte auf den klinischen Zustand der Patienten hatten. Patienten mit primär hypometabolem Kortex im Bereich der Spule profitierten von 20-Hz-RTMS. Patienten mit hypermetabolem Kortex zeigten nur eine Besserung auf 1-Hz RTMS. Der psychopathologische Zustand eines Patienten mit hypermetabolem Kortex verschlechterte sich sogar unter 20-Hz-RTMS.

Funktionelle Untersuchungen während mentaler Aktivierung

Die Untersuchungen (z.B. PET) der Durchblutung des präfrontalen Kortex in Ruhe sind aufgrund des wenig definierten mentalen Zustandes des Patienten (z.B. ob kreisende negative Gedanken im Arbeitsgedächtnis aktiv sind) nur begrenzt aussagekräftig. Sie sind auch nur eingeschränkt mit Aktivierungsstudien vergleichbar, da diese Durchblutungs- oder Metabolismusänderungen messen, die eine mentale Aufgabe induziert. Wie in einer Reihe von fMRI-Studien zum Arbeitsgedächtnis gezeigt wurde, wird der dorsolaterale präfrontale Kortex insbesondere durch Aufgaben aktiviert, die die Kapazität des Arbeitsgedächtnisses überfordern oder Informationen manipulieren (D'Esposito et al. 1999), während der ventrolaterale Kortex, insbesondere bei „subkapazitären" Aufgaben aktiviert wird. Insofern werden die oben genannten PET-Daten (Kimbrell et al. 1999) zur Ruhedurchblutung des DLPFC in der Depression durch eigene Untersuchungen unter mentaler Belastung vor Beginn der RTMS (Eschweiler et al. 2000) ergänzt.

Die nichtinvasive NIRS-Technik wurde 1977 von Jöbsis erstmals beschrieben und ermöglicht die Bestimmung der lokalen Änderungen der zerebralen Hämoglobinoxygenierung mit einer zeitlichen Auflösung im Sekundenbereich. Aufgrund von unterschiedlichen Absorptionseigenschaften kann neben der Menge des oxygenierten Hämoglobins (HbO) im Messvolumen das reduzierte Hämoglobin (HbR) bestimmt werden. Addiert man beide Komponenten, so erhält man die Menge des gesamten Hämoglobins (HbT). Die zeitliche Änderung dieser Messwerte bei mentaler Aktivierung der Probanden erlaubt eine Aussage über die hämodynamische Reaktion auf die neuronale Aktivitätsänderung. Die örtliche Auflösung der NIRS entspricht einer Kortexfläche von ca. 3–5 cm × 4–6 cm oder einem Messvolumen von ca. 20–40 ml und ist somit schlechter als bei fMRI oder PET. Auf der anderen Seite sind die geringeren Kosten, die einfache Handhabung und die geringe Belastung der Probanden (keine radioaktiv markierten Substanzen) zu beachten.

In Tübingen steht ein Halogen-Ganzspektrum-NIRS mit 4 simultan arbeitenden Kanälen zur Verfügung. Mittels einer 150-W-Halogenlampe wird Licht im Nahinfrarotbereich (700–1000 nm) durch flexible Glasfaserleiter auf die Kopfhaut geleitet. Skalp, Knochen und Gehirn lassen Transparenztiefen von 2–3 cm zu. In diesem Spektrum bilden HbR (deoxygeniert mit einem relativem Maximum bei 760 nm), oxygeniertes Hämoglobin (HbO, 930 nm) und der oxidierte Anteil des Atmungsenzyms Cytochromoxidase a/a3 (830 nm) die Hauptchromophoren. Während einer kognitiven Stimulation (z.B. Subtraktionsaufgabe) ändern sich im Vergleich zur Ruhemessung nur die Konzentrationen dieser

Chromophoren in Abhängigkeit von der Durchblutung des darunter liegenden Kortexareals. Die Absorption durch Lipide, Knochen, Melanin usw. bleibt während des Messzeitraumes konstant und bleibt durch die Bildung der Differenz zur Ruhebedingung unberücksichtigt.

Als Empfänger diente eine 4 cm von der Lichteintrittsstelle entfernte senkrecht auf der Kopfhaut platzierte Optode. Die Fortleitung erfolgte über Glasfaser zu einem Beugungsgitter mit der zentralen Wellenlänge von 850 nm. Die einzelnen Spektren werden im Sekundenabstand in einem auf $-60\,^{\circ}C$ gekühltem CCD-Chip aufgezeichnet.

Die jeweils 4 cm entfernten Sende- und Empfängeroptoden wurden auf dem frontalen Kortex bei FP1 und FP2, F3 und F4 (entsprechend der EEG-Position im 10–20-System) aufgesetzt. Neben den Hämoglobinspektren konnte auch die Oxygenierung der Cytchromoxidase aa3 erfasst werden. Durch den 256-zeiligen Aufbau des CCD-Chips und eine entsprechend geordnete Geometrie der Optoden war es möglich, jeweils 40 Zeilen für die 4 Kanäle getrennt auszulesen und zu berechnen.

In der Tübinger 4-Kanal-NIRS-Studie (Eschweiler et al. 2000) konnte eine mittlere inverse Korrelation (Pearson's Korrelationskoeffizient n = 11, r = −0,54, p = 0,09) zwischen mentaler Leistung im linkshändigen Spiegelzeichnen und Zunahme der kortikalen Gesamthämoglobinkonzentration (HbT) im linken DLPFC (F3 im 10–20-System) nachgewiesen werden, was fMRI-Untersuchungen zu suprakapazitären Aufgaben an Normalpersonen (D'Esposito et al. 1999) auf depressive Patienten ausdehnt. Diese HbT-Zunahme korrelierte sehr hoch mit der Abnahme des HAMD (n = 11, r = 0,82). Die mangelnde Wirksamkeit der RTMS bei hoher hämodynamischer Aktivierung war auf die Nähe des Stimulationsortes (F3 nach dem 10–20-System) beschränkt und bezog sich nicht auf den frontopolaren Kortex (Fp1 und Fp2) oder den kontralateralen Ableitungsort F4. Gute mentale Leistungen und geringe linksseitige frontale Aktivierung prädizierten eine gute klinische Wirksamkeit der RTMS. Diese inverse Korrelation von mentaler Leistung und hämodynamischer Aktivierung im DLPFC, die auch bei Normalpersonen im fMRI beschrieben wurde (Rypma et al. 2000), wird zurzeit während anderer kognitiven Aufgaben untersucht und auf ihren prädiktiven Wert für niederfrequente (1 Hz) und hochfrequente (10 Hz) präfrontale RTMS in einer dreiarmigen dreiwöchigen plazebokontrollierten prospektiven Studie überprüft.

Was verbindet die hämodynamischen Befunde mit dem psychopathologischen Merkmal einer erhöhten Ängstlichkeit? Meist wird entsprechend der Valenztheorie nach Davidson (1998) eine relative Hyperaktivität des rechten präfrontalen Kortex bei negativen Emotionen wie Angst und Panik postuliert. Dieser Zusammenhang zwischen rechtsseitiger frontaler Aktivität und Angstgefühlen konnte anhand einer Verminderung der Alpha-Power zumindest bei Angstpatienten in einer quantitativen EEG-Studie (Wiedemann et al. 1999) nachgewiesen werden. In einer Ruhe-PET-Studie konnte das Muster einer biparietalen und zingulären Hyperaktivität einem ängstlich-agitierten klinischen Bild zugeordnet werden (Bench et al. 1992), während bei Patienten mit Antriebsstörung und depressiver Hemmung ein verminderter Ruheblutfluss links dorsolateral präfrontal beschrieben wurde. Insofern ist bei ängstlich-depressiven Patienten keine linksseitige Hyperaktivität und damit ein gutes Ansprechen auf RTMS zu erwarten.

Anamnestische Faktoren

6 von 16 Patienten (38 %), die zunächst mit RTMS behandelt wurden, zeigten ein positives klinisches Ansprechen (Besserung der „clinical global impression" [CGI] von mindestens 2 Punkten; Eschweiler et al. 2000a). Alle Patienten, einschließlich der Responder, erhielten später eine Elektrokrampftherapie (EKT). Alle 6 RTMS-Responder reagierten auch positiv auf die EKT. 6 der 10 RTMS-Nonresponder reagierten ebenfalls positiv auf eine spätere EKT (insgesamt 75 % Ansprechrate). Die Wirksamkeit der RTMS war also in dieser Untersuchung ein spezifischer positiver Prädiktor für eine Wirksamkeit der EKT (binäre logistische Regression: df1 – Chi-Quadrat 4,53, p < 0,05). Ein Nichtansprechen auf die präfrontale RTMS ließ dagegen keine Aussage über die Wirksamkeit einer zukünftigen EKT zu. Somit sollte ein Nichtansprechen auf eine EKT ein negativer Prädiktor für RTMS sein, falls keine Reihenfolgeneffekte auftraten.

Andere wichtige Faktoren wie die Komedikation können noch nicht abschließend bewertet werden. Aus physiologischen Überlegungen könnte insbesondere die Komedikation mit Benzodiazepinen die Wirksamkeit von 10-Hz-RTMS abschwächen, da die kortikale Inhibition verstärkt wird.

Folgerungen für eine differentielle Indikation der RTMS

In der Literatur und den eigenen Arbeiten bilden sich in den einzelnen Studien verschiedene positive Prädiktoren für eine antidepressive Wirksamkeit von präfrontaler RTMS heraus (Tabelle 5.2): höheres Alter, Ängstlichkeit, fehlende Hyperaktivierung unter der 10-Hz-gepulsten Spule, Hypermetabolismus unter der 1-Hz-gepulsten Spule. Vorläufige negative Prädiktoren für antidepressive Wirksamkeit einer RTMS waren höheres Alter, frontale Hirnatrophie, kognitive Störungen im Bereich frontaler Leistungen, psychotische Merkmale, Hyperaktivierung unter der 10-Hz-gepulsten Spule, fehlende Wirksamkeit der EKT. Die therapeutische RTMS sollte aufgrund dieser unzureichenden Daten weiter in plazebokontrollierten Studien eingesetzt werden. Eine individuelle (z.B. PET, fMRI, quantitatives EEG oder NIRS) gesteuerte Spulenplatzierung über dem präfrontalen Kortex könnte die bisherigen klinischen moderaten Ergebnisse verbessern. Falls diese funktionellen Untersuchungsmöglichkeiten zur individuellen Stimulusanpassung nicht bestehen, ist alternativ eine diffuse Stimulation mit einer Rundspule über dem gesamten Präfrontalkortex (Klein et al. 1999) erwägenswert.

Die RTMS ist aufgrund der oben genannten Daten (Grunhaus et al. 2000) wahrscheinlich kein Ersatz, sondern eine Ergänzung zur EKT. Die EKT hat trotz ihrer Invasivität und ihres schlechten Images vor allem ihren Wert in der Behandlung der pharmakoresistenten, älteren, depressiven Patienten mit psychotischen und/oder kognitiven Störungen auf dem Boden einer vaskulären Enzephalopathie oder einer Hirnatrophie. Die RTMS als mögliche Behandlungs-

Tabelle 5.2. Vorläufige positive und negative Prädiktoren für die klinische Wirksamkeit von präfrontaler RTMS bei Patienten mit majorer Depression

Negative Prädiktoren	Positive Prädiktoren
Höheres Alter	Jüngeres Alter
Frontale Hirnatrophie	
Geringe kognitive Leistungen in frontalen Tests	Gute Leistungen in frontalen Tests
Psychotische Merkmale	Ängstliche Merkmale
Hyperaktivierung vor 10- oder 20 Hz- Stimulation	Fehlende Hyperaktivierung vor 10 Hz-Stimulation
Hypermetabolismus vor der 1 Hz- Stimulation	

alternative ist besonders attraktiv für Patienten wie schwangere oder stillende Frauen, bei denen eine Pharmakotherapie zumindest relativ kontraindiziert ist. Ein Therapieversuch mit der RTMS ist vor einer geplanten EKT bei nicht akut suizidalen und nichtpsychotischen Patienten erwägenswert. Von der präfrontalen RTMS jedoch sollten insbesondere jüngere, nicht kognitiv beeinträchtigte und ängstliche Patienten profitieren.[1]

Literatur

Agnew WF, McCreery DB (1987) Considerations for safety in the use of extracranial stimulation for motor evoked potentials. Neurosurgery 20: 143–147

Barker AT, Jalinous R, Freeston IL (1985) Non-invasive magnetic stimulation of human motor cortex [letter]. Lancet 1: 1106–1107

Beique JC, de-Montigny C, Blier P, Debonnel G (2000) Effects of sustained administration of the serotonin and norepinephrine reuptake inhibitor venlafaxine: I. In vivo electrophysiological studies in the rat. Neuropharmacology 39: 1800–1812

Bench CJ, Friston KJ, Brown RG, Scott LC, Frackowiak RS, Dolan RJ (1992) The anatomy of melancholia-focal abnormalities of cerebral blood flow in major depression. Psychol Med 22: 607–615

Bench CJ, Frackowiak RS, Dolan RJ (1995) Changes in regional cerebral blood flow on recovery from depression. Psychol Med 25: 247–261

Berman RM, Narasimhan M, Sanacora G, Miano AP, Hoffman RE, Hu XS, Charney DS, Boutros NN (2000) A randomized clinical trial of repetitive transcranial magnetic stimulation in the treatment of major depression. Biol Psychiatry 47: 332–337

Conca A, Koppi S, König P, Swoboda E, Krecke N (1996) Transcranial magnetic stimulation: a novel antidepressive strategy? Neuropsychobiology 34: 204–207

[1] *Danksagung:* Ich danke den Kollegen der UKPP Tübingen, die an den RTMS- und NIRS-Studien beteiligt waren, insbesondere Drs. C. Plewnia, C. Wegerer, Ch. Spandl, B. Ludescher, Dipl.-Psych. W. Schlotter und U. Pfeffer. Die Klinikleitung, Prof. Dr. G. Buchkremer und Prof. Dr. M. Bartels, haben das Projekt großzügig gefördert. Die NIRS-Untersuchungen wurden durch die Fortuene-Förderung (165/95) des Universitätsklinikums ermöglicht.

Conca A, Al-Dubai Z, Swoboda E, König P, Lingg A, Koppi S (1998) Does motor threshold change during a sTMS add-on treatment? Biol Psychiatry 43: 105S-105S

Conca A, Swoboda E, König P, Koppi S, Beraus W, Kunz A, Fritzsche H, Weiss P (2000) Clinical impacts of single transcranial magnetic stimulation (sTMS) as an add-on therapy in severely depressed patients under SSRI treatment. Human Psychopharmacology Clinical and Experimental 15: 429-438

Conca A, König P, Hausmann A (2000A) Transcranial magnetic stimulation induces 'pseudo-absence seizure'. Acta Psychiatrica Scandinavia 101: 246-248

Damasio AR (1996) The somatic marker hypothesis and the possible functions of the prefrontal cortex. Philos Trans R Soc Lond B Biol Sci 351: 1413-1420

Davidson RJ (1998) Anterior electrophysiological asymmetries, emotion, and depression: conceptual and methodological conundrums. Psychophysiology 35: 607-614

D'Esposito M, Postle BR, Ballard D, Lease J (1999) Maintenance versus manipulation of information held in working memory: an event-related fMRI study. Brain Cogn 41: 66-86

Drevets WC, Videen TO, Price JL, Preskorn SH, Carmichael ST, Raichle ME (1992) A functional anatomical study of unipolar depression. J Neurosci 12: 3628-3641

Drevets WC, Price JL, Simpson JR Jr, Todd RD, Reich T, Vannier M, Raichle ME (1997) Subgenual prefrontal cortex abnormalities in mood disorders. Nature 386: 824-827

Eschweiler GW, Wegerer C, Schlotter W, Spandl C, Stevens A, Bartels M (2000) Left prefrontal activation predicts therapeutic effects of repetitive transcranial magnetic stimulation (RTMS) in major depression. Psychiatry Res(Neuroimaging) 99: 161-172

Eschweiler GW, Plewnia C, Batra A, Bartels M (2000a) Does clinical response to repetitive prefrontal transcranial magnetic stimulation (rTMS) predict response to electroconvulsive therapy (ECT) in major depression? [letter] Can J Psychiatry 45: 58-59

Eschweiler GW, Plewnia C, Schlotter W, Pfeffer U, Bartels M (2000b) Welche depressive Patienten profitieren von präfrontaler repetitiver transkranieller Magnetstimulation (RTMS)? Nervenarzt 71: S100-100

Figiel GS, Epstein C, McDonald WM, Amazon Leece J, Figiel L, Saldivia A, Glover S (1998) The use of rapid-rate transcranial magnetic stimulation (rTMS) in refractory depressed patients. J Neuropsychiatry Clin Neurosci 10: 20-25

Fried I, Wilson CL, MacDonald KA, Behnke EJ (1998) Electric current stimulates laughter [letter]. Nature 391: 650-650

Gates JR, Dhuna A, Pascual Leone A (1992) Lack of pathologic changes in human temporal lobes after transcranial magnetic stimulation. Epilepsia 33: 504-508

Geller V, Grisaru N, Abarbanel JM, Lemberg T, Belmaker RH (1997) Slow magnetic stimulation of prefrontal cortex in depression and schizophrenia. Prog Neuropsychopharmacol Biol Psychiatry 21: 105-110

George MS, Wassermann EM, Williams WA, Callahan A, Ketter TA, Basser P, Hallett M, Post RM (1995) Daily repetitive transcranial magnetic stimulation (rTMS) improves mood in depression. Neuroreport 6: 1853-1856

George MS, Wassermann EM, Kimbrell TA et al. (1997) Mood improvement following daily left prefrontal repetitive transcranial magnetic stimulation in patients with depression: a placebo-controlled crossover trial. Am J Psychiatry 154: 1752-1756

Goldman-Rakic P (1996) The prefrontal landscape: implications of functional architecture for understanding human mentation and the central executive. Philos Trans R Soc Lond B Biol Sci 351: 1445-1453

Grunhaus L, Dannon PN, Schreiber S, Dolberg OH, Amiaz R, Ziv R, Lefkifker E (2000) Repetitive transcranial magnetic stimulation is as effective as electroconvulsive therapy in the treatment of nondelusional major depressive disorder: an open study. Biol Psychiatry 47: 314-324

Haag C, Padberg F, Möller H-J (1997) Transcranial magnetic stimulation (TMS): A diagnostic tool from neurology as a therapy in psychiatry? Nervenarzt 68(3): 274-278

Höflich G, Kasper S, Hufnagel A, Ruhrmann S, Möller HJ (1993) Application of transcranial magnetic stimulation in treatment of drug-resistant major depression: A report of two cases. Hum Psychopharm 8: 361-365

Hopf HC, Schlegel S (1996) Depression in Gefolge von Hirninfarkten. In: Möller HJ, Przuntek H, Laux G, Büttner T (Hrsg) Therapie im Grenzgebiet von Psychiatrie und Neurologie. Springer, Berlin Heidelberg New York Tokyo, pp 117–129

Jalinous R (1996) Guide to magnetic stimulation. Magstim Company Ltd., Sheffield, UK

Kimbrell TA, Little JT, Dunn RT et al. (1999) Frequency dependence of antidepressant response to left prefrontal repetitive transcranial magnetic stimulation (rTMS) as a function of baseline cerebral glucose metabolism. Biol Psychiatry 46: 1603–1613

Klein E, Kreinin I, Chistyakov A, Koren D, Mecz L, Marmur S, Ben Shachar D, Feinsod M (1999) Therapeutic efficacy of right prefrontal slow repetitive transcranial magnetic stimulation in major depression: a double- blind controlled study. Arch Gen Psychiatry 56: 315–320

Kolbinger HM, Höflich G, Hufnagel A, Möller HJ, Kasper S (1995) Transcranial magnetic stimulation (TMS) in the treatment of major depression: A pilot study. Hum Psychopharmacol 10: 305–310

Kozel FA, Nahas Z, deBrux C, Molloy M, Lorberbaum JP, Bohning D, Risch SC, George MS (2000) How coil-cortex distance relates to age, motor threshold, and antidepressant response to repetitive transcranial magnetic stimulation. J Neuropsychiatry Clin Neurosci 12: 376–384

Lisanby SH, Luber B, Schroeder CM, Osman M, Finck D, Amassian VE, Arezzo J, Sackeim HA (1998) RTMS in Primates: Intracerebral Measurement of rTMS and ECS induced voltage in vivo. Electroencephalogr Clin Neurophysiol 107: 79P

Loo C, Mitchell P, Sachdev P, McDarmont B, Parker G, Gandevia S (1999) Double-blind controlled investigation of transcranial magnetic stimulation for the treatment of resistant major depression. Am J Psychiatry 156: 946–948

Maeda F, Keenan JP, Tormos JM, Topka H, Pascual LA (2000) Modulation of corticospinal excitability by repetitive transcranial magnetic stimulation. Clinical Neurophysiology 111: 800–805

Maeda F, Keenan JP, Pascual LA (2000a) Interhemispheric asymmetry of motor cortical excitability in major depression as measured by transcranial magnetic stimulation. Br J Psychiatry 177: 169–173

Maes M, Dierckx R, Meltzer HY, Ingels M, Schotte C, Vandewoude M, Calabrese J, Cosyns P (1993) Regional cerebral blood flow in unipolar depression measured with Tc-99 m-HMPAO single photon emission computed tomography: negative findings. Psychiatry Res 50: 77–88

Markwort S, Cordes P, Aldenhoff J (1997) Die transkranielle Magnetstimulation als Behandlungsalternative zur Elektrokrampftherapie bei therapieresistenten Depressionen – Eine Literaturübersicht. Fortschr Neurol Psychiatr 65: 540–549

Massot O, Grimaldi B, Bailly JM, Kochanek M, Deschamps F, Lambrozo J, Fillion G (2000) Magnetic field desensitizes 5-HT(1B) receptor in brain: pharmacological and functional studies. Brain Res 858: 143–150

Mathew RJ, Meyer JS, Francis DJ, Semchuk KM, Mortel K, Claghorn JL (1980) Cerebral blood flow in depression. Am J Psychiatry 137: 1449–1450

Matsumiya Y, Yamamoto T, Yarita M, Miyauchi S, Kling JW (1992) Physical and physiological specification of magnetic pulse stimuli that produce cortical damage in rats. J Clin Neurophysiol 9: 278–287

Mayberg HS, Liotti M, Brannan SK et al. (1999) Reciprocal limbic-cortical function and negative mood: converging PET findings in depression and normal sadness. Am J Psychiatry 156: 675–682

Moreaud O, Naegele B, Chabannes JP, Roulin JL, Garbolino B, Pellat J (1996) [Frontal lobe dysfunction and depressive state: relation to endogenous character of depression] Dysfonctionnement frontal et etat depressif: relation avec le caractere endogene de la depression. Encephale 22: 47–51

Müller MB, Toschi N, Kresse AE, Post A, Keck ME (2000) Long-term repetitive transcranial magnetic stimulation increases the expression of brain-derived neurotrophic factor and cholecystokinin mRNA, but not neuropeptide tyrosine mRNA in specific areas of rat brain. Neuropsychopharmacology 23: 205–215

Nedjat S, Folkerts HW (1999) Induction of a reversible state of hypomania by rapid-rate transcranial magnetic stimulation over the left prefrontal lobe [letter]. J ECT 15: 166–168

Padberg F, Zwanzger P, Thoma H, Kathmann N, Haag C, Greenberg BD, Hampel H, Moller HJ
    (1999) Repetitive transcranial magnetic stimulation (rTMS) in pharmacotherapy-refractory
    major depression: comparative study of fast, slow and sham rTMS. Psychiatry Res 88: 163–171
Pascual Leone A, Cohen LG, Shotland LI et al. (1992) No evidence of hearing loss in humans due
    to transcranial magnetic stimulation. Neurology 42: 647–651
Pascual-Leone A, Rubio B, Pallardo F, Catala MD (1996) Rapid-rate transcranial magnetic
    stimulation of left dorsolateral prefrontal cortex in drug-resistant depression. Lancet 348:
    233–237
Pascual Leone A, Catala MD, Pascual Leone Pascual A (1996a) Lateralized effect of rapid-rate
    transcranial magnetic stimulation of the prefrontal cortex on mood. Neurology 46: 499–502
Pascual Leone A, Wassermann EM, Grafman J, Hallett M (1996b) The role of the dorsolateral pre-
    frontal cortex in implicit procedural learning. Exp Brain Res 107: 479–485
Rypma B, D'Esposito M (2000) Isolating the neural mechanisms of age-related changes in human
    working memory. Nat Neurosci 3: 509–515
Siebner HR, Peller M, Willoch F, Minoshima S, Boecker H, Auer C, Drzezga A, Conrad B, Barten-
    stein P (2000) Lasting cortical activation after repetitive TMS of the motor cortex – A glucose
    metabolic study. Neurology 54: 956–963
Triggs WJ, McCoy KJ, Greer R et al. (1999) Effects of left frontal transcranial magnetic stimulation
    on depressed mood, cognition, and corticomotor threshold. Biol Psychiatry 45: 1440–1446
Vasile RG, Schwartz RB, Garada B, Holman BL, Alpert M, Davidson PB, Schildkraut JJ (1996)
    Focal cerebral perfusion defects demonstrated by 99 mTc-hexamethylpropyleneamine oxi-
    me SPECT in elderly depressed patients. Psychiatry Res 67: 59–70
Wang H, Wang X, Scheich H (1996) LTD and LTP induced by transcranial magnetic stimulation
    in auditory cortex. Neuroreport 7: 521–525
Wassermann EM (1998) Risk and safety of repetitive transcranial magnetic stimulation: report
    and suggested guidelines from the International Workshop on the Safety of Repetitive
    Transcranial Magnetic Stimulation, June 5–7, 1996. Electroencephalogr Clin Neurophysiol
    108: 1–16
Wiedemann G, Pauli P, Dengler W, Lutzenberger W, Birbaumer N, Buchkremer G (1999) Frontal
    brain asymmetry as a biological substrate of emotions in patients with panic disorders. Arch
    Gen Psychiatry 56: 78–84
Yazici KM, Kapucu O, Erbas B, Varoglu E, Gulec C, Bekdik CF (1992) Assessment of changes in
    regional cerebral blood flow in patients with major depression using the 99 mTc-HMPAO
    single photon emission tomography method. Eur J Nucl Med 19: 1038–1043

KAPITEL 6

Therapeutischer Schlafentzug bei depressiven Syndromen

H. GIEDKE

Denn ein verkürzter und in der Qualität mangelhafter Schlaf zeitigt fast unfehlbar nachteilige Wirkungen auf meine nervöse Spannkraft…: der schlechte mit fataler Sicherheit, der kurze nicht ebenso unbedingt. Jedermann weiß ja, dass das „Ein wenig, aber fest und gut" des Junkers von Stolzing gelegentlich seine Vorzüge hat und man nach ungewohnt kurzem Schlaf zuweilen – undeutlich, warum gerade diesmal – besonders frisch, heiter und ruhig ans Werk geht. Aber nur einmal! Denn mehrere Nächte hintereinander zu spät ins Bett kommen heißt für mich jedenfalls in einen Zustand der Insuffizienz geraten, der mir der widerwärtigste auf Erden ist. (Thomas Mann) [1]

Einleitung

Die heutige Praxis, Schlafentzug als therapeutische Maßnahme bei depressiven Syndromen einzusetzen, geht auf den früheren Direktor der Tübinger Nervenklinik, Walter Schulte (1910–1972), zurück. [2] Erfahrungen einzelner Patienten, dass eine durchwachte Nacht von einem depressionsfreien Tag gefolgt war (Schulte 1966, 1969) veranlassten ihn, systematische Untersuchungen dazu durchführen zu lassen. Von den ersten 34 prospektiv untersuchten Patienten reagierten alle 23 endogen Depressiven auf Schlafentzug (SE) für eine Nacht mit beträchtlicher, wenngleich unterschiedlich stark ausgeprägter Besserung ihrer Symptome, die 11 neurotisch Depressiven wiesen nur geringe Veränderungen auf (Pflug u. Tölle 1971). Seitdem hat der SE sowohl in der Depressionstherapie wie in der Depressionsforschung einen gewissen, wenngleich eher bescheidenen Rang behauptet; bescheiden deshalb, weil der Erfolg der Maßnahme unsicher und ihre Wirkungsdauer zumeist auf wenige Tage begrenzt ist.

Bis zu seiner Entdeckung war Schulte der Meinung, dass SE Depressionen auslösen könne. Dafür gibt es bis heute keine Belege. Selbst Depressive in Remission, die gegenüber depressiogenen Stressoren besonders vulnerabel sind,

---

[1] Braucht man zum Dichten Schlaf und Zigaretten? In: Über mich selbst. Autobiographische Schriften. Fischer TB, Frankfurt/M, 1994, S 494–495.

[2] Frühere, gleichartige Versuche sind vergessen worden (Heinroth 1818, nicht zit.) oder unbeachtet geblieben: Ostenfeld 1986, der über seine erstmalige SE-Behandlung eines depressiven Patienten im Jahr 1954 berichtet.

erleiden durch einen eintägigen SE keinen Rückfall, sie können dadurch sogar phasenprophylaktischen Schutz erfahren (Leibenluft u. Wehr 1992; Papadimitriou et al. 1993).

Andererseits kann Schlafreduktion bei entsprechend disponierten Personen eine manische oder eine hypomanische Phase auslösen (Wehr 1990, 1991). Im Einzelfall kann es dabei schwer fallen, zwischen Schlaflosigkeit als Auslöser oder (wenn sie „spontan" auftritt) als erstes Symptom der (Hypo-)Manie zu unterscheiden. Es müssen solche spontan aufgetretenen Erfahrungen gewesen sein, die Schultes Patienten gemacht hatten, bevor sie den SE dann willentlich einsetzten. Es gibt immer wieder depressive Patienten, die auf solche Weise den Wert des SE für sich neu entdecken (Tölle 1996).

Die Hauptindikation für therapeutischen Schlafentzug sind primär depressive Syndrome. Über die Wirkung bei sekundären Depressionen liegen wenige Erfahrungen vor. Belegt ist jedoch, dass depressive Syndrome i.R. von Schizophrenien und schizoaffektiven Psychosen durch SE ebenso gebessert werden können wie primäre Depressionen (Fähndrich 1981; Saller et al. 1993).

Koranyi u. Lehmann (1960) sahen bei 5 von 6 offenbar nicht depressiven, chronisch Schizophrenen während des SE fluktuierende, wiewohl im Wesentlichen positive Effekte; nach etwa 72 Stunden verschlechterte sich die Symptomatik, bis gegen Ende der 100-stündigen Wachzeit psychotische Symptome exazerbierten (über andere SE-Behandlungen Schizophrener zusammenfassend: Wehr 1990).

Schlafentzug ist auch bei Angst- und Zwangskranken eingesetzt worden. Bei einigen Patienten besserte, bei einigen verschlimmerte sich die Symptomatik, im Mittel ergab sich kein nennenswerter Effekt. Die Stichproben waren zu klein, als dass sich Abschließendes sagen ließe.

Durchführung und Erfolg

Die Standard-SE-Behandlung ist der totale SE (TSE): Der Patient durchwacht eine ganze Nacht und geht am nächsten Abend nicht früher zu Bett als üblich. Während dieser etwa 40 Stunden soll er sich auch aller Kurzschlafperioden oder Nickerchen (engl. „naps") enthalten, was u.U. durch willkürliche Kontrolle gar nicht zu bewerkstelligen ist (s. unten). Das Wachbleiben wird erleichtert durch ein nächtliches Beschäftigungsprogramm, das, für sich genommen, den Therapieerfolg aber nicht zu beeinflussen scheint (Fischer et al. 1990a; Saller et al. 1993). Am Tag nach dem Schlafentzug sind ca. 60 % der Patienten klinisch gebessert („Responder"; Tabelle 6.1).

Elsenga (1992) hat gezeigt, dass zu Beginn der SE-Ära (1971 – 1980) bei medizierten Patienten mittlere Besserungsraten von 70 % berichtet wurden, in den folgenden Jahren aber kontinuierlich weniger (1981 – 1990: 46 %).

Die Besserung betrifft alle Symptome des depressiven Syndroms – auch die Suizidalität (Saller et al. 1993). Eine bevorzugte Zeit für den Beginn der Besserung scheint es nicht zu geben. Da Patienten mit Tagesschwankung (meist als Abendhoch) auf SE im Allgemeinen besser reagieren als solche ohne Tagesschwankung (vgl. S. 111), hat es zuweilen den Anschein, als ob die Besserung schon am Abend vor dem SE beginnt; sie kann am Anfang, gegen Ende oder erst nach der Entzugsnacht eintreten (Verlaufskurven u.a. bei Wu u. Bunney 1990; Kuhs u. Tölle 1991; Gill et al. 1993). Einzelne Patienten berichten von sehr schnellen Besserungen, die sich manchmal innerhalb von Minuten abspielen (Pflug u. Tölle 1971).

Seit Loosen et al. (1974) ist bekannt, dass das Befinden eines Teils der Patienten sich erst nach dem Erholungsschlaf bessert (sog. Tag-2-Responder; vielfach repliziert); zuweilen ist sogar der Effekt der Gesamtgruppe am 2. Tag deutlicher als am 1. Tag (Saller et al. 1993). Die Zahl der Tag-2-Responder liegt bei 10–15% (Giedke et al. 1992).

Die Reaktion auf TSE, bestimmt als Differenz zwischen den skalierten Beurteilungen einen Tag vor und einen Tag nach SE, ist kein Alles-oder-Nichts-Geschehen, sondern stellt sich als ein normalverteiltes Kontinuum dar, das von fehlender Besserung oder gar Verschlechterung bis hin zur völligen Heilung reicht; der Modalwert liegt meist nur knapp neben dem Nullpunkt (Saller et al. 1993; Wiegand 1995). Die Unterteilung in Responder und Non-Responder ist nicht standardisiert (wie bei vielen anderen Therapiestudien auch) und wird sehr unterschiedlich gehandhabt. Bei den Selbst- und Fremdbeurteilungen reicht das Responsekriterium von der Aussage „hat geholfen" (vs. hat nicht geholfen – ein sehr einleuchtendes Maß) bzw. einer 10%igen Besserung gegenüber dem Ausgangswert, bis zu einer 50%igen Besserung, oder es wird eine Mindestzahl von Differenzpunkten gefordert.

Dauer der therapeutischen SE-Wirkung

So schnell die Wirkung eines therapeutischen SE eintreten kann, so schnell kann sie auch wieder dahin sein. Bei einigen Patienten beschränkt sich die Wirkung auf wenige Stunden, selten wechselt der Zustand innerhalb eines Tages mehrfach zwischen Depressivität und Wohlbefinden (Wehr 1990); etwa 50–80% der Patienten erleben nach der Erholungsnacht einen Rückschlag (s. Tabelle 6.1); doch bei einem Gutteil überdauert die positive Wirkung die Erholungsnacht auch (in 17–53% der erfolgreichen SE; s. Tabelle 6.1). Leibenluft u. Wehr (1992) analysierten die Ergebnisse von 13 Studien, in die nur medikamentös behandelte Patienten eingeschlossen und in denen Besserungsraten über den ersten Post-SE-Tag hinaus angegeben waren, die allerdings z.T. Serien von SE anwandten, und kamen auf eine Responserate von 41% (Response noch jenseits Tag 1!). Von den Tag-2-Respondern war schon die Rede. Der therapeutische Effekt kann mehrere Tage lang andauern; dokumentiert sind meist nur 4–7 Tage (z.B. Pflug u. Tölle 1971; Philipp 1978; Giedke u. Bloching 1989; Gordijn 1999). Im günstigsten Fall, der nur selten auftritt, wird die depressive Phase durch einen SE beendet.

In Einzelstudien an 3 bipolaren Patienten mit „rapid cycling" wurde gezeigt, dass die SE-Wirkung umso intensiver und dauerhafter ist, je später in der Phase der SE erfolgt, mit der beinahe trivialen Konsequenz, dass gegen Ende der Phase die Chance ihrer Beendigung am größten ist. Die Position in der Phase korrelierte besser mit der Dauer der Wirkung als mit ihrem maximalen Ausmaß.

Tabelle 6.1. Wirkung des therapeutischen TSE (Tag-1-Responder)

Übersicht von	Response-Rate (Tag 1)%	Rückfall am 2. Tag (%)	
		Mit Med.	Ohne Med.
Gillin 1983	58	–	–
Wu u. Bunney 1990	59	59	83
Wehr 1990	58	–	–
Elsenga 1992	56	47	73

In anderen Untersuchungen, auf die die Autoren hinweisen, hat sich dieser Effekt nicht gezeigt (Gill et al. 1993); andere Autoren sahen sogar besonders günstiges Ansprechen auf eine Serie von SE bei Patienten mit einer Erkrankungsdauer > 1 Monat.

Reproduzierbarkeit der therapeutischen Wirkung

Nach Gordijn et al. (1995) sind Patienten, die auf wiederholte SE durchweg positiv reagieren, selten; Wiegand (1995) fand dagegen bei 6 von 18 Patienten in allen 6 TSE positive Reaktionen unterschiedlichen Ausmaßes (nicht immer das Responsekriterium erreichend). Patienten, die bei mehrfachem SE immer Symptomverschlimmerung (–) zeigen, sind nicht beschrieben. Am häufigsten findet sich eine unregelmäßige Abfolge von positiven Reaktionen (+) und solchen, die den Responsekriterien nicht genügen (± 0; Tabelle 6.2).

Der Unterschied zwischen den Ergebnissen von Gordijn und von Wiegand mag damit zusammenhängen, dass dieser eine auf 6 Items verkürzte Hamilton-Skala zur Beurteilung verwandte, jene dagegen Selbstratings. Selbstbeurteilungen zeigen bei antidepressiven Maßnahmen im Allgemeinen geringere Erfolgsraten an als Fremdratings, insbesondere auch bei SE-Therapie (z. B. Sack et al. 1988; Leibenluft et al. 1993).

Es wurde schon erwähnt, dass der Erfolg eines SE bei einigen Patienten umso deutlicher ist und umso länger anhält, je später in der Phase er erfolgt (Gill et al. 1993). Demnach müssten serielle SE zu immer besseren Ergebnissen führen, wofür sich aber sonst kein Beleg findet. Einige Untersucher finden Hinweise auf abnehmende Wirkung wiederholter SE, andere nicht. Es ist anzunehmen, dass es zwischen der psychopathologischen Ausgangslage, dem zwischen aufeinander folgenden SE liegenden Intervall und der Position in der Phase zu Interaktionen kommt. Die Ergebnisse hängen auch davon ab, ob sie mittels Selbst- oder Fremdbeurteilungen gewonnen wurden.

Varianten des totalen Schlafentzugs (TSE)

Varianten des TSE sind der selektive REM-Schlaf-Entzug (Vogel et al. 1975) und der partielle SE (Schilgen et al. 1976).

Tabelle 6.2. Mehrere SE bei depressiven Patienten

SE		Telger et al. 1990 PSE	Gordijn et al. 1995 TSE	Wiegand 1995 TSE	Kuhs et al. 1996 PSE
Anzahl Pat.		31	39	18	27
Anzahl SE/Pat.		3	3–19	3–6	4–6
Wirkungskriterium:		ΔVAS $\geq 10\%$	ΔBf-S $\geq \lvert 6 \rvert$	ΔHDRS-6 $\geq \lvert 30 \rvert \%$	ΔHDRS-10 $\geq \lvert 2 \rvert$
Wirkung durchweg	–	?	0 (0%)	0 (0%)	0 (0%)
Wirkung durchweg	+	2 (6%)	1 (3%)	4 (22%)	1 (4%)
Wirkung	+/–/±0		4 (10%)	4 (22%)	–
Wirkung durchweg	±0	8 (26%)	16 (41%)	0 (0%)	–
Wirkung	+/±0	21 (68%)	18 (46%)	10 (56%)	24 (89%)
Wirkung	+/–	?	0 (0%)	0 (0%)	–
Wirkung	±0/–	?	16 (41%)	0 (0%)	2 (7%)
Alle SE (n)		93	(•300)	96	153
Wirkung	+	41%	32%	69%	41%
Wirkung	±0	?	66%	27%	–
Wirkung	–	?	2%	4%	–
Summe	– und ±0	59%	68%	31%	59%

Selektiver REM-Schlafentzug

Es gehört zum scheinbar gesicherten Wissen, dass selektiver REM-Schlafentzug bei depressiven Patienten eine größere antidepressive Wirkung habe als selektiver Entzug von nonREM-Schlaf.

Diese Ansicht basiert auf einer einzigen Studie von Vogel und Mitarbeitern (1975). Die SE-Prozedur erstreckte sich über drei Wochen. Sowohl die REM- als auch die Non-REM-Schlaf-deprivierte Gruppe zeigte danach eine gewisse klinische Besserung, die in der Experimentalgruppe aber größer war (nach parametrischer, einseitiger Testung in beiden Fremdratings, bei nichtparametrischer Testung nur im Globalen, nicht im Hamilton-Rating). Im Selbstrating und in zwei psychomotorischen Tests ergab sich kein signifikanter Unterschied. Das Ergebnis verliert noch an Überzeugungskraft, wenn berücksichtigt wird, dass die REM-Schlaf-Deprivations-Gruppe pro Nacht etwa 40 min weniger schlief als die Non-REM-Gruppe, also ein höheres Maß an Schlafreduktion erfuhr.

Die Überlegenheit des REM-Schlafentzuges (im Fremdrating) fand sich auch nur für die 34 endogen depressiven Patienten, nicht für die 18 reaktiv Depressiven (die im Fremdrating weniger, im Selbstrating aber gleich schwer depressiv waren). Sie galt auch nicht für die zunächst mit Non-REM-SE behandelten (endogen und reaktiv depressiven) Patienten der Kontrollgruppe, wenn sie anschließend einer (bis zu 9 Wochen langen) REM-Schlaf-Deprivation unterzogen wurden: In diesen beiden Gruppen zeigte REMS-Entzug kein besseres Ergebnis als die vorherige Non-REM-Schlaf-Deprivation.

Diese Untersuchung war sicherlich die aufwendigste in der Geschichte des therapeutischen Schlafentzugs, sowohl für die Patienten (bis zu 9 Wochen lang bis zu 30 Weckungen/Nacht) als auch für die Untersucher (4620 polygraphische Nachtschlafableitungen). Wohl auch deshalb hat es 24 Jahre gedauert, bis die Untersuchung wiederholt wurde. Grözinger et al. (1999) haben in einem Parallelgruppenversuch REM- und Non-REM-SE über 10 Nächte an 27 depressiven Patienten verglichen. Das Ausmaß an Schlafverkürzung wurde gleich gehalten. Während der Behandlung besserten sich beide Gruppen in etwa gleichem Ausmaß. Fünf Tage nach Ende der Behandlung schnitt die Gruppe mit Non-REM-SE signifikant besser ab.

Zu einem kompletten Entzug von REM-Schlaf kam es in beiden Studien nicht: Bei Vogel et al. (1975) wurde REM-Schlaf um etwa $^2/_3$ reduziert, bei Grözinger et al. (1999) um etwa die Hälfte. Umgekehrt hatten beide Experimentalgruppen auch eine Einbuße an Non-REM-Schlaf. Der kleinste gemeinsame Nenner beider Studien ist der, dass prolongierte Schlafverkürzung antidepressiv wirkt, unabhängig davon, ob die Verkürzung auf Kosten von REM- oder von Non-REM-Schlaf erfolgt – so wie auch aufgrund anderer Untersuchungen in mancher Hinsicht eine Äquivalenz von REM- und Non-REM-Schlaf bzw. -Schlafentzug angenommen wird (Rechtschaffen et al. 1999).

Ein wesentlicher Unterschied zwischen selektivem SE und TSE bzw. partiellem SE besteht darin, dass der Erfolg nicht innerhalb eines oder zweier Tage, sondern langsam eintritt. Nach Grözinger (persönl. Mitteilung) beginnt die Besserung ab etwa dem 5. Tag. Vogel et al. (1975) machen dazu keine Angabe. REM-Schlaf-Deprivation über zwei Nächte ist in zwei Untersuchungen angewandt worden; sie hatte keinen erkennbaren klinischen Effekt bzw. nur geringe, im Ausmaß nicht mitgeteilte Wirkung. In beiden Fällen wurde das Ausmaß der Reduktion des Gesamtschlafs („total sleep time", TST) nicht mitgeteilt.

Später partieller Schlafentzug (PSE)

Aus praktischen und theoretischen Überlegungen führten Schilgen et al. (1976) den späten partiellen SE zur Behandlung depressiver Störungen ein. Die Patienten gehen zur gewohnten Zeit ins Bett, werden um 1:30 Uhr geweckt und müssen bis zum folgenden Abend wachbleiben. Die therapeutische Wirkung bei den ersten 20 so behandelten Patienten unterschied sich nicht von der eines TSE, wie sie in einer früheren Untersuchung an 29 anderen Patienten gefunden worden war. Seitdem gilt später PSE als gleich gut wirksam wie TSE, obschon bereits 1978 Philipp gefunden hatte, dass TSE die depressive Symptomatik seiner Patienten signifikant stärker reduzierte als PSE (Parallelgruppen von 18 bzw. 16 endogen Depressiven; Selbstratings). Weitere systematische Vergleiche beider Verfahren in Einzelstudien erfolgten nicht. Wehr (1990) hat in einer Übersicht bei TSE (n = 1017 Patienten) eine Responserate von 58,2% ermittelt, bei PSE (n = 183) 50,8% (X^2 = 3458, p = 0,063, 1-seitig).

In der klinischen Praxis und bei einzelnen PSE-Studien (Elsenga et al. 1990a: 27% Responder, Fischer et al. 1990a: 37% bei einem Responsekriterium von nur 10% Besserung auf einer visuellen Analogskala; Giedke et al. 1992: 27%, Leibenluft et al. 1993: 31%, Hemmeter et al. 1995: kein Effekt) ergaben sich aufgrund niedriger Responseraten Zweifel an der Gleichwertigkeit des PSE. Auch fällt auf, dass in ca. $^3/_4$ der seit 1976 (dem Jahr der Erstpublikation zum PSE) erschienenen Arbeiten zum therapeutischen SE weiterhin TSE angewendet wurde.

Ein erneuter Vergleich von Studien, die bis zum Jahr 2000 erschienen waren, ergab jedoch keine nennenswerten Unterschiede in der Responsrate (TSE, 54 Studien, 1482 Patienten, 47%; PSE, 15 Studien, 386 Patienten, 51%). In einem direkten Vergleich der Wirkungen von TSE und spätem PSE (Crossover-Studie) fanden wir dagegen bei 39 Patienten (von denen 33 beide SE-Prozeduren durchliefen) signifikant bessere Resultate mit TSE, insbesondere beim härtesten Responsekriterium (> 30% Scorereduktion in einer von 2 Selbstratingskalen und im 6-Items-Hamilton-Rating; Giedke et al. 2000).[3]

Dieser Befund lässt an der Gleichwertigkeit beider Verfahren zweifeln und ist ein Argument für die weiter unten vertretene These, dass die aktuelle SE-Wirkung (unter anderem) eine Funktion der Menge des entgangenen Schlafes ist.

PSE in der ersten Nachthälfte. Zur Durchführung des PSE war von Schilgen et al. (1976) bewusst die zweite Hälfte der Nacht gewählt worden, da aus theoretischen Gründen angenommen wurde, es sei entscheidend, die frühen Morgenstunden und nicht die erste Nachthälfte von Schlaf frei zu halten. Die erste Studie, die diese Hypothese experimentell überprüfte, schien dies auch zu bestätigen. Früher PSE (langes Aufbleiben bis 1:30 Uhr, dann Schlaf bis zum Morgen) ergab zwar auch eine therapeutische Wirkung, die aber geringer war als bei früheren Untersuchungen mit TSE und spätem PSE (Goetze u. Tölle 1981). Die Aussagekraft dieser Untersuchung und dreier anderer, die zum selben Resultat führten (Tabelle 6.3), war insofern eingeschränkt, als die Patienten bei frühem PSE eine Stunde länger im Bett bleiben konnten als beim späten PSE, bzw. die tatsächlich geschlafene Zeit nicht erfasst wurde.

Wenn die Gesamtschlafzeit bei frühem und spätem PSE abgeglichen wird, lassen sich keine Unterschiede in der therapeutischen Wirksamkeit beider Verfahren mehr feststellen – eine Wirksamkeit, die allerdings nur bescheidenes Ausmaß hat (etwa 27% Responder; Giedke et al. 1992). Vier weitere Untersuchungen (mit gleich langer „Time in Bed", aber auch ohne Kontrolle der Gesamtschlafzeit, vgl. Tabelle 6.3) haben ebenfalls keine Unterschiede in der Wirkung von frühem und spätem PSE gefunden.

Nach augenblicklichem Wissen scheint es also gleichgültig zu sein, ob partieller SE in der ersten oder zweiten Nachthälfte stattfindet – vorausgesetzt, die Restschlafzeit ist gleich.

Vorverlagerung der Schlafzeit („sleep phase advance")

Wie dem partiellen SE in der zweiten Nachthälfte liegt auch der Vorverlagerung der Schlafzeit die Ansicht von einer sensiblen Phase in der zweiten Nachthälfte zugrunde: Wenn während dieser Zeit geschlafen werde, unterhalte das die

---

[3] Beim Vergleich aller erstmaligen SE galten nach diesen Kriterien 6/17 (36%) TSE und 1/22 (5%) PSE als erfolgreich (p = 0,019); beim Vergleich der Crossover-Gruppen 7/33 TSE (21%) und 0/33 PSE (p = 0,008).

Tabelle 6.3. Früher vs. später partieller Schlafentzug

		„Time in Bed" – „Total Sleep Time"		
		Bei spätem PSE	Bei frühem PSE	Δ (min)
	Ohne Abgleichung der Schlafzeit			
Später PSE wirksamer	Schilgen u. Tölle 1980; Goetze u. Tölle 1981	21 – 1:30	1:30 – 7	60 min
	Parry u. Wehr 1987	20 – 2	2 – 8	=
	Sack et al. 1988[a]	21 – 2 217 min	2 – 7 272 min	55 min[b]
	Szuba et al. 1994[c]	22 – 2	2 – 7	60 min
Früher = später PSE	Elsenga et al. 1988 Elsenga et al. 1990a[d]	20 – 23	2 – 5	=
	Elsenga et al. 1990[e]	23 – 3	4 – 8	=
	Leibenluft et al. 1993[f]	22 – 2	3 – 7	=
	Parry et al. 1995, 1999	21 – 1	3 – 7	=
	Mit Abgleichung der Schlafzeit			
	Giedke et al. 1992	21 – (2) 168 min	2 – (7) 173 min	5 min n.s.

[a] später PSE nur im Fremdrating wirksamer, im Selbstrating gleich wirksam; [b] $p < 0,05$; [c] n = 9 vs. n = 7, BDI-Ratings durchgeführt, aber nicht mitgeteilt; [d] Elsenga et al. 1988 umfasst eine Teilstichprobe von Elsenga et al. 1990a; [e] alle PSE jeweils unmittelbar nach TSE durchgeführt; [f] PSE-Effekte nur im Fremdrating.

depressive Symptomatik (sog. Internal-coincidence-Hypothese von Wehr und Wirz-Justice). Um dieses Zusammentreffen von Schlaf und sensibler Periode zu vermeiden, muss auf den Schlaf nicht unbedingt verzichtet werden. Derselbe Effekt müsste sich auch durch eine Verlagerung der Schlafzeit erreichen lassen.

Es wurde über Einzelfälle oder kleine Patientenstichproben berichtet, deren unverkürzte Schlafzeit um 5–6 Stunden *vor*verlagert wurde – nicht zu späteren Zeiten verschoben, weil das einem totalen SE entsprochen hätte (Wehr et al. 1979, Uhde et al. 1981, Elsenga u. van den Hoofdakker 1983 u. a.). Diese Behandlung wird hier erwähnt, weil sie mehrfach mit TSE (Wehr et al. 1979; Uhde et al. 1981) oder PSE eingeleitet wurde. Die Vorverlagerung des Schlafes war nur erfolgreich, wenn sie über mehrere Tage beibehalten wurde; nach einem Tag ergab sich kein Erfolg (Elsenga u. van den Hoofdakker 1983). Dies spricht gegen die Bedeutung der „sensiblen Phase"; denn sie bleibt v.a. in der ersten Nacht zuverlässig schlaffrei; in den folgenden Nächten erfolgt eine langsame Resynchronisation der durch den Phasensprung dissoziierten zirkadianen Rhythmen. Die Methode wird heute nicht mehr isoliert angewendet, jedoch dazu benutzt, um SE-Erfolge zu stabilisieren (vgl. S. 110).

Nebenwirkungen der Schlafentzugsbehandlung

Bei Gesunden führt Schlafentzug für eine Nacht v.a. zu Müdigkeit; darüber hinaus sind, mit abnehmender Intensität, die Stimmung, kognitive Funktionen und motorische Leistungen beeinträchtigt.

Es kommt zu Lustlosigkeit, Antriebslosigkeit, Reizbarkeit und Konzentrationsstörungen. In testpsychologischen Untersuchungen finden sich Mängel v. a. bei höheren kognitiven Funktionen: dem Erfassen komplexer Situationen, lateralem Denken, Kommunikation, Flexibilität, v. a. gegenüber neuen Situationen, Einsicht, Motivation, Kurzzeitgedächtnis (v. a. für zeitliche Relationen), Selbstbeobachtung und Einsicht. Defizite bei einfachen Aufgaben finden sich erst in langen, monotonen Testsitzungen. Schlafdeprivierte sprechen weniger flüssig, bevorzugen semantisch ähnliche Ausdrücke, intonieren, assoziieren und antworten weniger abwechslungs- und einfallsreich. Das Verhalten wird einerseits risikoreicher, andererseits stereotyper; erprobte Strategien werden gegenüber neuen bevorzugt (Horne 1988, 2000; Bonnet 2000).

Selten wird auch von euphorischen Reaktionen und Antriebssteigerung bei gesunden Probanden berichtet (Tyler 1955; Pflug u. Tölle 1971, eigene Erfahrungen), also einer Wirkung, wie sie bei Depressiven häufiger und in größerem Umfang auftritt.

Gegenüber den psychischen sind die mit einem TSE von einem Tag verbundenen Veränderungen in den autonomen, biochemischen, hormonellen und immunologischen Funktionen (Horne 1988; Bonnet 2000) und auf die körperliche Leistungsfähigkeit gering.

TSE für mehr als eine Nacht kann zu deliranten Zuständen führen, u. a. mit paranoiden und halluzinatorischen Komponenten, die sich nach Erholungsschlaf sämtlich zurückgebildet haben (Tyler 1955).

Beim Menschen wird durch den Erholungsschlaf praktisch nie mehr als ein Drittel (16–35 %) der entgangenen Schlafzeit wieder ausgeglichen, v. a. der Slow-wave-Schlaf (Tiefschlaf), weniger der REM-Schlaf und die anderen Schlafstadien (Horne 1988).

Müdigkeit

Hauptnebenwirkung des SE ist auch bei Depressiven die Müdigkeit. Vor allem dann, wenn durch das Wachen keine Verbesserung der klinischen Symptome erreicht wurde, tritt sie in den Vordergrund. Daneben können Kopfschmerzen und gastrointestinale Beschwerden auftreten.

(Hypo-)Manien

Vor allem bei bipolar, aber auch bei unipolar depressiven Patienten kann es in der SE-Nacht oder danach zu Hypomanien oder Manien kommen. Kuhs u. Tölle (1991) weisen zurecht darauf hin, dass man in diesen Fällen kaum von einer unerwünschten Nebenwirkung sprechen kann, weil die Patienten diesen Zustand der Depression vorziehen und er entweder keiner Behandlung bedarf oder unter Therapie schnell abklingt (Colombo et al. 1999).

Wu u. Bunney (1990) errechneten hypomane Phasen bei 30 % der Bipolaren und bei 25 % der Patienten mit „nicht spezifizierter" Depression. Diese Zahlen scheinen außerordentlich hoch. In den anderen Übersichtsarbeiten werden entsprechende Beobachtungen lediglich erwähnt (Gillin 1983) oder zitiert (Kuhs u. Tölle 1991; Elsenga 1992), aber nicht beziffert. Wehr (1990) dagegen ermittelte bei 80 Bipolaren (aus 10 verschiedenen Publikationen) nach SE in 13 % Hypomanien und in 11 % Manien. Auf 17 TSE bei 12 Patienten mit bipolarem rapid cycling folgten 5 Manien und 6 Hypomanien (65 %). Colombo et al. (1999) sahen bei bipolaren Patienten, die, mit je 1 Erholungsnacht dazwischen, 3 TSE hintereinander durchliefen, nur in 5 % Manien und in 6 % Hypomanien (die Prozentzahlen beziehen sich hier, anders als in anderen Arbeiten, auf die 206 Patienten und nicht auf die Anzahl TSEs, die sie erhielten; nicht mitgeteilt wird, wann die (Hypo-)Manien auftraten, ob nach dem ersten, zweiten oder dritten TSE). In einer eigenen Untersuchung fanden sich bei 84 TSE 9-mal hypomane Reaktionen (11 %), davon 5 bei 13 TSEs von bipolaren Patienten (38 %), 4 bei 71 TSE von unipolar depressiven Patienten (6 %); 8 der 9 Hypomanien traten auf, als der TSE in hellem Licht (>2500 lux) stattfand, nur eine ereignete sich bei normaler Raumbeleuchtung (Giedke u. Bloching 1989).

Manien und Hypomanien sind also v. a. bei bipolaren Patienten, und hier wiederum bei denen mit „rapid cycling", recht häufig.

Zum Vergleich sei die Häufigkeit von Manien (!) bei der pharmakologischen Behandlung bipolar Depressiver genannt. Bei Trizyklika in 11,2 %, bei SSRI in 3,7 %, bei Placebo in 4,2 %. Bei unipolar Depressiven treten Manien bei allen genannten Behandlungen in weniger als 1 % auf (Peet 1994).

Verschlechterung der depressiven Symptomatik

Diese tritt in nennenswertem Ausmaß bei 2–4 % der therapeutischen SE auf (Fähndrich 1981: 4 Verschlechterungen bei 160 TSEs = 2.5 %; Gordijn et al. 1995 2 %, Wiegand 1995 4 %). Es kann zu suizidalen Krisen kommen; psychotische Symptomatik kann exazerbieren, manchmal auch nur kurz aufscheinen, bevor sich das Bild zum Besseren wendet. Trotz der Seltenheit solcher Reaktionen ist ihr Auftreten ein Grund für den Rat, therapeutische SE nur in Gesellschaft gesunder Personen (Pflegepersonal, Angehörige) durchzuführen. – In leichterer Form findet man Akzentuierungen der depressiven Symptomatik bei vielen sog. Non-Respondern. Unabhängig von der Depression besteht bei entsprechender Prädisposition die Gefahr cerebraler Krampfanfälle.

Die Rolle des Schlafs für den Rückfall nach SE

Da die sich die meisten Rückfälle am Morgen nach der Erholungsnacht zeigen, wird der Schlaf selbst und nicht etwa, was denkbar wäre, die verstrichene Zeit für den Rückfall verantwortlich gemacht. Um dies zu überprüfen, müsste die schlaflose Zeit verlängert werden; dies hieße aber, den SE zu prolongieren und wäre somit keine ideale Kontrollbedingung. Zander et al. (1981 und persönl. Mitteilung Zander 1979) ließen 2 depressive TSE-Responder auch die auf den TSE folgende Nacht wachen und beobachteten währenddessen eine Verschlechterung der Symptomatik, was für die Bedeutung der verstrichenen Zeit sprechen könnte. Andere Autoren, die ebenfalls Wiederverschlechterungen des Befindens während des Wachens sahen, machen dafür im EEG erfasste, subjektiv unbemerkte Mikroschlafepisoden verantwortlich. Zander et al. (1981), die ebenfalls kontinuierlich polygraphisch abgeleitet hatten, erwähnen solche Episoden nicht.

Theoretisch könnte jede noch während des Wachens auftretende Verschlechterung nach erfolgreichem SE auf Schlaf oder Mikroschlaf zurückgehen: Entweder werden tatsächlich eindeutige Schlafmuster gefunden oder nicht den Kriterien genügende Übergangsmuster werden als Schlafäquivalente angesehen oder es kommt zu einer Art hirnlokalem Schlaf (Borbély u. Achermann 2000), d.h. nur bestimmte zerebrale Areale oder Funktionskreise sind von Schlaf betroffen, so wie auch einzelne Teile des Gehirns, z.B. das Frontalhirn, vulnerabler gegenüber SE zu sein scheinen (Cajochen et al. 1999). Da sich solche lokal oder funktional begrenzten Schlafzustände u.U. mit herkömmlichen Methoden gar nicht oder nur mit großem Aufwand nachweisen lassen, ist es vorerst unmöglich, schlüssig nachzuweisen, ob Schlaf der einen oder anderen Art dem Rückfall vorausgegangen ist oder nicht.

So gesehen sind Beobachtungen aussagekräftiger, die belegen, dass auch nach eindeutigem Schlaf *kein* Rückfall eintritt.

Verschiedentlich wurde beobachtet, dass Patienten nach spontanem oder induziertem Erwachen aus schon mehrere Stunden dauerndem Erholungsschlaf noch immer euthym waren und sich erst im weiteren Verlauf der Nacht wieder verschlechterten.

Auch die folgenden Befunde sprechen gegen eine notwendigerweise depressiogene Wirkung des (Erholungs-)Schlafs:

1. Die in verschiedenen Fällen auch ohne zusätzliche Maßnahmen über den Erholungsschlaf hinausreichende therapeutische Wirkung des SE (vgl. S. 97).
2. Der Umstand, dass in 10–15% die positive SE-Antwort erst nach dem Erholungsschlaf auftritt (vgl. S. 96).
3. Die Gleichwertigkeit des frühen und des späten partiellen SE. Wäre Schlaf notwendigerweise depressiogen, könnte früher PSE nicht wirken.
4. Die den SE-Erfolg über mehrere Nächte hinweg verlängernde Wirkung verschiedener Maßnahmen (Pharmakotherapie, Verschiebungen der Schlafzeit u.a., s. S. 108f und 110f)
5. Die verzögert eintretende, d.h. regelmäßigen Schlaf tolerierende Wirkung von selektivem REM-SE (vgl. Punkt 5) aber auch von repetitiven TSE (z.B. Zander et al. 1981).
6. Die Ergebnisse von Tagschlafuntersuchungen nach erfolgreichem SE. Hierbei kommt es entweder zu keiner oder (meist) nur vorübergehender Verschlechterung der Symptomatik (s. unten).

Dennoch kann man nicht bestreiten, dass der Schlaf oft den Rückfall begünstigt.

Der natürlicherweise auftretende Schlaf wird nicht nur für den Rückfall nach therapeutischem SE verantwortlich gemacht, sondern auch für den primär ausbleibenden Erfolg dieser Maßnahme: Nur wenn der SE „absolut" sei, wirke er (Pflug u. Tölle 1971). Tatsächlich können während der Wachzeit Mikroschlafepisoden auftreten, schon nach normal durchschlafener Nacht (Hemmeter et al.

1998: Depressive), verstärkt aber nach Schlafdeprivation (Depressive: Hemmeter et al. 1998; Gesunde: z. B. Lagarde u. Batejat 1994).

Hemmeter et al. (1998) fanden, dass depressive PSE-Responder während der $20\,^1/_2$ Wachstunden des PSE weniger Mikroschlaf akkumulierten (12 min) als Non-Responder (49 min). Sie interpretierten das kausal und nahmen an, dass der Mikroschlaf den Besserungsprozess inhibierte. Nicht ausgeschlossen ist aber auch das Umgekehrte: Die Patienten, denen der PSE nicht half, bei denen sich also keine Verbesserungen von Stimmung und Energie einstellten, konnten dem Schlafbedürfnis weniger entgegensetzen als die Responder.

Tagschlaf („nap") nach Schlafentzug

Die ersten systematischen Untersuchungen des Tagschlafs nach therapeutischem SE zeigten, dass Nachmittagsschlaf bei einigen Patienten zwar zu Stimmungsverschlechterung führt, im Mittel aber den Therapieeffekt nicht zunichte macht, ihn tendenziell eher noch verbessert (Kraft et al. 1984; Giedke 1988). Spätere Studien bestätigten diese Befunde (Gillin et al. 1989), wenngleich in einigen der Anteil der Patienten mit Stimmungseinbrüchen größer war. Sie zeigten darüber hinaus, dass v. a. Schlaf in den frühen Morgenstunden zu Verschlechterung führt, die sich aber bis zum Abend wieder weitgehend ausgeglichen hat (Übersicht bei Wiegand 1995).

Die in diesen Übersichten nicht enthaltene Arbeit von Reist et al. (1994) widerspricht diesem Tenor nicht: Zwar gab es unter den SE-Respondern eine signifikante Verschlechterung der Befindlichkeit, sie maß im Durchschnitt aber ganze 2,4 Hamilton-Punkte (ohne Schlaf- und Gewichtsitems); die Non-Responder besserten sich nach dem 90-minütigen „nap" (– 4,7 Punkte). Auch in den Untersuchungen von Gillin et al. (1989) zeigten sich v. a. die Non-Responder nach dem „nap" gebessert (Tabelle 6.4).

Alle Tagschlafstudien kranken daran, dass niemals nicht tagschlafende Kontrollgruppen beobachtet wurden. In einer Untersuchung konnten 10 Probanden zur „nap"-Zeit nicht einschlafen. Ihre Stimmungsveränderung über die Zeit des ruhig Daliegens entsprach der der Schläfer (Giedke 1988). Möglicherweise ist es also nicht der Schlaf selbst, sondern mit ihm verbundene Umstände wie Dunkelheit, liegende Position, Ruhe oder die vergehende Zeit, die zu den beobachteten Effekten führen. Zumindest stehen Dauer und Zusammensetzung des Tagschlafs mit den damit einhergehenden Veränderungen der Befindlichkeit in keiner eindeutigen Beziehung.

Bei Reist et al. (1994) war längere Gesamtschlaf- bzw. Non-REM-Zeit während des „nap" signifikant mit stärkerer Verschlechterung verbunden (nur bei SE-Respondern); Wiegand (1995, n. s.) und Giedke (1988) sahen das Gegenteil. Kraft et al. (1984) und Gillin et al. (1989), die nur 10-min-Naps erlaubten, aber auch Dressing et al. (1992) machen dazu keine Angaben. Die Häufigkeit bzw. Dauer des REM-Schlafs wies entweder keine Beziehung zur Stimmungsverbesserung auf (Dressing et al. 1992; Reist et al. 1994) oder war schwach positiv mit ihr verbunden (Giedke 1988; Wiegand 1995).

Tabelle 6.4. Wirkung von Tagschlaf nach therapeutischem Schlafentzug

Autor	Beginn TIB	TIB (min)	n	SE-Responder, durch TS				SE-Non-Responder, durch TS			
				n	–	+	±0	n	–	+	±0
Kraft et al. 1984	15:00	10	7	6	0	?	6	1	0 (0)	?	1 (100)
Giedke (unveröff.)	7:00	ad lib	12	8	6 (75)	0	2 (25)	4	3 (75)	0	1 (25)
Giedke 1988	14:00	ad lib	28	18	4 (22)	9 (50)	5 (28)	10	3 (30)	6 (60)	1 (10)
Gillin et al. 1989	9:00/15:00	10	19	6	2 (33)	3 (50)	1 (17)	13	?	6 (46)	?
Dressing et al. 1992	5:00	(134)	16	11	7 (64)		4 (36)	5	1 (20)	2 (40)	2 (40)
Reist et al. 1994	12:00	90	21	15			+ 28%	6			– 25%
Wiegand 1995[a]	5:00	(140)	13	8	3 (38)		5 (62)	5	0 (0)		5 (100)
	9:00	(70)	43	25	12 (48)		13 (52)	18	2 (11)		16 (89)
	13:00	(90)	22	12	4 (33)		8 (67)	10	1 (10)		9 (90)
	15:00	(95)	15	11	1 (9)		10 (91)	4	1 (25)		3 (75)

[a] Umfasst auch die Untersuchungen von Wiegand et al. 1987, 1989, Riemann et al. 1989. *PSE* partieller Schlafentzug, *REM* „rapid eye movement", *SE* Schlafentzug, *TIB* „Time in Bed" (die im Bett verbrachte Zeit zwischen Licht aus und Licht an), *TSE* totaler Schlafentzug, *TST* „total sleep time" (Gesamtschlafzeit).

Für die Praxis der SE-Behandlung heißt das, dass bei Non-Respondern einem Tagschlaf nach SE nichts im Wege steht. Die Mehrzahl dieser Patienten kann davon eine günstige Wirkung erwarten. SE-Responder können durch Tagschlaf, v.a. frühmorgens und meist nur vorübergehend, einen Rückfall erleiden. Es ist bislang nicht systematisch geprüft worden, ob das strenge Schlafverbot während der SE-Nacht wirklich gerechtfertigt ist.

Therapeutischer Schlafentzug und Pharmakotherapie

In diesem Zusammenhang haben vor allem folgende Fragen interessiert:

- Hängt der unmittelbare SE-Erfolg (Tag-1-Wirkung) davon ab, ob der. Patient Antidepressiva erhält?
- Ist die SE-Wirkung durch pharmakologische Behandlung zu verlängern?
- Lässt sich die Pharmakonwirkung (Wirkungseintritt, Endergebnis) durch SE fördern?

Darüber hinaus wurde nach Beziehungen zwischen speziellen (noradrenergen, serotoninergen u.a.) Wirkmechanismen der Pharmaka und der SE-Wirkung gefragt.

TSE und Antidepressiva

Die Mehrzahl der Einzeluntersuchungen kommt zu dem Schluss, dass der unmittelbare Erfolg eines einzelnen TSE nicht davon abhängt, ob der Patient gleichzeitig Antidepressiva erhält oder nicht. In einer Übersicht ermittelte Elsenga (1992) höhere Responderraten für medikamentös behandelte Patienten in den Jahren 1971–1980 (Behandelte vs. Unbehandelte 70 vs. 56%), aber leicht invertierte Zahlen aus den Jahren 1981–1990 (46 vs. 50%). Andere Übersichtsarbeiten äußern sich zu dieser Frage nicht (Gillin 1983; Wu u. Bunney 1990, Kuhs u. Tölle 1991). Kuhs u. Tölle (1991) vermuten, dass der Soforteffekt eines TSE von der pharmakologischen Behandlung nicht beeinflusst wird. Einer Zusammenstellung von Wehr (1990) zufolge wirkt PSE bei medikamentös behandelten und nichtbehandelten Patienten gleich gut; für TSE ergeben sich leichte Vorteile für nichtmedizierte Patienten.

Über den unmittelbaren Effekt hinaus scheinen pharmakologische und SE-Behandlung synergistisch zu wirken. Je nach Fragestellung der Studie zeigt sich dies in einer Verlängerung der SE-Wirkung oder in einem früheren Beginn bzw. einer Augmentierung der Pharmakonwirkung.

Verlängerung der SE-Wirkung

Mit Pharmaka behandelte Patienten haben nach der ersten Erholungsnacht nach SE seltener Rückfälle, die SE-Wirkung dauert also länger an (s. Tabelle 6.1). Die Responserate von 41% in der Übersicht von Leibenluft u. Wehr (1992) bezieht sich auf pharmakologisch behandelte Patienten, die länger als einen Tag von der SE-Behandlung profitierten und entspricht genau dem Wert, den Wu u. Bunney (1990) ermittelt haben (59 % mit Rückfall, 41 % ohne Rückfall nach dem 1. Tag; s. Tabelle 6.1).

Auch im direkten Vergleich erwies sich die Wirkung des SE bei pharmakologischer Behandlung der bei Nichtbehandlung überlegen. Aber auch Gegenteiliges ist beobachtet worden: länger dauernde Wirkung bei der Gruppe, die SE und Plazebo erhielt, was deutlich macht, dass alle diese Befunde nicht so robust sind, als dass sich nicht im Einzelfall oder in einzelnen Stichproben auch ganz andere Resultate ergeben könnten.

Die Wirkung einer Serie von 3 TSE war in einer lithiumbehandelten Gruppe 3 Monate lang nachweisbar im Vergleich zu einer Kontrollgruppe, die TSE ohne medikamentöse Therapie erhielt. Dieses Ergebnis kann einerseits als Verlängerung der TSE-Wirkung durch Lithium, andererseits als Augmentation der bereits 6 Monate lang gegebenen Lithiumbehandlung durch TSE angesehen werden und leitet damit über zum folgenden Abschnitt.

Früherer Beginn oder Augmentierung der Pharmakonwirkung

Früherer Eintritt der Pharmakonwirkung bei zusätzlicher SE-Behandlung wurde in verschiedenen Untersuchungen dokumentiert. Kuhs et al. (1996) beobachteten nach 3-wöchiger Kombinationsbehandlung Amitriptylin/PSE (am 1. Tag der Pharmakotherapie begonnen) bessere Ergebnisse als mit Amitriptylin alleine – also keine schnellere, aber eine nachhaltigere Wirkung durch serielle PSE –, jedoch auch nur in den Fremd-, nicht in den Selbstbeurteilungen. In einer weiteren Untersuchung fanden Kuhs et al. (1998, nicht zit.), dass es keinen Unterschied mache, ob zusätzlich zur Amitriptylin-Therapie pro Woche ein oder zwei PSE erfolgten – im Gegensatz zu anderen Autoren, die 2-malige Behandlung pro Woche wirksamer gefunden hatten als 1-mal/Woche.

Gar keinen Unterschied zwischen einer reinen Amitriptylin-Gruppe und einer die zusätzlich zwei TSE/Woche erhielt sah dagegen Wiegand (1995); und Holsboer-Trachsler et al. (1994) fanden gar, dass sich medikamentös vorbehandelte Patienten nach Umstellung auf Trimipramin Monotherapie nachhaltiger besserten als auf Trimipramin in Kombination mit seriellen PSE.

Verschiedene Untersucher sahen unerwartetes oder besonders schnelles Ansprechen bei einer Kombination von pharmakologischer und SE-Behandlung – jedoch ohne Kontrollgruppen zu untersuchen, sodass der Effekt, der dem SE selbst zuzuschreiben ist, offen bleibt (Dessauer et al. 1985; Leibenluft et al. 1993).

Demnach sind durch die Kombination Pharmakotherapie/SE zwar nicht immer, aber häufig synergistische Effekte zu erwarten. Dass es sich nicht durchgesetzt hat, Pharmakotherapie regelmäßig mit SE zu kombinieren, lässt auf eine eher geringe, nicht verlässliche Wirkung dieser zusätzlichen SE schließen (und möglicherweise auch auf einen Publikationsbias). Hat man sich, umgekehrt, zu einer SE-Behandlung entschlossen, wird man sie im Zweifelsfall mit einer Pharmakotherapie kombinieren.

Andere Kombinationen

Vorverlagerung der Schlafzeit („Schlafphasenvorverlagerung")

Die ersten Therapieversuche mit Vorverlagerung der Schlafzeit waren durch TSE
eingeleitet worden (Wehr et al. 1979) und früh wurde auch (erfolglos) versucht,
SE-Erfolge durch Vorziehen oder Verzögern des Erholungsschlafes zu stabilisieren (Uhde et al. 1981). Diese Technik wurde von Berger und Mitarbeitern 1993
wieder aufgegriffen (Riemann et al. 1999), um die TSE-Wirkung zu verlängern.
Dabei gehen die Patienten nach dem TSE bereits um 17 Uhr zu Bett und werden
um Mitternacht wieder geweckt (Vorverlagerung um 6 Stunden), bleiben die
Nacht über wieder wach und schlafen am nächsten Tag von 18–1 Uhr usw.,
sodass mit einer Geschwindigkeit von 1 Stunde/d nach 6 Tagen die alte Schlafzeit (23–7 Uhr) wieder erreicht ist. Durch dieses Regime wird der Erfolg eines
TSE in 60–75% der Fälle stabilisiert; auch TSE-Non-Responder können dabei
eine langsame Besserung zeigen. Die Verlagerung der Schlafzeit auf spätere
Stunden (Schlafzeit von 2–7 Uhr am Tag nach TSE und Rückverlagerung um
30 min/d) hat ebenfalls einen protektiven Effekt, der aber nur etwa halb so wirksam ist (Riemann et al. 1999). In einer noch nicht veröffentlichten Pilotstudie
konnte die protektive Wirkung auch bei doppelt so schneller Rückverlagerung
der um 6 Stunden vorgezogenen Schlafzeit erhalten werden (Voderholzer et al.,
in Vorbereitung).

Lichttherapie

Ob der nächtliche SE in hellem Licht stattfindet oder in normaler Raumbeleuch-
tung, spielt für den Therapieeffekt keine Rolle. Im hellen Licht scheint es lediglich häufiger zu hypomanen Reaktionen zu kommen (Giedke u. Bloching 1989).
   Jedoch kann eine am Tag nach erfolgreichem SE begonnene 1-wöchige
Therapie mit hellem Licht den SE-Erfolg besser stabilisieren als entsprechende
Sitzungen in normaler Raumbeleuchtung (Neumeister et al. 1996; Bloching et al.
2000). Es scheint dabei keine Rolle zu spielen, ob nur 2 Stunden Morgenlicht
(Bloching et al. 2000) oder je 2 Stunden Morgen- und Abendlicht (Neumeister
et al. 1996) appliziert werden. In beiden Studien waren die Patienten auch phar-
makologisch behandelt.

Verhaltenstherapie

Eine Kombination von seriellen SE und Verhaltenstherapie erfolgt in der Erwartung, dass die SE-bedingte Aktivierung zur Umsetzung dessen genutzt werden
kann, was in verhaltenstherapeutischen Sitzungen vorbereitet worden ist und
sich dadurch auch die SE-Wirkung verlängert. Entsprechende Untersuchungen
sind über Einzelfallstudien mit heterogenen Ergebnissen noch nicht hinaus
gekommen. Probleme ergeben sich mit der geringen Replizierbarkeit guter SE-
Wirkungen (Schwärzler et al., in Vorbereitung).

Prädiktoren der Wirkung des therapeutischen SE

Variabilität der depressiven Symptomatik

Zu den am besten gesicherten Befunden der SE-Forschung gehört, dass Patienten, deren Depressionsschwere stark schwankt, günstiger auf SE reagieren als solche mit geringen Schwankungen.

Mit dem SE-Erfolg korreliert ist sowohl das Item 18 aus der Hamilton-Depressions-Skala (Diurnalität) als auch das Ausmaß der über längere Zeit gemessenen Variabilität der Stimmung, weniger robust dagegen das Ausmaß der dem SE unmittelbar vorangehenden Tagesschwankung (Reinink et al. 1993; Gordijn et al. 1994; Gordijn 1999; Wiegand 1995). Diese Variabilitätsmaße erklären in einzelnen Studien bis zu 40% der Varianz der SE-Wirkung (Reinink et al. 1993). Dennoch verwundert es nicht, dass sich eine derartige Beziehung nicht immer aufweisen lässt (Fähndrich 1981; Leibenluft et al. 1993).

Depressionsschwere/Endogenität

In SE-Studien (wie in anderen Therapiestudien auch) findet sich häufig eine Beziehung zwischen Depressionsschwere vor dem SE und der SE-Wirkung: Je schwerer die Depression, desto ausgeprägter der SE-Erfolg (Übersicht bei Kuhs u. Tölle 1991; Saller et al. 1993). Da die früher als endogen depressiv bezeichneten Patienten häufig die schwerer Kranken sind (nach DSM-IV z.B. müssen Melancholiker mehr Symptome aufweisen als Nicht-Melancholiker) erklärt sich der alte Befund: endogen Depressive reagieren auf SE besser als nicht endogen Depressive (Pflug u. Tölle 1971; Gillin 1983; Wu u. Bunney 1990; Elsenga 1992) wohl am ehesten aufgrund unterschiedlicher Krankheitsschwere (Saller et al. 1993).

Bipolarität

Kuhs u. Tölle (Übersichtsarbeit 1991) nehmen an, dass es für den SE-Effekt keine Rolle spielt, ob die Patienten eine uni- oder eine bipolare Depression haben. Doch scheint es mehr Untersuchungen zu geben, in denen bipolar Depressive auf SE besser ansprachen als unipolar Depressive (Fähndrich 1981; Barbini et al. 1998) als Gegenteiliges beobachtet wurde. Eine quantitative Bearbeitung dieser Frage aufgrund der vorhandenen Literaturdaten steht noch aus.

Aktiviertheit

Beim Gesunden ist die Hauptwirkung des SE Müdigkeit. Deshalb liegt es nahe, den Effekt des therapeutischen SE auf die müde machende Wirkung zurückzuführen, zumal Depressive in verschiedener Hinsicht als hypervigilant, „overaroused" anzusehen sind. In einigen Untersuchungen zeigte sich dementsprechend: Je wacher und aktiver der Patient vor dem SE, desto besser die SE-Wirkung (van den Hoofdakker 1997).

Dazu passt, dass Schlafentzugsresponder in verschiedenen PET- und SPECT-Untersuchungen vor SE gesteigerten zerebralen Blutfluss aufweisen, v.a. im anterioren Gyrus cinguli und in angrenzenden bzw. funktionell damit verbundenen Regionen (Zusammenfassungen bei Ebert u. Berger 1998; Wu et al. 1999). Nach dem SE normalisiert sich der Befund. Bislang scheint es keine Untersuchung zu geben, die diesem Muster entgegenläuft. Ob es sich hierbei um dieselben Hirnregionen handelt, die auch für die Aufrechterhaltung der Depression relevant sind, ist nicht bekannt.

Neurotransmitter und Neuroendokrinium

Es sind zahlreiche Untersuchungen zur prädiktorischen Potenz von neuroendokrinen und Neurotransmittervariablen durchgeführt worden (v.a. CRH/ACTH/Cortisol, TRH/TSH/Schilddrüsenhormone, Prolaktin, HGH, Sexualhormone; DA, NA, 5-HT, ACh). Dabei haben sich keine homogenen Resultate ergeben (Übersicht Ruhrmann 1996).

Schlafpolygraphie

Die Schlafstörung der Depressiven ist, insbesondere im Hinblick auf die Wirkung therapeutischer SE, als frustraner Selbstheilungsversuch des Organismus angesehen worden (s. unten). Demzufolge müssten gerade diejenigen Patienten, die schon eine Schlafstörung zeigen, besonders gut auf SE ansprechen. Die bisher dazu erhobenen Daten stützen diese These nicht.

In einigen Untersuchungen reagierten Patienten mit geringerer Gesamtschlafzeit, geringerer Schlafeffizienz und weniger Slow-wave-Schlaf vor SE auf die Behandlung besser (z.B. Zander et al. 1981), andere Untersucher fanden das Gegenteil oder keinen Zusammenhang. Ähnlich widersprüchlich sieht es mit anderen schlafpolygraphischen Variablen aus (REM-Latenz, REM-Dichte, Schlafeffizienz).

SE als Prädiktor klinischer Besserung

Es wurde verschiedentlich untersucht, ob das Ansprechen auf SE Hinweise auf das spätere Ansprechen auf Antidepressiva gibt. Derartige prädiktorische Potenz wurde bezüglich der Wirkung von Clomipramin, Maprotilin, Lofepramin, Carbamazepin, Fluvoxamin und Imipramin gefunden.

Am wahrscheinlichsten ist die Annahme, dass die Reaktion auf SE eine allgemein leichtere Therapierbarkeit anzeigt und die spezifische biochemische Wirkung des Pharmakons dabei irrelevant ist. Dementsprechend wiesen auch TSE-Responder, die mit ganz unterschiedlichen Pharmaka behandelt worden waren, nach 6-wöchiger Therapie bessere Ergebnisse als TSE-Non-Responder

(Gordijn 1999) auf. Gegen diese Auffassung spricht, dass ein gutes Ansprechen auf SE vereinzelt auch mit ungünstigeren Ergebnissen der Pharmakotherapie verbunden war.

Wirkmechanismus

Hypothesen zur Wirkung des therapeutischen SE sind immer zugleich auch Hypothesen zur Natur des depressiven Syndroms und zur Funktion des Schlafes – beides ungelöste Probleme. So gibt es bis heute keine überzeugende Vorstellung über die dem therapeutischen SE zugrunde liegenden Mechanismen.

Pflug u. Tölle (1971), die die ersten systematischen Untersuchungen zum therapeutischen SE anstellten, nahmen an, dass die („endogene") Depression auf einer Störung des zirkadianen Systems beruhe, die durch SE korrigiert würde. Gehde u. Emrich (1996) referieren diese und 11 andere Hypothesen zur SE-Wirkung und stellen eine eigene „Opioidhypothese" auf. Übersichten über die am häufigsten diskutierten Vorstellungen zur SE-Wirkung gibt es darüber hinaus u.a. von Gillin (1983), Wehr (1990), Wu u. Bunney (1990), Elsenga (1992), van den Hoofdakker (1997) sowie Wirz-Justice u. van den Hoofdakker (1999), auf die verwiesen sei.

Gesondert erwähnt seien drei neuere Entwürfe.

- Borbély hatte die Hypothese vertreten, dass Depression durch einen Mangel an „Prozess S" gekennzeichnet ist, einem Zustand oder einer Substanz, der/ die sich in der Deltaaktivität des Schlaf-EEGs ausdrücke, die ein Anzeichen des für das Gehirn wesentlichen Erholungsprozesses darstelle. Aufgrund tierexperimenteller u.a. Befunde wurde die Hypothese dahingehend modifiziert, dass alle Arten von SE (total, partiell, selektiv) den Druck an Non-REM-Schlaf erhöhen und dadurch antidepressiv wirken (Endo et al. 1997).
- Ebert u. Berger (1998) haben eine „Psychostimulanzienhypothese" des SE vorgeschlagen: Durch SE komme es, wie bei der Gabe von Psychostimulanzien (Kokain, Amphetamin), zur Freisetzung von Monoaminen (in erster Linie Dopamin), wodurch einer v.a. im limbischen System verringerten postsynaptischen DA-Rezeptorempfindlichkeit Rechnung getragen und erhöhter limbischer Metabolismus normalisiert werde.
- Demet et al. (1999) heben Analogien zwischen der heilsamen SE-Wirkung auf die Symptome des depressiven Syndroms und des M. Parkinson hervor und vermuten als Grund für beides eine jeweils regional-spezifische anticholinerge Wirkung, ausgelöst durch die mit der Dauer der Wachzeit ansteigende zerebrale Adenosin-Konzentration. Adenosin ist einer von vielen „Schlafstoffen", die sich während des Wachens ansammeln (Wu u. Bunney 1990); von ihnen werden immer mehr identifiziert; ein anderer, jüngst entdeckter ist das Oleamid.

In allen diesen Fällen kommt es jedoch auch darauf an, wo im Gehirn die entsprechende Substanz freigesetzt wird, was z.B. bei allen Blut- und Urinuntersuchungen nicht berücksichtigt werden kann. Beispielsweise haben Baumgartner et al. (1998) an Ratten gezeigt, dass verschiedene Stressoren, u.a. auch SE, zu einem Anstieg einer Typ-II-Dejodinase im Gehirn führen, die T4 in T3 umwandelt. Dieser Anstieg erfolgt stressorspezifisch und nur in einzelnen Hirnregionen. Das zeigt, ähnlich wie die Beobachtung von hirnlokalen Schlafphänomenen (s. S. 104 ff), dass zur Identifizierung der Wirkkomponenten des therapeutischen SE viel differenziertere Untersuchungstechniken nötig sein werden als bisher angewandt wurden.

Zunehmend werden auch molekularbiologische Methoden in der SE-Forschung eingesetzt. Zum Beispiel fanden Benedetti et al. (1999) bei bipolar Depressiven mit einer genetischen Variante in der Promoterregion des Serotonin-Transportergens (das mit 2 langen Ketten zu einem mehr als doppelt so aktiven Transporter führt als die Variante mit 2 kurzen Ketten oder Heterozygotie) signifikant bessere TSE-Response. Patienten mit dieser Variante reagieren auch besser auf Fluvoxamin und Paroxetin.

Für keine der Hypothesen, die sich im Übrigen gegenseitig nur selten ausschließen, gibt es genügend widerspruchsfreie Evidenz. Keine wird der interindividuellen und zeitlichen Variabilität der SE-Wirkung gerecht.

Die entscheidende Variable beim SE ist das Wachbleiben selbst. Weder die damit meist verbundene aufrechte Haltung (SE in liegender Position), noch die übliche Raumbeleuchtung (Wehr et al. 1985, SE in fast totaler Dunkelheit) oder psychologische Faktoren bzw. das soziale Milieu während der SE-Nacht beeinflussen das Ergebnis.

Obschon nicht zweifelsfrei nachgewiesen, muss man annehmen, dass die Dauer der Wachzeit, bzw. das Ausmaß des SE eine entscheidende Variable darstellt. Die verfügbaren Befunde legen nahe, dass es eine Grenze gibt, jenseits der der Erfolg des SE nicht mehr gesteigert werden kann; dass bis zu dieser Grenze aber eine Dosis-Wirkungs-Beziehung zwischen dem Ausmaß an SE und seinem klinischen Effekt besteht. Die Argumente für diese Ansicht sind folgende.

- Die von Depressiven geklagte Schlafstörung ist meist eine sehr variable Hyposomnie, die allerdings selten große Ausmaße annimmt; sie ist als ein (frustraner) Selbstheilungsversuch des Organismus interpretiert worden. Gelegentlich reicht dieses Maß an Schlafverminderung auch aus, den depressiven Zustand zu bessern.[4]
  - Möglicherweise wirkt nur eine aktiv erstrittene Schlafreduktion (Schulte 1969, spricht von „erzwungener" und „gewaltsamer" Schlafvorenthaltung); dagegen sprechen die Wirkungen der erwähnten spontan auftretenden Schlaflosigkeit und die Beobachtung, dass es Depressiven oft nicht schwer fällt, die Nacht über wach zu bleiben.
- Ein Vergleich von Patienten, die zum PSE um 1:30 Uhr geweckt wurden mit solchen, die um 2:30 aufstehen mussten, ergab leicht bessere Ergebnisse für die mit längerer Wachzeit (Responsraten von 43 und 37%, n.s; Fischer et al. 1990b).
- Eine aktive Schlafunterbrechung und -verkürzung um 2 Stunden hat einen signifikanten therapeutischen Effekt, der aber deutlich geringer ist als der eines TSE (Giedke et al. 1990).

---

[4] Schulte (1966) zitiert eine Patientin: „Je schlafloser die Nacht, um so besser der folgende Tag."

- Im direkten Vergleich von partiellem und totalem SE erwies sich dieser als wirksamer (Philipp 1978; Giedke et al. 2000).
  - Der metaanalytische Vergleich von Wehr (1990) zeigte eine Tendenz zu günstigerer Wirkung des TSE; ein eigener Vergleich auf erweiterter Datenbasis ergab für PSE und TSE aber praktisch dieselben Responsraten (s. S. 100f).
  - Dabei ist zu berücksichtigen, dass bei spätem PSE immer die Gefahr besteht, dass die Patienten den frühen Schlaf nicht finden oder dass er kürzer ist als geplant, sodass sich die Wachzeit und damit die Wirksamkeit der des TSE annähert. In manchen Studien sind bis zu $^{1}/_{3}$ der Patienten bei spätem PSE nicht eingeschlafen (Elsenga et al. 1990a). Einige Autoren gaben vor spätem PSE sogar regelmäßig Hypnotika, um dieser Schlafstörung zu begegnen (Telger et al. 1990).
- Sack et al. (1988) ermittelten bei PSE-Respondern (nicht für alle Patienten zusammen) eine signifikante negative Korrelation zwischen Gesamtschlafzeit und klinischer Wirkung; d.h. je kürzer der Restschlaf desto größer der SE-Effekt.

Schlafdeprivation über eine Nacht hinaus scheint dagegen nicht nur keinen weiteren Vorteil sondern sogar Nachteile zu bringen (Zander et al. 1981 und pers. Mitteilung 1979). Allerdings ist die Datenbasis für eine solche Aussage denkbar schmal (n = 2). Aber auch früher oder später PSE, der sich unmittelbar an einen TSE anschloss, brachte depressiven Patienten keine weiteren Vorteile und verhinderte den Rückfall nicht (Elsenga et al. 1990b). Bei den wenigen, mit längerem SE untersuchten Schizophrenen trat eine Verschlechterung des Befindens allerdings erst jenseits einer Wachzeit von 72 Stunden auf (Koranyi u. Lehmann 1960).

- Um zu untersuchen, ob eine Dosis-Wirkungs-Beziehung zwischen Wachzeit und therapeutischem Effekt besteht, könnte die Zeit kontinuierlichen Wachseins, die im Allgemeinen 16 Stunden beträgt, systematisch und in Stufen von 16 Stunden (übliche Dauer der Wachzeit) bis auf 40 Stunden (übliche TSE-Dauer) und möglicherweise darüber hinaus ausgedehnt werden.
- Wenn, wie weiter oben argumentiert, in den REM-/Non-REM-Schlaf-Deprivationsstudien von Vogel et al. (1975) und von Grözinger et al. (1999), tatsächlich die Reduktion der Gesamtschlafzeit (und nicht die Beeinflussung des REM-Schlafs oder das wiederholte Wecken) die Besserung bewirkt hat, müsste ein fortgesetztes, spätes Zubettgehen und/oder frühes Aufstehen (Verminderung der täglichen Gesamtschlafzeit um $1-1^{1}/_{2}$ Stunden)[5] im Laufe von $1-3$ Wochen zu vergleichbaren Resultaten führen – ohne die aufwendige Prozedur des stadienspezifischen Weckens. Wegen der unterschiedlichen Wirkungslatenz ist zu vermuten, dass die leichte, kontinuierliche Schlafverkürzung, wenn sie denn wirken sollte, dies über andere Mechanismen tut als der SE.

---

[5] Bei Vogel et al. (1975) lag die durchschnittliche Reduktion der Gesamtschlafzeit bei etwa 56 (7–99) min/Nacht, bei Grözinger et al. (1999, pers. Mitteilung Grözinger 01/2001) bei ca. 40 min. Da nach den Untersuchungen von Wesensten et al. (1999) dem Schlafstadium 1 kein Erholungswert zukommt und wie Wachen zu betrachten ist, müsste zu diesen Werten die – nicht bekannte – in S1 verbrachte Zeit addiert werden.

In diesem Zusammenhang ist es interessant, dass Wehr (1990) vermutet, die antidepressive Wirkung von MAO-Inhibitoren und Stimulanzien könnte durch deren fortlaufend schlafverkürzenden Einfluss mitbedingt sein.

Schlafentzug als „Schocktherapie"

Die Wirkung eines SE kann sich verzögert (Tag-2-Responder) und langsam einstellen (Entwicklung über Stunden oder mehrere Tage). Doch charakteristisch ist, verglichen mit Psycho-, Pharmako- und Lichttherapie, ein schneller, steiler, oft „dramatisch" genannter Wirkungseintritt (so z.B. Wehr 1990). Diese Eigenschaft hat der SE mit den sog. Schocktherapien, der Elektrokrampf- und der Insulin-Koma-Behandlung gemein. Auch im Zusammenhang mit ernsthaften Belastungen wie Operationen und Unfällen, fieberhaften Erkrankungen, diagnostischen Eingriffen (wie z.B. den früher angewandten Pneumenzephalographien), pharmakogenen Delirien, Fasten, extremer körperlicher Anstrengung, erschütternden Nachrichten und Suizidversuchen sind bei einzelnen Patienten aus verschiedenen diagnostischen Gruppen unvermutete, schnelle, aber meist nur vorübergehende Besserungen beobachtet worden, einem SE-Effekt durchaus vergleichbar.

In der alten Psychiatrie wurden solche schockartigen Verfahren häufig angewendet. Zum Beispiel ließ sich durch Schreck, Elektrisierung u.a. die plötzliche, wenngleich nur passagere Lösung katatoner u.a. Zustände erreichen.
Die Bedingungen solcher schnellen Zustandsänderungen mögen mit den Bedingungen erfolgreicher Schlafentzüge durchaus Gemeinsamkeiten aufweisen.

Zusammenfassung

- Auf therapeutischen Schlafentzug (SE) für eine Nacht reagieren 40–60% depressiver Patienten mit einer Besserung, die alle Grade annehmen kann, 2–4% verschlechtern sich.
- Die Wirkung zeigt sich noch während der Entzugsnacht oder am folgenden Tag, 10–15% der positiven Reaktionen treten erst nach der Erholungsnacht ein („Tag-2-Responder").
- Während des ersten Erholungsschlafs kommt es bei 50–80% der SE-Responder zum kompletten oder partiellen Rückfall; SE-Wirkungen können aber auch Tage oder Wochen anhalten.
- Medikamentös behandelte Patienten haben seltener einen Rückfall.
- Die Dauer der therapeutischen SE-Wirkung konnte durch anschließende Vorverlagerung der Schlafzeit oder durch Lichttherapie verlängert werden.
- Der Rückfall tritt zwar häufig während des Erholungsschlafs auf; aber Schlaf führt nicht notwendigerweise zum Rückfall.
- Es lässt sich schlecht voraussagen, ob ein SE sich positiv auswirken wird oder nicht. Bester Prädiktor der SE-Wirkung ist die schon bisher gezeigte Variabilität der Stimmung des Patienten (Tagesschwankungen); weniger stark mit dem SE-Erfolg korreliert und schwerer zu messen ist der Grad seiner Aktiviertheit.

- Bislang gilt: Totaler SE (Wachen die ganze Nacht über) wirkt nicht besser als partieller SE (Wachen nur in der 2. Nachthälfte). Demgegenüber gibt es Hinweise, dass der SE-Erfolg auch von der Menge des entgangenen Schlafs abhängt und Befunde, nach denen partieller SE dem TSE unterlegen ist.
- Früher partieller SE (d.h. spätes Zubettgehen) scheint ähnlich gut zu wirken wie später partieller SE (Schlaf nur in der ersten Nachthälfte) – vorausgesetzt, die Gesamtschlafzeit wird gleich stark reduziert.
- REM-Schlafentzug scheint gegenüber Non-REM-Schlafentzug keine Vorteile zu haben. Möglicherweise wirkt auch der selektive REMS-Entzug nur über die Reduktion der Gesamtschlafzeit.
- Die Wirkung des SE ist unspezifisch. Hauptindikation ist das depressive Syndrom; positive Wirkungen sind aber vereinzelt auch bei Angst, Zwang und Schizophrenie berichtet worden; ferner wirkt SE günstig auf die Symptome des M. Parkinson.
- Der Wirkmechanismus ist nach wie vor unklar.

Literatur

Barbini B, Colombo C, Benedetti F, Campori E, Bellodi L, Smeraldi E (1998) The unipolar-bipolar dichotomy and the response to sleep deprivation. Psychiatry Res 79: 43–50

Baumgartner A, Hiedra L, Pinna G, Eravaci M, Prengel H, Meinhold H (1998) Rat brain type II 5'-iodothyronine deiodinase activity is extremely sensitive to stress. J Neurochem 71: 817–826

Benedetti F, Serretti A, Colombo C, Campori E, Barbini B, di Bella D, Smeraldi E (1999) Influence of a functional polymorphism within the promoter of the serotonin transporter gene on the effects of total sleep deprivation in bipolar depression. Am J Psychiatry 156: 1450–1452

Bloching B, Dechêne C, Täschner K (2000) Outlasting antidepressant effect of late partial sleep deprivation by bright light therapy. J Sleep Res 9 [Suppl 1]: 21

Bonnet M (2000) Sleep deprivation. In: Kryger M, Roth T, Dement W (eds) Principles and practice of sleep medicine. Saunders, Philadelphia, pp 53–71

Borbély A, Achermann (2000) Sleep homeostasis and models of sleep regulation. In: Kryger M, Roth T, Dement W (eds) Principles and practice of sleep medicine. Saunders, Philadelphia, pp 377–390

Cajochen C, Khalsa A, Wyatt J, Czeisler C, Dijk D (1999) EEG and ocular correlates of circadian melatonin phase and human performance decrements during sleep loss. Am J Physiol 277 (3 Pt2): R640–649

Colombo C, Benedetti F, Barbini B, Campori E, Smeraldi E (1999) Rate of switch from depression into mania after therapeutic sleep deprivation in bipolar depression. Psychiatry Res 86: 267–270

Demet E, Chicz-Demet A, Fallon J, Sokolski K (1999) Sleep deprivation therapy in depressive illness and Parkinson's disease. Prog Neuro-Psychopharmacol & Biol Psychiatry 23: 753–784

Dressing H, Riemann D, Gann H, Berger M (1992) The effects of biperiden on nap sleep after sleep deprivation in depressed patients. Neuropsychopharmacology 7: 1–5

Ebert D, Berger M (1998) Neurobiological similarities in antidepressant sleep deprivation and psychostimulant use: a psychostimulant theory of antidepressant sleep deprivation. Psychopharmacology 140: 1–10

Elsenga S (1992) Sleep deprivation and depression. Proefschrift, Rijksuniversiteit Groningen, Netherlands. Drukkerij Telenga, Franeker

Elsenga S, van den Hoofdakker R (1983) Clinical effects of several sleep/wake manipulations on endogenous depression. Sleep Res 12: 326

Elsenga S, van den Hoofdakker R, Dols L (1990a) Early and late partial sleep deprivation in depression. In: Stefanis C, Soldatos C, Rabavilas A (eds) Psychiatry: a world perspective, vol 2. Excerpta Medica, Amsterdam, pp 374–379

Elsenga S, Beersma D, van den Hoofdakker R (1990b) Total and partial sleep deprivation in clomipramine-treated endogenous depressives. J Psychiatric Res 24: 111–119

Endo T, Schwierin B, Borbély A, Tobler I (1997) Selective and total sleep deprivation: effect on the sleep EEG in the rat. Psychiatry Res 66: 97–110

Fähndrich E (1981) Effects of sleep deprivation on depressed patients of different nosological groups. Psychiatry Res 5: 277–285

Fischer H, Telger K, Tölle R (1990a) Wachtherapie als Gruppenbehandlung: Zur Praxis des antidepressiven Schlafentzugs in der zweiten Nachthälfte. Fundamenta Psychiatrica 4: 69–73

Fischer H, Tölle R, Telger K (1990b) Wachtherapie: Zur Zeitwahl beim partiellen Schlafentzug in der Depressionsbehandlung. Schweiz Arch Neurol Psychiatrie 141: 351–359

Gehde E, Emrich H (1996) Systemtheoretische Konzepte zur Wirkung des Schlafentzuges. In: Kasper S, Möller H (Hrsg) Therapeutischer Schlafentzug. Springer, Wien New York, S 229–263

Giedke H (1988) The effect of afternoon naps on mood in depressive patients after therapeutic sleep deprivation. In: Koella W, Obal F, Schulz H, Visser P (eds) Sleep '86. Fischer, Stuttgart, pp 451–453

Giedke H, Bloching B (1989) Therapeutic sleep deprivation in a brightly lit room. In: Horne J (ed) Sleep '88. Fischer, Stuttgart, pp 245–247

Giedke H, Wormstall H, Haffner H (1990) Therapeutic sleep deprivation in depressives, restricted to the two nocturnal hours between 3:00 and 5:00. Prog Neuropsychopharmacol Biol Psychiatry 14: 37–47

Giedke H, Geilenkirchen R, Hauser M (1992) The timing of partial sleep deprivation in depression. J Affect Disord 25: 117–128

Giedke H, Klingberg S, Schwärzler F, Schweinsberg M, Schlotter W, Wiedmann B (2000) Direct comparison of total sleep deprivation and late partial sleep deprivation in the treatment of major depression. J Sleep Res 9 [Suppl 1]: 69

Gill D, Ketter T, Post R (1993) Antidepressant response to sleep deprivation as a function of time into depressive episode in rapidly cycling bipolar patients. Acta Psychiatr Scand 87: 102–109

Gillin J (1983) The sleep therapies of depression. Prog Neuropsychopharmacol & Biol Psychiat 7: 351–364

Gillin J, Kripke D, Janowsky D, Risch S (1989) Effects of brief naps on mood and sleep in sleep-deprived depressed patients. Psychiatry Res 27: 253–265

Goetze U, Tölle R (1981) Antidepressive Wirkung des partiellen Schlafentzuges während der 1. Hälfte der Nacht. Psychiatria Clin 14: 129–149

Gordijn M (1999) Chronobiology and depression. (Proefschrift, Rijksuniversiteit Groningen, Netherlands). Ponsen & Looyen, Wageningen

Gordijn M, Beersma D, Bouhuys N, Reinink E, van den Hoofdakker R (1994) A longitudinal study of diurnal mood variation in depression; characteristics and significance. J Affective Disord 31: 261–273

Gordijn M, Beersma D, Bouhuys N, Korte H, van den Hoofdakker R (1995) A longitudinal study of sleep deprivation responses in depression; the variability is highly related to diurnal mood variability. Acta Neuropsychiatrica 7: 58–60

Grözinger M, Kögel P, Uhl T, Röschke J (1999) Does an intracyclic REM pressure induce antidepressive effects? Sleep Res Online 2 [Suppl]: 532

Hemmeter U, Seifritz E, Hatzinger M, Müller M, Holsboer-Trachsler E (1995) Serial partial sleep-deprivation as adjuvant treatment of depressive insomnia. Prog Neuropsychopharmacol & Biol Psychiat 19: 593–602

Hemmeter U, Bischof R, Hatzinger M, Seifritz E, Holsboer-Trachsler E (1998) Microsleep during partial sleep deprivation in depression. Biol Psychiatry 43: 829–839

Holsboer-Trachsler E, Hemmeter U, Hatzinger M, Seifritz E, Gerhard U, Hobi V (1994) Sleep deprivation and bright light as potential augmenters of antidepressant drug treatment – neurobiological and psychometric assessment of course. J Psychiat Res 28: 381–399

van den Hoofdakker R (1997) Total sleep deprivation: clinical and theoretical aspects. In: Honig
    A, van Praag H (eds) Depression: neurobiological, psychopathological and therapeutic ad-
    vances. Wiley & Sons, pp 563–589
Horne J (1988) Why we sleep. Oxford University Press, Oxford
Horne J (2000) Perspectives on lost sleep. Vortrag, 15th Congress of the European Sleep Research
    Society, Istanbul Sept 12–16, 2000
Koranyi E, Lehmann H (1960) Experimental sleep deprivation in schizophrenic patients. Arch
    Gen Psychiatry 2: 534–544
Kraft A, Willner P, Gillin C, Janowsky D, Neborsky R (1984) Changes in thought content following
    sleep deprivation in depression. Comprehensive Psychiatry 25: 283–289
Kuhs H, Tölle R (1991) Sleep deprivation therapy. Biol Psychiatry 29: 1129–1148
Kuhs H, Färber D, Borgstädt S, Mrosek S, Tölle R (1996) Amitriptyline in combination with
    repeated late sleep deprivation versus amitriptyline alone in major depression. A randomised
    study. J Affective Disorders 37: 31–41
Lagarde D, Batejat D (1994) Evaluation of drowsiness during prolonged sleep deprivation. Neuro-
    physiol Clin 24: 35–44
Leibenluft E, Wehr T (1992) Is sleep deprivation useful in the treatment of depression? Am J
    Psychiatry 149: 159–168
Leibenluft E, Moul D, Schwartz P, Madden P, Wehr T (1993) A clinical trial of sleep deprivation in
    combination with antidepressant medication. Psychiatry Res 46: 213–227
Loosen P, Ackenheil M, Athen D, Beckmann H, Benkert O, Dittmer T, Hippius H, Matussek N,
    Rüther E, Scheller M (1974) Schlafentzugsbehandlung endogener Depressionen. 2. Mittei-
    lung. Vergleich psychopathologischer und biochemischer Parameter. Arzneim Forsch (Drug
    Res) 24: 1075–1077
Neumeister A, Goessler R, Lucht M, Kapitany T, Bamas C, Kasper S (1996) Bright light therapy
    stabilizes the antidepressant effect of partial sleep deprivation. Biol Psychiat 39: 16–21
Ostenfeld I (1986) Abstinence from night sleep as a treatment for endogenous depression. Danish
    Medical Bull 33: 45–49
Papadimitriou G, Christodoulou G, Katsouyanni K, Stefanis C (1993) Therapy and prevention of
    affective illness by total sleep deprivation. J Affective Disord 27: 107–116
Parry B, Wehr T (1987) Therapeutic effect of sleep deprivation in patients with premenstrual
    syndrome. Am J Psychiatry 144: 808–810
Parry B, Mostofi N, LeVeau B, Nahum H, Solshan S, Laughlin G, Gillin J (1999) Sleep EEG studies
    during early and late partial sleep deprivation in premenstrual dysphoric disorder and
    normal control subjects. Psychiatry Res 85: 127–143
Peet M (1994) Induction of mania with selective serotonin re-uptake inhibitors and tricyclic
    antidepressants. British J Psychiatry 164: 549–550
Pflug B, Tölle R (1971) Therapie endogener Depressionen durch Schlafentzug. Nervenarzt 42:
    117–124
Philipp M (1978) Depressionsverlauf nach Schlafentzug. Nervenarzt 49: 120–123
Rechtschaffen A, Bergmann B, Gilliland M, Bauer K (1999) Effects of method, duration, and sleep
    stage rebounds from sleep deprivation in the rat. Sleep 22: 11–31
Reinink E, Bouhuys N, Gordijn M, van den Hoofdakker R (1993) Prediction of the antidepres-
    sant response to total sleep deprivation of depressed patients: longitudinal verus single day
    assessment of diurnal mood variation. Biol Psychiatry 34: 471–481
Reist C, Chen C, Chhoeu A, Berry R. Bunney W (1994) Effects of sleep on the antidepressant
    response to sleep deprivation. Biol Psychiatry 35: 794–797
Riemann D, König A, Hohagen F et al. (1999) How to preserve the antidepressive effect of sleep
    deprivation: A comparison of sleep phase advance and sleep phase delay. Eur Arch Psychiatry
    Clin Neurosci 249: 231–237
Ruhrmann S (1996) Biochemische Aspekte des therapeutischen Schlafentzuges. In: Kasper S,
    Möller H (Hrsg) Therapeutischer Schlafentzug. Springer, Wien New York, S 173–202
Sack D, Duncan W, Rosenthal N, Mendelson W, Wehr T (1988) The timing and duration of sleep
    in partial sleep deprivation therapy of depression. Acta Psychiat Scand 77: 219–224
Saller K, Funda E, Geisler P, Hofmann G, Klein H (1993) Die antidepressive Wirkung des Schlaf-
    entzuges (Wachtherapie) im Rahmen eines klinischen Gesamtbehandlungsplans. Kranken-
    hauspsychiatrie 4: 112–119

Schilgen B, Bischofs W, Blaszkiewicz F, Bremer W, Rudolf G, Tölle R (1976) Totaler und partieller Schlafentzug in der Behandlung von Depressionen. Arzneim Forsch (Drug Res) 26: 1171–1173

Schulte W (1966) Kombinierte Psycho- und Pharmakotherapie bei Melancholikern. In: Kranz H, Petrilowitsch N (Hrsg) Probleme der pharmakopsychiatrischen Kombinations- und Langzeitbehandlung. Karger, Basel, S 150–169

Schulte W (1969) Klinische Erfahrungen über das Herausgeraten aus der melancholischen Phase. In: Hippius H, Selbach H (Hrsg) Das depressive Syndrom. Karger, Basel, S 415–420

Szuba M, Baxter L jr, Altshuler L, Allen E, Guze B, Schwartz J, Liston E (1994) Lithium sustains the acute antidepressant effects of sleep deprivation: preliminary findings from a controlled study. Psychiatry Res 51: 283–295

Telger K, Tölle R, Fischer H (1990) Zur Wiederholbarkeit der antidepressiven Wachtherapie (partieller Schlafentzug). Psychiatr Praxis 17: 121–125

Tölle R (1996) Vom Schlafdefizit zur Wachtherapie. Zur Entwicklung des antidepressiven Schlafentzuges. In: Kasper S, Möller H (Hrsg) Therapeutischer Schlafentzug. Springer, Wien New York, S 3–17

Tyler D (1955) Psychological changes during experimental sleep deprivation. Dis Nerv System 16: 293–299

Uhde T, Post R, Ballenger C, Cutler N, Jimerson D, Witzman E, Bunney W (1981) Circadian rhythm and sleep deprivation in depression. In: Koella W (ed) Sleep 1980. Karger, Basel, pp 23–26

Vogel G, Thurmond A, Gibbons P, Sloan K. Boyd M. Walker M (1975) REM sleep reduction effects on depression syndromes. Arch Gen Psychiatry 32: 765–777

Wehr T (1990) Effects of wakefulness and sleep on depression and mania. In: Mountplaisir J, Godbout R (eds) Sleep and biological rhythms: Basic mechanisms and applications to psychiatry. Oxford, Oxford University Press, pp 42–86

Wehr T, Wirz-Justice A, Duncan W, Gillin J, Goodwin FK (1979) Phase advance of the circadian sleep – wake cycle as an antidepressant. Science 206: 710–713

Wesensten N, Balkin T, Belenky G (1999) Does sleep fragmentation impact recuperation? A review and reanalysis. J Sleep Res 8: 237–245

Wiegand M (1995) Schlaf, Schlafentzug und Depression. Springer, Berlin

Wirz-Justice A, van den Hoofdakker R (1999) Sleep deprivation in depression: what do we know, where do we go? Biol Psychiatry 46: 445–453

Wu J, Bunney W (1990) The biological basis of an antidepressant response to sleep deprivation and relapse: review and hypothesis. Am J Psychiatry 147: 14–21

Wu J, Buchsbaum M, Gillin C, Tang C, Cadwell S, Wiegand M, Najafi A, Klein E, Hazen K, Bunney W (1999) Prediction of antidepressant effects of sleep deprivation by metabolic rates in the ventral anterior cingulate and medial prefrontal cortex. Am J Psychiatry 156: 1149–1158

Zander K, Lorenz A, Wahlländer B, Ackenheit M, Rüther E (1981) Biogenesis of the antidepressive effect of sleep deprivation. In: Koella W (ed) Sleep 1980. Karger, Basel, pp 9–15

III Depressionsbehandlung –
psychotherapeutische Methoden und kombinierte Behandlungsansätze

KAPITEL 7

Psychodynamische Therapieansätze bei depressiven Störungen

CH. MUNDT, C. RECK

Vorbemerkung

Das Thema soll in drei Schritten bearbeitet werden: Im ersten Schritt werden die Konzepte von pathogenetischen Mechanismen der Depressionsentstehung geschildert, die die therapeutischen Ansätze der psychodynamischen Psychotherapie begründen. Dabei soll hauptsächlich auf neuere psychoanalytische Forschungsergebnisse, die sich aus den Befunden der Säuglings- und Bindungsforschung ableiten, eingegangen werden. In einem zweiten Abschnitt werden therapeutische Techniken dargestellt und im dritten Abschnitt Ergebnisse der Evaluation.

Ein gewisses Problem bei der Darstellung dieser drei Schritte besteht darin, dass die Schulengrenzen fließend werden, wenn die empirisch beforschten Bereiche in den Mittelpunkt rücken. „Psychodynamische Therapie" bleibt unscharf definiert als bezogen auf Beziehungsmodus und Selbstbild, wobei die Arbeit an der Übertragung Vorrang genießt. Konsequenterweise erzwingt die empirische Orientierung eine schulenübergreifend-integrative Sichtweise.

Pathogenesemodelle

Das bekannteste psychoanalytische Pathogenesemodell der Depression dürfte die von Freud in „Trauer und Melancholie" (1915) dargestellte Hypothese sein, dass Verlust und Ablösung von engen Bindungen vor allem dann zu verlängerter Trauerreaktion und Depression führen können, wenn der Trauernde ambivalent aggressiv oder schuldhaft an die verlorene Person gebunden bleibt. Der komplizierte Vorgang der Introjektbildung mit Entwertung des introjizierten Objektes und damit Selbstentwertung dürfte außerhalb der Psychoanalyse schwerer akzeptabel sein als die auf klinischer Evidenz beruhende ursprüngliche Beobachtung selbst. Letztere findet sich auch in der kognitiven Verhaltenstherapie, etwa bei Zimmer (1991), die bei chronischen Depressionen die „feindselige Gebundenheit" vermehrt gefunden hat, die einer psychotherapeutischen Auflösung besondere Widerstände entgegensetzt. Abraham (1971) hat die Enttäuschungserlebnisse und ihre Reaktivierung betont; Bibring (1937) hat auf die Verletzung des Selbstwertgefühls, die folgende übermäßige Selbstbezogenheit und unangemessene Aggressivität hingewiesen, oral-anaklitische, anal-zwanghafte und narzisstische Libidoorganisationen wurden beschrieben.

Verlusterlebnisse als Auslöser von Depressionen haben auch außerhalb der Psychoanalyse bekanntlich eine umfangreiche Beforschung erfahren, die die Bedeutung nicht nur von Verlusten, sondern vor allem auch von verunsichernden, das Selbstwertgefühl beeinträchtigenden Erfahrungen für die Depressionsauslösung transkulturell bestätigen (z.B. Bowlby 1980; Brown 1982).

Der einzige Bereich, in dem dies neuerdings wieder kontrovers diskutiert wird, betrifft die schwer kranken, stationär behandlungsbedürftigen depressiven Patienten, für die wir in einer eigenen Studie zeigen konnten, dass ein zirkuläres Pathogenesegeschehen zwischen kumulativ wirkenden belastenden chronischen Lebensumständen, Persönlichkeit und depressiver Symptomatik für die Depressionsauslösung und -unterhaltung verantwortlich ist (Mundt et al. 2000; Reck et al. 1999).

Bindungsforschung

Enger mit psychoanalytischen Ursprüngen assoziiert als die Life-Event-Forschung ist der Forschungsbereich Verlust und Bindung. Dozier und Mitarbeiter (1999) differenzieren vier Bindungsrepräsentationen bei der unipolaren Depression, den autonomen, der durch Kohärenz, Klarheit und Konsistenz in seinen Äußerungen und Handlungen gekennzeichnet ist, den distanzierten (Dismissing), der sich in Idealisierung und Abwertung und einen Mangel an Reichhaltigkeit des biographischen Episodengedächtnisses äußert, den präokkupierten, der durch Verärgerung und passiv-aggressive Verhaltensmechanismen gekennzeichnet ist, und schließlich als vierte Kategorie den Zustand des unaufgelösten Traumas. Die epidemiologischen Daten zur Verteilung dieser Typologien kranken daran, dass die diagnostische Klassifikation problematisch ist. Fonagy und Mitarbeiter (1996) fanden beispielsweise in einem großen Kollektiv unipolar Depressiver 72 % mit unaufgelöstem Trauma, bei Rosenstein u. Horowitz (1996) waren es nur um 20 %, während dort 70 % als präokkupiert, gebunden eingestuft wurden. Im Kollektiv von Tyrell u. Dozier (1997) wiesen hingegen 85 % der Patienten eine sichere bzw. autonome Bindungsrepräsentation auf. Dozier und Mitarbeiter (1999) fassen die Inkonsistenzen auf diesem Gebiet zusammen, indem sie darauf hinweisen, dass bei majorer Depression vor allem autonome mentale Verfassungen vorherrschen, im Gegensatz zu Dysthymien, die mehr mit unaufgelösten Verlusterlebnissen verbunden seien. Mit dieser Unterscheidung gehe eine eher internalisierende, selbstbezichtigende Haltung bei den majoren Depressionen und eine externalisierende, andere beschuldigende Haltung bei den Dysthymien einher. Diese Unterscheidung entspricht der früheren endogenen und neurotischen Depression hinsichtlich der zugehörigen Persönlichkeiten.

West u. Sheldon (1988) weisen darauf hin, dass unsichere oder ambivalente Bindungen von einer Repräsentation von Bindung ausgehen, in der wenig Vertrauen in die Verfügbarkeit des Objektes, seine emotionale Resonanz und seine Stetigkeit und Verlässlichkeit gegeben ist. Unsicheres Bindungsverhalten gegenüber Partnern im Erwachsenenleben kann wiederum zu instabilen Bindungen führen, die dieses Repräsentanzenmodell bekräftigen. Dieser Bereich ist in gleicher Weise auch von verhaltenstherapeutisch orientierten Forschern bearbeitet worden. Sie betonen die Notwendigkeit, die Repräsentation von Dyaden durchlässig zu machen für Änderungen und dieses „working model" unter kognitiven und emotionalen Einflüssen neu zu bewerten. Wilhelm und Mitarbeiter (1998) sowie Mackie (1981) betonen, dass die Bindungsqualitäten und Attachment als solches nicht mit Abhängigkeit oder Lebenskrisen assoziiert sind, sondern vielmehr normale psychologische Abläufe und ein Grundbedürfnis des Menschen spiegelten, das konstitutiv für Intersubjektivität und Persönlichkeitsentwicklung sei. Abhängigkeit sei lediglich eine Fehlentwicklung von Bindung.

Mosheim und Mitarbeiter (2000) haben untersucht, inwieweit Bindungsqualitäten den Erfolg einer Psychotherapie voraussagen. Sie konnten belegen, dass lediglich die Bindungssicherheit positiv mit dem Behandlungserfolg korreliert.

Schoon u. Montgomery (1997) untersuchten im Rahmen der „National Child Development Study" über 9000 Kinder mit fünf Nachuntersuchungszeiten von 7–33 Jahren. Sie konnten zeigen, dass negative Erfahrungen in den ersten 7 Lebensjahren das Risiko erhöhen, im Erwachsenenalter an einer depressiven Störung zu erkranken. Diese Risikofaktoren umfassen langdauernde Trennungen von der Mutter, häufiges Schikaniertwerden durch andere Kinder, finanzielle Probleme der Eltern, Spannungen im Elternhaus, und, nur für Frauen riskant, soziale Benachteiligung in der Kindheit. Es konnte gezeigt werden, dass langdauernde Streitigkeiten oder Vernachlässigung durch die Eltern stärker mit Erwachsenendepressionen assoziiert sind als Scheidung oder Tod der Eltern. Dieses Ergebnis deutet wieder darauf hin, dass vor allem die Qualität der Eltern-Kind-Beziehung von Belang ist, nicht das potentiell traumatische Ereignis als solches, wenn es mit Unterstützung verarbeitbar wird.

Als Konsequenzen für die psychotherapeutische Arbeit werden wesentlich drei Zielvorstellungen abgeleitet:

- Dem Aufbau einer sicheren Bindung in der therapeutischen Dyade kommt eine zentrale Rolle für den Therapieerfolg zu. Nur wenn die Bindungsqualität der therapeutischen Dyade als sicher bezeichnet werden kann, ist sie belastbar für „Zumutungen", die zu korrektiven kognitiven und emotionalen Erfahrungen führen können. In dieser Erfahrung liegt selbst bereits ein therapeutischer Effekt begründet: Über Mechanismen des prozedualen Lernens können korrigierende emotionale Erfahrungen gemacht werden, z.B. in der Weise, dass Schameinbrüche nicht zur Entwertung der therapeutischen Dyade führen müssen oder dass stabile emotionale Resonanz und Verfügbarkeit im vorgegebenen therapeutischen Rahmen gewährleistet sind.
- Die Abstimmung des Therapienangebotes und -settings auf die jeweilige Bindungsrepräsentation des Patienten, mit dem Ziel eine therapeutisch konstruktive Umgangsweise mit z.B. ambivalent unsicher gebundenen Patienten zu ermöglichen, deren Bindungsängste sich zu Beginn der Therapie in unzuverlässigem Verhalten ausdrücken können und vom Therapeuten z.B. vorschnell als ein Zeichen „mangelnder Therapiemotivation" interpretiert werden können (Stolorow et al. 1996).
- Die Erhellung dysfunktionaler Bindungsformen, wie etwa die Unterscheidung des entwicklungsförderlichen Gebrauchs von Hilfe gegenüber entwicklungshemmenden regressiven Bindungen.

Säuglingsforschung

Die neueren Befunde der sog. Säuglingsforschung (im Überblick s. Dornes 1993) stellen eine Ergänzung zu den Ergebnissen der traditionellen Bindungsforschung dar. Typischerweise erfolgt die Untersuchung von Interaktionsprozessen in Rahmen videographierter Mikroanalysen (Jörg et al. 1994; Tronick et al. 1978) sowie der Gedächtnisforschung, die sich mit der Bildung von Repräsentationen der Dyaden und damit der Beziehungsstile aus den frühkindlichen Interaktionsmustern beschäftigen. Die neuere empirische Säuglingsforschung hat damit bis in neuropsychologische Vorgänge hinein eine Detaillierung der älteren Konzepte des zentralen Beziehungskonfliktes und verwandter Konstrukte geliefert.

Die Säuglingsforschung hat gezeigt, dass Säuglinge bereits in den ersten 15 Stunden nach der Geburt die Stimme ihrer Mutter von der eines Fremden unterscheiden können und sie vorziehen. Diese Befunde weisen daraufhin, dass bereits intrauterin Prägungen der akustischen Informationsverarbeitung stattfinden. Es ist auch nachgewiesen, dass es bereits im vierten Monat Kontingenzwahrnehmungen und damit Prädiktionen für den Ausgang von Interaktionssequenzen gibt, die beispielsweise dem Prozess des Sich-Einstimmens zwischen Mutter und Säugling zugrunde liegen. Die Tatsache, dass der Säugling ein bestärkendes oder evozierendes Lächeln zur Einstimmung bereits anbahnt, bevor der entsprechende mimische Ablauf im Gesicht der Mutter zum Abschluss gekommen ist, zeigt, dass es ein Arbeitsmodell für die Extrapolation des Bewegungsablaufs in die Zukunft hinein geben muss, dem eine Repräsentation der Wahrscheinlichkeit dyadischer Interaktionssequenzen zugrunde liegt. Man vermutet, dass sich daraus Kernrepräsentanzen, der „affektive Kern" einer Persönlichkeit, herausbilden. Emde (1988) postuliert in diesem Zusammenhang, dass Emotionen in Interaktionen geformt werden und es zu einer Internalisierung affektiver Muster komme, die einen Teil des „affektiven Kerns" bzw. des präsymbolischen Selbst bilden. Der „affektive Kern" des Kindes bestimme, wie es mit neuen Situationen umgeht. Kinder etwa mit depressiven oder ängstlichen affektiven Mustern werden nach Emde (1988) die Konfrontation mit gefahrvollen Situationen meiden und sich zurückziehen. In den Interaktionszyklen depressiver Mütter und ihrer Säuglinge (z. B. Field et al. 1988) werden außerdem Interaktionen beschrieben, die ein signifikant höheres Maß an aufeinander abgestimmten, koordinierten Verhaltensweisen aufweisen. Depressive Mütter und ihre Säuglinge zeigten gegenüber einer gesunden Kontrollgruppe in ihren Interaktionen eine signifikant erhöhte Rate an koordinierten Vokalisationen („vocal matching"; Beebe et al. 1997) sowie mimischen Ausdrucksweisen („facial tracking"; Malatesta et al. 1989). Es wäre denkbar, dass einem hohen Ausmaß koordinierter Interaktionen in der Mutter-Kind-Dyade die Funktion einer kompensatorischen Bewältigungsstrategie im Umgang mit negativen Affektzuständen zukommt.

Typische frühkindliche Verhaltensweisen in der Interaktion mit ihren depressiv erkrankten Müttern sind vermehrtes Rückzugs- und Vermeidungsverhalten, insbesondere die Vermeidung des Blickkontaktes, sowie ein geringes Ausmaß an positivem Affektausdruck (Cohn et al. 1986). Das Verhalten der Mütter lässt sich durch mangelnde Responsivität, Passivität oder Intrusivität, weniger positiven

Affekt, mehr negativen Affekt und weniger expressives mimisches Ausdrucksverhalten charakterisieren (Cohn et al. 1986; Field et al. 1988).

Field et al. (1988) befassten sich mit der interessanten Frage nach der Generalisierung von frühkindlichem „depressivem Interaktionsverhalten" (ein geringes Ausmaß an positivem Affektausdruck und ein niedrigeres Aktivitätsniveau). Sie untersuchten, ob Säuglinge im Alter von 3–6 Monaten in Interaktionen mit gesunden, nichtdepressiven Frauen ähnliche Verhaltensweisen zeigten wie in der Interaktion mit ihren postpartal depressiven Müttern. Es zeigte sich, dass die Säuglinge auch in der Interaktion mit der nichtdepressiven Beziehungspartnerin „depressive" Verhaltensmuster aufwiesen. Interessanterweise schien das Verhalten der Säuglinge sogar eine Rückwirkung auf das Interaktionsverhalten der gesunden, nichtdepressiven Frauen zu haben im Sinne eines depressionsähnlichen Verhaltens.

Cohn und Mitarbeiter (1984) vermuten, dass das Erleben des Kindes, das Interaktionsverhalten der Mutter nicht positiv beeinflussen zu können, zu einem Gefühl der Ineffektivität bei dem Kind führt und es sich in Folge bekümmert und hilflos fühlt. Das aktive Ziel des Kindes, Reziprozität herzustellen, misslingt, und es wäre denkbar, dass schon im Alter von 6 Monaten die Grundlage für eine Vulnerabilität im Sinne des Konzeptes der „erlernten Hilflosigkeit" (Seligman 1986) für spätere depressive Störungen entsteht.

Autobiographisches Gedächtnis

Die Studien zur Arbeitsweise des autobiographischen Episodengedächtnisses bei depressiven Patienten und Patienten mit „mood disorders" haben eine Fülle von Befunden zutage gefördert, die recht konsistent Veränderungen gegenüber gesunden Probanden ergeben haben. Der auffälligste Befund betrifft die stärkere Neigung depressiver Probanden, die Erinnerung an biographische Episoden auf allgemeine Aussagen zu reduzieren, statt spezifische und pointiertere Aussagen über einzelne Episoden zu treffen. Diese Tendenz trifft auf positiv getönte Episoden stärker zu als auf negativ getönte. Liest man die Protokolle entsprechender Untersuchungen, so fühlt man sich durch die Formulierungen der Patienten an die konventionell anmutenden Gemeinplätze freundlicher Depressiver mit Typus-Melancholicus-Struktur erinnert. Darüber hinaus wurde ebenfalls konsistent eine schnellere Erinnerung an mehr negative Lebensereignisse berichtet als an positive (Brittlebank et al. 1993).

Brittlebank und Mitarbeiter (1993) konnten zeigen, dass ein übergeneralisierender Erinnerungsstil mit 33 % Varianzaufklärung hochsignifikant den ungünstigen Verlauf von Depressionen prädizierte. Übergeneralisierung war hingegen nicht an State-Depression gebunden.

Williams (1996) interpretiert diese Befunde in der Weise, dass er die Übergeneralisierungstendenz für das Episodenerinnern bei Depressiven und PTSD-Patienten als eine defensive Strategie zur Vermeidung negativer Affekte ansieht, die dadurch zustandekommt, dass zwar der Schritt vom Schlüsselreiz zu einer mittleren Abstraktionsebene getan wird, dass hier aber der Suchprozess abgebrochen wird, bevor er zur Spezifikation auf die einzelne Episode weiterschreiten könnte. Bei einem solchen Erinnerungsstil komme es zu einer Über-kultivierung der Kategorienbildung auf mittlerer Abstraktionsebene, die eine Basis für die zirkulären Grübelbewegungen Depressiver in negativen Kognitionen sein könne. Diese Überbetonung des mittleren Abstraktionsniveaus der Erinnerungen mit Blockierung des Zugangs zu den spezifischen Episoden verhindere damit konkrete Überprüfungen und Modifikationen der negativen hedonischen Tönung, sodass es eine „depressionsmnemonische Arretierung" des Erinnerungsprozesses gebe. Die schwache Ausprägung der Spezifikation positiver Ereignisse vernachlässige ein mögliches Gegengewicht zur Aufdringlichkeit negativer Ereignisse, die durch die Überelaboration von Kategorien auf dem mittleren Abstraktionsniveau den Gedächtnisschatz unangemessen dominieren.

Williams (1996) leitet aus diesen Befunden für die Therapie die Forderung ab, dass den Patienten Unterstützung gegeben werden sollte, auch positive Lebensereignisse spezifischer zu erinnern, um damit die Überrepräsentation negativer Ereignisse und die von ihnen abgeleitete Überelaboration von Kategorien auf dem intermediären Abstraktionsniveau des Episodengedächtnisses einzudämmen.

Persönlichkeit

Die Diskussion über Persönlichkeit und Depression, die nach v. Zerssen u. Akiskal (1997) und Hirschfeld (1999) Ursache, Folge oder im Intervall miniaturisierte Identität mit dem Krankheitsbild Depression sein kann, ist im deutschen Sprachraum vorwiegend durch die Typus-Melancholicus-Forschung bestimmt worden. Obgleich dieses Konzept im angloamerikanischen Raum kaum aufgegriffen wurde, finden sich gute Entsprechungen zu der von vielen Autoren beschriebenen dichotomen Persönlichkeitstypologie bei Depressionen. Blatt (1998) hat in diesem Sinn zwischen den introjektiven und anaklitischen Depressiven unterschieden, die entweder zu Autonomie und Streben nach Anerkennung oder zu Anaklise, Fusion und liebevollem Umsorgtwerden streben. Diese gegensätzlichen Persönlichkeitszüge organisieren die Psychopathologie nach Blatt und erfordern unterschiedliche psychotherapeutische Zugänge. Das im Vergleich zu Gesunden und anderen Diagnosegruppen übermäßige Streben Depressiver nach Umsorgung oder Anerkennung wird von einer Vielzahl von Autorengruppen bestätigt. Ampollini et al. (1999) fanden Cloningers „harm avoidance" und „reward dependency" gehäuft bei Panikstörungen, majorer Depression und Mischzuständen. Sakado et al. (1999) fanden bei Lebenszeitdepression soziale Sensitivität und das Bedürfnis nach Anerkennung erhöht.

Es gibt mittlerweile eine beachtliche Konsistenz der Befunde für die Differenzierung dieser dichotomen Persönlichkeitssicht auf majore Depression in dem Sinne, dass der mehr anaklitische, dependente Typus bei früherkrankenden, eher neurotisch formierten Depressiven bzw. Dysthymen gefunden wird, während der introjektive, Ich-stärkere, zu Perfektionismus und Schuldmechanismen neigende Typus die später Ersterkrankenden, eher endogen depressiven bzw. melancholischen Patienten umfasst. Hartmann (1999) hat für diese Unterscheidung die Über-Ich-betonten endogenen von den oral-dependenten Neurotischen unterschieden. Garyfallos et al. (1999) fanden Persönlichkeitsstörungen bei früherkrankenden Dysthymien signifikant gehäuft im Vergleich mit später erkrankenden majoren Depressionen; auch Parker et al. (1998) fanden bei nonmelancholischen Depressionen mehr Persönlichkeitsstörungen, hauptsächlich vom vermeidenden Typus; Fava et al. (1996) fanden unter den früh ersterkrankenden Depressiven eine höhere Prävalenz an vermeidender, histrionischer und narzisstischer sowie Borderline-Persönlichkeitsstörung im Vergleich mit später erkrankenden majoren Depressionen. Böker et al. (2000) haben mit dem „repertory grid" wiederum die fusionäre Nähe endogen Depressiver zu ihren Partnern beschrieben, während neurotisch depressive Dysthyme den Partnerschaften gegenüber kritischer eingestellt sind. Letztere neigen eher zur Externalisierung von Beschwerden, endogene mehr zur Introjektion von Schuld, Leistung und Anspruch. Zu den Partnern ergeben sich durch die Fusion von Selbst- und Fremdbild zirkuläre Prozesse der Abhängigkeit, aber auch Ressourcen der Beziehung. Die Partner werden oft selbst depressiv und dadurch erschöpft. Bei Männern kommt es durch die Abhängigkeitsbedürfnisse zu Konflikten mit dem Rollenbild.

Von Zerssen (1997) hat die Typus-Melancholicus-Struktur auch bei japanischen Depressiven bestätigen können mit den MPT-Kriterien Rigidität, Normorientierung und einer Verminderung an Frustrationstoleranz.

Shea et al. (1996) haben in einer Sechsjahreskatamnese eines Kollektivs der NIMH-Studie zeigen können, dass Persönlichkeitszüge durch typische Episoden einer majoren Depression nicht verändert werden, was gegen die Narbentheorie des Verhältnisses Depression-Persönlichkeit spricht.

In eigenen Befunde (Mundt et al. 1997) konnte ebenfalls die Zweiteilung des Persönlichkeitsprofils in konflikthaft neurotisch geprägte Abhängigkeitsstrukturen bei Dysthymien und früh erkrankenden Depressionen gegenüber den leistungsorientierten Ich-stärkeren symbiotisch-harmonisierenden Typus-Melancholicus-Patienten bestätigt werden. Letztere haben in unseren Studien den besseren Zweijahresverlauf gezeigt, während die Einjahresverläufe sich nicht unterschieden. Bei Blatt et al. (1996) hat der Perfektionismus als führendes Persönlichkeitsmerkmal dieses Typus in den Kurzzeitverläufen eher zu ungünstigerem Ausgang disponiert.

Zusammenfassung der neueren Pathogeneseforschung

Die Integration der neueren Säuglings-, Bindungs-, Gedächtnis- und Persönlichkeitsforschung legt nahe, zwei etwas unterschiedliche Entwicklungslinien zur Erwachsenendepression anzunehmen. Eine Linie könnte über die Repräsentation einer übertrieben affiliativen Dyade mit auch später wenig Raum für Individuation gewährenden, übermäßige Sensitivität bzw. Hypervigilanz gegenüber dyadischen Gegensätzen erzeugenden Interaktionserfahrungen zur Typus-Melancholicus-Struktur führen, für die bis ins Erwachsenenleben das Aufbrechen von Gegensätzen mit Herausforderung von Individuationsakten hochgradig belastend bleibt. Demgegenüber könnten Mangelentwicklungen des

Attunements verbunden mit späterer Negativierung des Selbst und der Bezugspersonen und einer entsprechenden Strukturierung des autobiographischen Gedächtnisses zu ambivalent aufgeladenen Abhängigkeitsstrebungen führen, die aus einem über mehrere Entwicklungsstadien hin bestärkten Defiziterleben der Versorgung und Anerkennung stammen.

Therapeutische Techniken

Für dieses Kapitel müssen zwei Abstraktionsebenen unterschieden werden, nämlich Technik im Sinne von allgemeinen psychodynamischen Wirkprinzipien, wie etwa die einsichtsorientierte Übertragungsdeutung, von der depressionsbezogenen inhaltlichen Spezifikation der Anwendung dieser Wirkprinzipien im Besonderen.

Zu den Wirkprinzipien ist festzuhalten, dass der analytische Prozess selbst zwar, wie Vaughan et al. (1997) gezeigt haben, nicht allzu präzise definiert ist, sodass Analytiker die eigenen Vorgehensweisen während des laufenden Prozesses inkonsistent definieren. Dennoch lässt sich wohl als ein wesentliches konsensfähiges Merkmal die Fokussierung auf den zentralen Beziehungsmodus sowohl durch Übertragungsinterpretation wie durch Arbeit an den außerhalb der Therapie im Sinne des Wiederholungszwangs immer wieder neu konstellierten Beziehungen festhalten. Dieses Vorgehen ist insofern in jüngerer Zeit weiter validiert worden, als von Grande et al. (2001) gezeigt werden konnte, dass Patienten, die Einsicht in den zentralen Beziehungsmodus gewinnen und Verantwortung für dessen Entwicklung und Korrektur übernehmen, signifikant bessere Therapieergebnisse erzielen, als Patienten, denen dies nicht gelingt. Dieses Vorgehen stützt sich auf das deklarative Lernen und Wissen.

Ergänzt wird dieser einsichtsgestützte Prozess der Erhellung der sich auffällig wiederholenden Beziehungskonstellationen außerhalb und innerhalb der therapeutischen Dyade durch prozedurale Lernvorgänge, die unbewusst bleiben und nicht symbolisch verbal oder präverbal repräsentiert sein müssen. Zu ihrer Erhellung kann das Modell der Mutter-Säuglings-Interaktion dienen. Bucci (1985) sprach von „dual code", Stern (1998) von nichtinterpretativen Mechanismen des psychoanalytischen Prozesses. Für dieses am Modell der Mutter-Säuglings-Interaktion orientierte prozedurale Lernen sollte idealerweise Kohärenz mit einsichtsförderndem Vorgehen hergestellt werden. Diese Kohärenzbildung ist insofern wichtig, als sich gezeigt hat, dass die Einbindung der Physiologie in die prozeduralen Interaktionseffekte gerade bei traumatischen Erfahrungen die unvermittelte Wucht der Betroffenheit etwa bei intrusiven Erinnerungen aus dem Episodengedächtnis begründet. Die Symbolisation in der Reflektion schafft Distanz und Handhabbarkeit, beispielsweise mit Humor. Schließlich könnte der Patient sogar an der Hand des Therapeuten und auch selbst kreativ Situationen aufsuchen oder konstellieren, die ihn einer geeigneten prozeduralen Einwirkung aussetzen. Zumindest kann er Situationen vermeiden lernen, die ihn vom Therapieziel wieder weiter entfernen. Hier ergibt sich eine Konvergenz zu den Verhaltenstherapien und dem S-O-R-k-c-Schema von Kanfer et al. (1996), die mit positiven und selten auch negativen Verstärkern arbeiten und sie für die Analyse der Angst und depressionsunterhaltenden Konstellationen beiziehen.

Was bedeutet dies für die konkrete Ebene der Anwendung von Technik für die Ziele Entwicklung des Selbst, Gestaltung der Beziehungen bzw. der Intersubjektivität und Aufholen von Entwicklungsrückständen?

Es ist Hirschfeld (1999) zuzustimmen, dass Depressionspsychotherapie über die Persönlichkeit wirkt. Zumindest gibt ein Persönlichkeitsmodell Möglichkeiten an die Hand, Pathogenese- und Psychotherapiewirkfaktoren besser zu verstehen und in der Psychotherapie zu handhaben. Die von Blatt (1998) und von Böker et al. (2000) gesehene, von DeJong-Meyer (1987) übernommene Zweiteilung der Persönlichkeitsvarianten hinter der depressiven Querschnitts- und Längsschnittssymptomatik sollte aber um eine dritte Variante erweitert werden (Mundt 1996). Der von Blatt als anaklitisch bezeichnete Typus entspricht. dem Cluster C Persönlichkeitsstörungen und symptomatologisch vorwiegend der Dysthymie bzw. „double depression". Der in gesunden Zeiten stärker durchsetzungsfähige introjektive Typus im Sinne von Blatt sollte für Zwecke der klinischen und psychotherapeutischen Behandlung jedoch weiter differenziert werden in den narzisstischen und den im angloamerikanischen Raum weniger bekannten Typus melancholicus. Beide sind vom anaklitischen Typus durch ihre Leistungsbereitschaft unterschieden, untereinander aber wiederum durch den Modus der Sicherung von Anerkennung: pathologischer Altruismus im Falle des Typus melancholicus („Sein für andere") bzw. gesteigerte Selbstbezüglichkeit im Falle der narzisstischen Persönlichkeit. Symptomatologisch sind die beiden Persönlichkeitstypen nicht homogen. Der Typus melancholicus neigt zur Melancholie, die narzisstische Persönlichkeit mehr zu akuten depressiven Einbrüchen mit oder ohne melancholische Abwandlung. Beide erfordern auf jeden Fall einen jeweils angepassten psychotherapeutischen Zugang.

Bei den akuten schweren Melancholien steht im Mittelpunkt der Sollensdruck bei oft wahnähnlichem Insuffizienzerleben. Der Verlust des Zukunftsbezugs mit Zeitstillstandserlebnissen, die wir als abhängig von der Depressionstiefe, aber nicht spezifisch für Melancholien experimentell nachweisen konnten (Mundt et al. 1998), macht es den Patienten schwer, sich für eine Therapie zu engagieren und begründet oft gefährliche Suizidalität. Entlastung von Sollensdruck und Leistungsrückstand, Vermeidung leerer Zeit, aber auch Schutz vor erneutem Sollensdruck durch übertriebene Besserungserwartung helfen, die Akutphase durchzustehen. Für die postakute Psychotherapie steht die Auseinandersetzung mit der Neigung zur vorauseilenden Überanpassung, Unterwerfung, übermäßigen Komplementarität auch des Rollenverhaltens an, die wir soziometrisch nachweisen konnten (Mundt 1996). Das nicht notwendigerweise konflikthafte Stehenlassen von Gegensätzen ist den Patienten unvertraut, die Vorstellung fremd, dass stabilere Reziprozität eher durch Anerkennung von Individuation und Ambitendenz als ihrer Wegeskamottierung zustande kommt. Stern et al. (1998) haben auf die Bedeutung der „high affective moments" hingewiesen, die prodezurales Umlernen solcher Unbehaglichkeiten bei Mismatch-Interaktionen anstoßen können, etwa durch gespürtes Interesse gerade an der Abweichung, die vielleicht auf Originelles, Neues hinführt. Darüber hinaus hängt es sicher auch von den sozialen Fähigkeiten und zurückliegenden Erfolgserlebnissen ab, ob die

Patienten postakut in ihre Rollenstereotype zurückkehren oder änderungsmotiviert bleiben.

Über die Psychotherapie narzisstischer Strukturen ist so viel geschrieben worden, dass hier nur kurz auf einige Spezialaspekte depressiver Krisen und langfristiger Dysthymien narzisstischer Strukturen eingegangen werden soll. Zur Vermeidung suizidaler Krisen oder Entwertung der Therapie sollten eine oft paradox erscheinende Anerkennung des berechtigten Kerns der frustrierten Ansprüchlichkeiten und eine gewisse „Satisfaktion" gewährt werden. Wenn es postakut möglich wird, auch den eigenen Anteil des Patienten an der Enttäuschungskrise zu fokussieren, kann im günstigen Fall die den Patienten entlastende Erfahrung zustande kommen, dass selbstkritische Reflexionen und Teilerfolge stabile Anerkennung und Selbstachtung nicht ausschließen. Die Respektierung von Schicksalstragik kann dabei eine Unterstützung geben. Übersteigerte Ansprüche und Idealisierungen müssen sich spontan erübrigen, ihre Fokussierung ist ungünstig. Erfahrungsgemäß ist dieser Prozess auch bei guter Einsicht emotional nur durch prozedurales Lernen erreichbar, also durch die stabile Erfahrung von Respekt und Anerkennung, die den Patienten im Übertragungs-Gegenübertragung-Geschehen gewissermaßen einem Adäquatheitssog aussetzt. Dieser Vorgang erfordert von der Therapeutenseite die Leistung, etwas am Patienten zu identifizieren, von dem er sich in all der an sich ja aversiven, weil inadäquaten Ansprüchlichkeit doch wirklich Respekt abnötigen lässt.

Erwähnt werden sollen noch die chronifizierten, unter Zynismus oder chronischer Suizidalität zugedeckten und zur Haltung gewordenen Dysphorien, deren ursprünglicher Frustrationskern kaum noch auf Anhieb zu rekonstruieren ist. Ein Veränderungsprozess ist meist nur durch deutlich mehr Konfrontation als sonst üblich zu erreichen, wobei das Suizidrisiko immer vor Augen bleiben sollte.

Nach der Akutbehandlung, in der zur Stabilisierung der Bindung und Erholung von realer Erschöpfung Anaklise akzeptiert und gewährt werden sollte, muss der Fokus auf den entwicklungshemmenden Konstellationen liegen. Sie können vielgestaltig sein: eine hemmende Welt von Symbiosen, Entlastung, Schonklima, fehlende soziale Kompetenz, die Angst vor Kontakten erzeugt, oder sekundäre Neurotisierungen des asthenischen Rückzugs wie latente Zuweisung von Bringschuld auf die Umwelt – von Hops (1995) als „coercion" beschrieben – oder die hochambivalente feindselige Abhängigkeit, mit der sich Zimmer (1991) eingehend verhaltenstherapeutisch befasst hat. Ähnlich wie bei der aversiven Ansprüchlichkeit der narzisstischen Störungen sollte auch der regressive Sog zu bleierner und lähmender Gegenübertragung nicht dazu führen, primär das Symptom zu bekämpfen, sondern die verheißungsvolle Neugier zu stützen, zu der auch diese Patienten fähig sind, mit dem Ziel, die Regression dann von alleine schrumpfen zu sehen.

Evaluation

Ein Problem bei der Evaluation tiefenpsychologischer, psychodynamischer und psychoanalytischer Therapien ist die oft fehlende nosologische Diagnostik zugunsten von Strukturdiagnosen, sodass die Studien schwer vergleichbar sind. Die älteren psychoanalytischen Therapien aus der Menninger-Gruppe zeigen Verläufe, die in etwa den Spontanverläufen entsprechen dürften, bei hohem Aufwand, im Durchschnitt 1026 Stunden pro Patient. Das ungünstige Abschneiden der ganz alten Studien mit problematischer Methodik, Diagnostik und gemischten Samples bestätigt auch der Fenichel-Report von 1930.

Die neueren Studien zeigen hingegen bessere Ergebnisse. So konnten v. Rad et al. (1998) und Heuft et al. (1996) zeigen, dass die Therapieziele von Patienten in der Heidelberger Katamnesestudie zu über 70 % bei den in Analyse Befindlichen erreicht wurden und zu fast 60 % bei denen, die in psychodynamischer Therapie waren. Es gab eine Dosis-Wirkungs-Korrelation. Fünf Jahre nach Ende der Therapie begannen die Effekte jedoch nachzulassen.

Auch die Berliner Studie von Rudolf (1991) zeigte eine bessere Wirkung bei Psychoanalyse als bei psychodynamischer Therapie. Die Abbrecher zeigten schlechtere Ergebnisse. „Mood disorders", also affektive Störungen einschließlich Angststörungen, zeigten die besten Effektstärken. Das Arbeitsbündnis war der beste Prädiktor für den Erfolg.

In einer Saarbrücker Studie von Anstadt et al. (1997) zeichneten sich erfolgreiche Therapien durch einen phasenhaften Ablauf von Inszenierung-Instabilität-Konsolidierung aus.

Blatt et al. (1996) konnten in ihrer Reanalyse der Daten der NIMH-Studie zeigen, dass Perfektionismus im Sinne des selbstkritischen und introjektiven Typus einen außerordentlich ungünstigen Verlauf prädizierte, andererseits aber dieser Typus von psychoanalytischer Behandlung wiederum am besten profitierte.

Zur notwendigen Dauer psychodynamischer Therapien sagt die Studie von Hoegland et al. (1993) aus Norwegen, dass dreißig Stunden für psychodynamische Therapie bei Persönlichkeitsstörungen ein Minimum für Wirksamkeit darstellten.

Roth u. Fonagy (1996) geben in ihrem Sammelband „What works for whom" bezogen auf die Depression an, dass episodisch verlaufende Depressionen besser als Dysthymien auf psychodynamische Therapie ansprechen, milde bis mäßiggradige Episoden besser als schwere. Vollremission sei insbesondere bei Therapien zuvor chronischer Depressionen sehr selten. Die methodisch hoch stehenden Studien weisen neben Wirksamkeit von KVT und IPT auch die für psychodynamische Therapie nach. Psychodynamische Kurztherapie sei wirksam bis zum Ende der Therapie, dann setze ein Abfall des Effektes ein. IPT, das ähnliche Vorgehensweisen wie psychodynamische Therapie enthält, kann in Kombination mit medikamentöser Behandlung die Zahl der Rezidive senken und in Medikamentenabsetzstudien die Zeit bis zum Rückfall verlängern. In Metaanalysen bringt psychodynamische Psychotherapie zusätzliche Vorteile in Kombinationsbehandlungen. Aber die Patienten behalten eine Restsymptomatik und -vulnerabilität. In der Sheffield-Studie (Shapiro et al. 1995) zeigt sich psychodynamische Psychotherapie äquivalent zu kognitiver Verhaltenstherapie. Es scheint, dass die Qualität der Therapie mit dem Langzeiteffekt korreliert. Im Übrigen sind die Langzeiteffekte noch kaum untersucht.

Zusammenfassend lässt sich zur Evaluation festhalten, dass hier noch ein ganz erheblicher Forschungsbedarf besteht. Es zeigt sich jedoch, dass sich psychodynamische Psychotherapie im Reigen der wissenschaftlich eingeführten Psychotherapiemethoden als gleichrangig etabliert hat. Die drängendsten Forschungsfragen betreffen die Frage der Langzeiteffekte und der Vermittlung der Effekte, also der Wirkfaktoren. Es gibt eine Reihe von Autoren, die die Vermittlung über die Persönlichkeit vermuten.

Zusammenfassung

Ansatzpunkt für die psychodynamische Psychotherapie ist der zentrale Beziehungsmodus, seine Folgen für die Befindlichkeit, das Sozialverhalten und das Selbstbild. Libidotheoretische oder konflikttheoretische Konzepte des Beziehungsmodus werden zunehmend aufgegeben zugunsten des Begriffs der Intersubjektivität, die als Phänomen seelischer Gesundheit die dem Menschen mitgegebene Aufgabe zum Gegenstand hat, sich zum sozialen Anderen in Bezug zu setzen. Die Therapie wirkt über die Veränderung des Beziehungsmodus und seiner Folgen für Befindlichkeit, Sozialverhalten und Selbstbild. Natürlich können die Letzteren ebenfalls separat fokussiert werden.

Um den zentralen Beziehungsmodus fokussieren zu können, bedarf es einer Strukturdiagnose zusätzlich zur nosologischen Diagnose. In der Literatur wird eine Zweiteilung in introjektiv-autonome und anaklitisch-symbiotische Strukturen gehandelt. Aus klinischer Sicht, die die schweren Melancholien mit einschließt, empfiehlt es sich, die introjektiv-autonomen Strukturen noch einmal zu differenzieren in die leistungsbetont altruistischen und die leistungsbetont selbstzentrierten. Weitere Detailaspekte der Persönlichkeit sollten schulenübergreifend mitbedacht werden, wenn sich die Konstrukte gut einfügen lassen. Standard sind: Attributionsstile und automatische negative Kognitionen, komplementäre vs. symmetrische Interaktionsstile, Heteronomie und Perfektionismus sowie Selbstwirksamkeit.

Es hat sich eine Umgewichtung des technischen Paradigmas ergeben durch Relativierung des Mediums Einsicht und deklaratives Wissen zugunsten des Mediums unbewusstes prozedurales Lernen und der Repräsentanz der dyadischen Intersubjektivität, wie sie sich im Mutter-Säuglings-Paradigma darstellt. Dieses Paradigma fordert dem Therapeuten intersubjektive Kompetenz jenseits von Abstinenz und Gegenübertragungskontrolle ab, nämlich aktiv mitkonstituierender, stilgebender Part der zu korrigierenden Dyade zu werden.

Die Evaluationsstudien belegen die Wirksamkeit der psychodynamischen Therapie mit etwa vergleichbaren Ergebnissen zur kognitiven Verhaltenstherapie und der interpersonellen Therapie.

Literatur

Abraham K (1971) Psychoanalytische Studien I. Fischer, Frankfurt
Ampollini P, Marchesi C, Signifredi R, Ghinaglia E, Scardovi P, Codeluppi S, Maggini C (1999) Temperament and personality features in patients with major depression, panic disorder and mixed conditions. J Affect Disord 52: 203–207

Anstadt Th, Merten J, Ulrich B, Krause R (1997) Affective dyadic behavior, core conflictual relationship themes, and success of treatment. Psychotherapy Research 7: 397–419

Beebe B, Lachmann F, Jaffe J (1997) Mother-infant interaction structures and presymbolic self- and object representations. J Relat Perspect 7: 133–182

Bibring E (1937) Therapeutic results of psychoanalysis. Int J Psycho-Anal 18: 170–189

Blatt SJ (1998) Contributions of psychoanalysis to the understanding and treatment of depression. J Am Psychoanal Assoc 46: 722–752

Blatt SJ, Quinlan DM, Zuroff DC, Pilkonis PA (1996) Interpersonal factors in brief treatment of depression: further analyses of the National Institute of Mental Health Treatment of Depression Collaborative Research Program. J Consult Psychol 64: 162–171

Böker H, Budischewski K, Eppel A et al. (2000) Selbstkonzept und Objektbeziehungen bei Patienten mit affektiven Störungen. Repertory-grid technique. Psychother Psychosom Med Psychol 50: 328–334

Bowlby J (1980) Verlust, Trauer und Depression. Kindler, München

Brittlebank AD, Scott J, Mark J, Williams G, Ferrier IN (1993) Autobiographical memory in depression: state or trait marker. Br J Psychiatry 162: 118–121

Brown G (1982) Early loss and depression. In: Parkes C, Stevenson-Hinde J (eds) The place of attachment in human behavior. Basic Books, New York, pp 232–268

Bucci W (1985) Dual coding: a cognitve model for psychoanalytic research. J Am Psychoanal Assoc 33: 571–607

Cohn JF, Connell D, Lyons-Ruth K (1984) Face to face interactions of high risk infant pairs. Paper presented at International Conference on Infant Studies, New York

Cohn JF, Matias R, Tronick EZ, Connell D, Lyons-Ruth D (1986) Face-to-Face interactions of depressed mothers and their infants. In Tronick EZ, Field T (eds) Maternal depression and infant disturbance. New directions in child development, No. 34. Jossey-Bass, San Francisco

DeJong-Meyer R, Treiber R, Henrich G (1987) Therapieverläufe medikamentös und verhaltenstherapeutisch behandelter depressiver Patienten. In: Gerber WD, Miltner W, Mayer K (Hrsg) Verhaltensmedizin: Ergebnisse und Perspektiven interdisziplinärer Forschung. Edition medizin VCH, Weinheim

Dornes M (1993) Der kompetente Säugling. Die präverbale Entwicklung des Menschen. Fischer, Frankfurt am Main

Dozier M, Stovall KC, Abus KE (1999) Attachment states of mind and unipolar depression. In: Cassidy J, Shaver PR (eds) Handbook of attachment-theory, research, and clinical applications. Guilford, New York London, pp 501–504

Emde R (1988) Development terminable and interminable. I. Innate and motivation factors. Int J Psycho Anal 69: 283–296

Fava M, Alpert JE, Borus JS, Nierenberg AA, Pava JA, Rosenbaum JF (1996) Patterns of personality disorder comorbidity in early-onset versus late-onset major depression. Am J Psychiatry 153: 1308–1312

Fenichel O (1930) Statistischer Bericht über die therapeutische Tätigkeit 1920–1930. In: Zehn Jahre Berliner Psychoanalytisches Institut. Int Psychoanal Verlag, Wien, S 13–19

Field TM, Healy B, Goldstein S, Perry S, Bändell D, Schanberg S, Zimmermann EA, Kuhn C (1988) Infants of depressed mothers show „depressed" behavior even with nondepressed adults. Child Dev 59: 1569–1579

Fonagy P, Leigh T, Steele M, Steele H, Kennedy R, Mattoon G, Target M, Gerber A (1996) The relation of attachment status, psychiatric classification, and response to psychotherapy. J Consult Clin Psychol 64: 22–31

Freud S (1915) Trauer und Melancholie. In: G.W. X. Fischer, Frankfurt, S 428–446

Garyfallos G, Adamopoulou A, Karastergiou A, Voikli M, Sotiropoulou A, Donias S, Giouzepas J, Paraschos A (1999) Personality disorders in dysthymia and major depression. Acta Psychiatr Scand 99: 332–340

Grande T, Rudolf G, Oberbracht C, Jakobsen T (2001) Therapeutische Veränderungen jenseits der Symptomatik. Wirkungen stationärer Psychotherapie im Licht der Heidelberger Umstrukturierungsskala. Z Psychosom Med Psychoth (in press)

Hartmann S (1999) Melancholia and neurotic depression. Psychother Psychosom Med Psychol 49: 395–407

Heuft G, Senf W, Wagener R, Pintelon Ch, Lorenzen J (1996) Individuelle Therapieziele: Zur Ergebnisdokumentation stationärer Psychotherapie aus Patienten- und Therapeutensicht. Zeitschrift für klinische Psychologie, Psychopathologie und Psychotherapie 44: 186–199

Hirschfeld RM (1999) Personality disorders and depression: comorbidity. Depress Anxiety 10: 142–146

Hoegland P, Soerlie T, Heyerdahl O, Soerbye O, Amlo S (1993) Brief dynamic psychotherapy: Patient suitability, treatment length and outcome. J Psychother Pract Res 2: 230–241

Hops H (1995) Intergenerational transmission of depressive symptoms: gender and development considerations. In: Mundt C, Goldstein M, Hahlweg K, Fiedler P (eds) Interpersonal factors in origin and course of affective disorders. Gaskell, London

Jörg M, Dinter R, Rose F, Villalba-Yantorno P, Esser G, Schmidt M, Laucht M (1994) Kategoriensystem zur Mikroanalyse der frühen Mutter-Kind-Interaktion. Z Kinder Jugendpsychiatr 22: 97–106

Kanfer FH, Reinecker H, Schmelzer D (1996) Selbstmanagement-Therapie, 2. Aufl. Springer, Berlin Heidelberg New York Tokyo

Mackie AJ (1981) Attachment theory: It's relevance to the therapeutic alliance. Br J Psychiatry 54: 203–212

Malatesta C, Culver C, Tesman J, Shepard B (1989) The development of emotion expression during the first two years of life. Monographs of the Society for Research in Child Development 219(54): 1–2

Mosheim R, Zachhuber U, Scharf L et al. (2000) Bindung und Psychotherapie-Bindungsqualität und interpersonelle Probleme von Patienten als mögliche Einflussfaktoren auf das Ergebnis stationärer Psychotherapie. Psychotherapeut 45: 223–229

Mundt Ch (1996) Die Psychotherapie depressiver Erkrankungen: zum theoretischen Hintergrund und seiner Praxisrelevanz. Nervenarzt 67: 181–197

Mundt Ch, Backenstraß M, Kronmüller K-T, Fiedler P, Kraus A, Stanghellini G (1997) Personality and endogenous/major depression: An empirical approach to typus melancholicus. Psychopathology 30: 130–139

Mundt Ch, Kronmüller K-T, Backenstraß M, Reck C, Fiedler P (1998) The influence of psychopathology, personality and martital interaction on the short-term course of major depression. Psychopatholgy 31: 29–36

Mundt Ch, Reck C, Backenstraß M, Kronmüller K, Fiedler P (2000) Reconfirming the role of life events for the timing of depressive episodes: A two-year prospective follow-up study. J Affect Disord 59: 23–30

Parker G, Roussos J, Austin MP, Hadzi-Pavlovic D, Wilhelm K, Mitchell P (1998) Disordered personality style: higher rates in non-melancholic compared to melancholic depression. J Affect Disord 47: 131–140

Reck C, Backenstraß M, Kronmüller K, Sommer G, Fiedler P, Mundt Ch (1999) Kritische Lebensereignisse im 2-Jahresverlauf der „Major Depression". Nervenarzt 70: 637–644

Rosenstein DS, Horowitz HA (1996) Adolescent attachment and psychopathology. J Consult Clin Psychol 64: 244–253

Roth A, Fonagy P (1996) What works for whom? A critical review of psychotherapy research. Guilford, New York London, pp 57–103

Rudolf (1991) Die therapeutische Arbeitsbeziehung. Untersuchungen zum Zustandekommen, Verlauf und Ergebnis analytischer Psychotherapien. Springer, Berlin Heidelberg New York Tokyo

Sakado K, Sato T, Uehara T, Sakado M, Kuwabara H, Someya T (1999) The association between the high interpersonal sensitivity type of personality and a lifetime history of depression in a sample of employed Japanese adults. Psychol Med 29: 1243–1248

Schoon I, Montgomery SM (1997) Zum Zusammenhang von frühkindlicher Lebenserfahrung und Depression im Erwachsenenalter. Z Psychosom Med 43: 319–333

Seligman H (1986) Erlernte Hilflosigkeit, 3. erw. Aufl. Psychologie Verlags Union, München Wien

Shapiro DA, Rees A, Barkham M, Hardy G, Reynolds S, Startup M (1995) Effects of treatment duration and severity of depression on the maintenance of gains after cognitive-behavioral and psychodynamic-interpersonal psychotherapy. J Consult Clin Psychol 63: 378–387

Shea MT, Leon AC, Müller TI, Solomon DA, Warshaw MG, Keller MB (1996) Does major depression result in lasting personality change? Am J Psychiatry 153: 1404–1010

Stern DN, Sander LW, Nahum JP, Harrison AM, Lyons-Ruth K, Morgan AC, Bruschweiler-Stern N, Tronick EZ (1998) The process of change study group: Non-interpretative mechanism in psychoanalytic therapy. The „something more" than interpretation. Int J Psycho Anal 79: 903–921

Stolorow RD, Brandchaft B, Atwood GE (1996) Psychoanalytische Behandlung – Ein intersubjektiver Ansatz. Geist und Psyche. Fischer, Frankfurt

Tronick EZ, Brazelton TB, Als H (1978) The structure of face-to-face interactions and its developmental functions. Sign Language Studies 18

Tyrell C, Dozier M (1997) The role of attachment in therapeutic process and outcome for adults with serious psychiatric disorders. Paper presented at the biennial meeting of Society for Research in Child Development, Washington, DC

Vaughan SC, Spitzer R, Davies M, Roose S (1997) The definition and assessment of analytic process: can analysts agree. Int J Psychoanal 78: 959–973

Von Rad M, Senf W, Bräutigam W (1998) Psychotherapy and psychoanalysis in patient management: results of the Heidelberg Catamnesis Project. Psychother Psychosom Med Psychol 48: 88–100

Von Zerssen D, Akiskal HS (1998) Personality factors in affective disorders: historical developments and current issues with special reference to the concepts of temperament and character. J Affect Disord 51: 1–5

Von Zerssen D, Asukai N, Tsuda H, Ono Y, Kizaki Y, Cho Y (1997) Personality traits of Japanese patients in remission from episode of primary unipolar depression. J Affect Disord 44: 145–152

West M, Sheldon AER (1988) Classification of pathological assessment patterns in adults. J Personal Disord 2: 153–159

Wilhelm K, Parker G, Dewhurst J (1998) Examining sex differences in the impact of anticipated and actual life events. J Affect Disord 48: 37–45

Williams JMG (1996) Depression and the specificity of autobiographical memory. In: Rubin DC (ed) Remembering our past: studies in autobiographical memory. Cambridge Univ. Press, Cambridge, pp 244–267

Zimmer FT (1991) Konzepte und Aspekte der Chronifizierung von Depressionen. In: Mundt C, Fiedler P, Lang H, Kraus A (Hrsg) Depressionskonzepte heute: Psychopathologie oder Pathopsychologie. Springer, Berlin Heidelberg New York Tokyo, S 249–267

Zur Bedeutung der Psychoedukation in der kognitiven Verhaltenstherapie der Depression

W. TRABERT, TH. VIEWEG

Problemstellung

Depressive Störungen zählen mit einer Punktprävalenz von etwa 15–30 % (Berger 1999) zu den häufigsten Erkrankungen überhaupt. Pro Jahr erkrankt etwa 1 % der erwachsenen Bevölkerung an einer depressiven Störung. In den letzten Jahrzehnten nimmt die Häufigkeit von Depressionen zu und das Ersterkrankungsalter verlagert sich im Sinne eines Kohorteneffektes nach vorne. Entsprechend geht die Weltgesundheitsorganisation in ihrer Projektion davon aus, dass Depressionen in ihrer lebensbeeinträchtigenden Wirkung von Platz 4 aller Erkrankungen auf Platz 2 vorrücken werden.

Wenngleich verschiedene, in ihrer Wirksamkeit belegte Verfahren der Depressionsbehandlung zur Verfügung stehen (vgl. Behandlungsleitlinie „Affektive Erkrankungen" der Deutschen Gesellschaft für Psychiatrie, Psychotherapie und Nervenheilkunde 2000), leidet die Patientenversorgung daran, dass die wirksamen Maßnahmen häufig nicht angemessen eingesetzt und umgesetzt werden. Ein Grund hierfür liegt in unzureichender Compliance hinsichtlich der indizierten psychotherapeutischen und pharmakotherapeutischen Maßnahmen. So liegt der Anteil der Patienten, die frühzeitig aus klinischen Studien ausscheiden, bei etwa 30 %. Auch nach erfolgreicher Behandlung liegt die Rezidivrate innerhalb eines Jahres ebenfalls bei etwa 30 % (Wahl 1994); dies ist als Hinweis auf die erhebliche Chronifizierungstendenz depressiver Störungen zu sehen, die entsprechend in den vergangenen Jahren in das Zentrum der wissenschaftlichen Diskussion gerückt ist.

Trautmann-Sponsel et al. (2000) fordern daher mit Recht, dass „die Behandlungsmaßnahmen nicht nur darauf abzielen sollten, die aktuelle depressive Verstimmung zu verändern, sondern auch darauf, die Patienten überhaupt in Therapie zu halten und ihnen Methoden beizubringen, mit denen sie selbst langfristig etwas dafür tun können, um weniger häufig oder weniger schwer depressiv zu werden".

Lösungsansatz

Die Wirksamkeit der kognitiven Verhaltenstherapie in der Depressionsbehandlung gilt als gut belegt (z. B. Balslev Jorgensen et al. 1998). Im Rahmen der kognitiven Verhaltenstherapie wird *Transparenz* des therapeutischen Vorgehens für den Patienten angestrebt, der zum Experten in Angelegenheiten seiner eigenen Erkrankung ausgebildet werden soll. Entsprechend hebt Margraf (1996) hervor:

„Verhaltenstherapie setzt auf den aufgeklärten, aktiven Patienten. Das Geben eines plausiblen Erklärungsmodells für die vorliegende Störung und das verständliche Erklären aller Aspekte des therapeutischen Vorgehens sind Bestandteile der Verhaltenstherapie, die das legitime Bedürfnis der Patienten nach dem Verstehen ihrer Lage erfüllen und zu einer erhöhten Akzeptanz der Therapiemaßnahmen sowie zur Prophylaxe von Rückfällen beitragen. Transparenz erhöht Compliance, das Verständnis der Patienten für den therapeutischen Prozess und indirekt ihre Problemlösungsfähigkeit.“

Entsprechend soll der Patient mit einer depressiven Störung befähigt werden, in mündiger Weise die richtigen Behandlungsmaßnahmen für sich auszuwählen und bei der Umsetzung verantwortlich mitzuwirken. Hiermit soll er in die Lage versetzt werden, sowohl in der aktuellen Erkrankungsepisode als auch vorbeugend gegenüber Rückfällen und im Fall eines Rezidivs zum bestmöglichen Krankheitsverlauf beizutragen. Dieser Aspekt der Verhaltenstherapie wird im Rahmen des *psychoedukativen Vorgehens* besonders betont. Hierbei wird der Patient detailliert in einer auf seine Bedürfnisse und Fähigkeiten zugeschnittenen Weise über seine Erkrankung, die Behandlungsmöglichkeiten sowie krankheitsbewältigendes und langfristig gesundheitserhaltendes Verhalten seinerseits unterrichtet. Elmer (1996) betrachtet Psychoedukation als eine Unterform von Psychotherapie und stellt fest, dass psychoedukative Verfahren nur von psychotherapeutisch ausgebildeten Personen durchgeführt werden können. Nach Angenendt u. Stieglitz (1999) gelten psychoedukative Elemente heute (unter anderem) bei Depressionen als unverzichtbar. Thase (1999) betrachtet Psychoedukation als eine der vier Hauptkomponenten der präventiven Behandlung bei Depressionen. Gleichwohl mangelt es, wie eine Literaturrecherche über Medline ergab, bisher an empirischen Untersuchungen zu diesem Thema.

Eine unsystematische, „im klinischen Kontext“ durch den behandelnden Arzt vorgenommene Psychoedukation des depressiven Patienten und seiner Familienangehörigen in einer hypothesengenerierenden Studie veröffentlichten Glick et al. (1994). Sie fanden, dass Psychoedukation mit einer besseren Auflösung der depressiven Episode und einem besseren allgemeinen Behandlungsergebnis einherging. Schimmel-Spreeuw et al. (2000) publizierten eine Untersuchung mit älteren depressiven Frauen, die an einem standardisierten Kurs „Bewältigung von Depression und Angst“ teilnahmen und hiervon profitierten. Der Kurs bestand allerdings sowohl aus Psychoedukation als auch aus einem Fähigkeitentraining, sodass eine differentielle Zuordnung des Erfolges nicht möglich ist.

Ausgehend von diesen Überlegungen wurde an einer psychosomatischen Fachklinik ein psychoedukatives Gruppenkonzept im Rahmen der stationären Verhaltenstherapie depressiver Störungen erarbeitet, umgesetzt und hinsichtlich der Patientenurteile evaluiert. Im Folgenden sei dieses Konzept kurz vorgestellt.

Die psychoedukative Gruppe

Gruppenkonzept

Patienten mit der Hauptdiagnose „Depression" werden im Rahmen eines Kurses von insgesamt neun einstündigen Sitzungen Informationen zu ihrer Erkrankung, zu Behandlungsmöglichkeiten und zu krankheitsbewältigendem und gesundheitsförderndem Verhalten vermittelt. Neben der reinen Informationsvermittlung haben die Sitzungen einen interaktiv-ermutigenden Aspekt, einen einübenden Anteil mit Selbsterfahrungskomponente und einen aktivierenden Anteil, u. a. im Sinne von jeweils zwischen den Sitzungen zu erledigenden lernzielbezogenen Hausaufgaben. Die Sitzungen werden von einem kompetenten Psychiater und Verhaltenstherapeuten geleitet.

Grundsätzlich ruht das Vorgehen des Therapeuten auf einer aktiven, positiv zugewandten, bei gleichzeitiger Akzeptanz des Leidens des Patienten Zuversicht vermittelnden Grundhaltung. Hierin gibt der Therapeut zugleich ein Beispiel im Sinn des Modelllernens. Die Informationen werden unter Nutzung verschiedener Hilfsmittel (Overhead-Folien, Hand-outs etc.) z. T. vorgetragen, z. T. im Gespräch mit den Patienten unter Bezugnahme auf deren individuelle Erfahrungen in der Gruppe erarbeitet (Elemente des geleiteten Entdeckens) und in regelmäßigem Abstand zusammengefasst und wiederholt. Die angestrebte Gruppenatmosphäre ist die des gemeinschaftlichen Lernens in einer unterstützenden Gemeinschaft.

Inhaltliche Übersicht

- *Medizinische Informationen* über die Erkrankung
  - Sitzung 1: Informationen zu Symptomatik, Diagnostik und Verlauf
  - Sitzung 2: Krankheitsmodelle der Depression
- *Behandlungsmöglichkeiten* der Depression
  - Sitzung 3
- *Operantes Behandlungsmodell* der Depression
  - Sitzung 4: Rolle positiver Aktivitäten
  - Sitzung 5: Aufbau eines Verstärkerplans
- *Kognitives Behandlungsmodell* der Depression
  - Sitzung 6: Beobachten und Erkennen negativer Gedanken
  - Sitzung 7: Benennung von kognitiven Fehlern
  - Sitzung 8: Bedeutung dysfunktionaler Grundannahmen
- *Bedeutung sozialkompetenten Verhaltens; Selbstmanagement in der Zukunft* einschließlich Rückfallprophylaxe
  - Sitzung 9

Themen im Einzelnen

1. Sitzung. In der ersten Sitzung werden Informationen zu Symptomatik, Diagnostik und Verlauf gegeben.

Zunächst werden *Symptome der Depression* im Vergleich zu Kennzeichen von Traurigkeit besprochen. Für das Störungsbild der Depression relevante *medizinische Begriffe* werden erläutert. Es wird die verhaltensbezogene Sichtweise mit Besprechung der *emotionalen, physiologischen, kognitiven* und *motorischen Verhaltenskomponenten* vorgestellt. *Diagnostische Kriterien* der depressiven Episoden, der rezidivierenden depressiven Störung und der bipolaren affektiven Störung werden dargelegt, die Konzeptes der Dysthymie, der depressiven Reaktion und der organischen depressiven Störung werden eingeführt.

Abschließend werden Möglichkeiten der *Messung von Depressivität* erarbeitet und das *Depressionsinventar nach Beck* eingeführt. Hausaufgabe ist das Ausfüllen des Depressionsinventars nach Beck.

2. Sitzung. In Sitzung 2 werden Krankheitsmodelle der Depression vorgestellt.

Wie zu Beginn auch jeder der folgenden Sitzungen werden zunächst die Hausaufgaben und offene Fragen aus der vergangenen Sitzung besprochen und die wichtigsten Inhalte kurz wiederholt.

Anschließend werden Daten zur *Epidemiologie* von Depressionen erörtert und Aspekte familiärer Häufung von Depressionen thematisiert. In der Folge werden *somatisch-biologische Depressionsmodelle*, u. a. mit Erläuterung der Funktion von Neurotransmittern, dargelegt. Des Weiteren werden *psychologische Depressionsmodelle* mit Akzentuierung der kognitiv-behavioralen Sichtweise erläutert und insbesondere die Bedeutung situativer Auslösebedingungen, des Verstärkerverlustes, negativer Gedanken der Selbstbewertung und des sozialen Verhaltens besprochen.

Als Hausaufgabe ist ein Informationsblatt über depressionsauslösende Situationen zu lesen und vom Patienten auf sich bezogen auszufüllen.

3. Sitzung. Hier werden Formen der Depressionsbehandlung dargelegt.

Zunächst werden in Bezugnahme auf das somatisch-biologische Depressionsmodell *physiologisch fundierte Therapieverfahren* (insbesondere die pharmakologische Behandlung mit Antidepressiva, aber auch Wachtherapie und Lichttherapie) vorgestellt. Anschließend werden unter Verweis auf die besprochenen psychologischen Depressionsmodelle *psychotherapeutische Methoden* erörtert, wobei der *Schwerpunkt auf die kognitive Verhaltenstherapie* mit Darlegung von Aspekten wie Erhöhung der Aktivitätsrate, Steigerung positiver Erlebnisse, Verminderung negativer Gedanken und Vermehrung sozialer Kompetenz gelegt wird.

4. Sitzung. In dieser Sitzung wird die Bedeutung positiver Aktivitäten erarbeitet.

Zunächst wird der *Zusammenhang zwischen Aktivität und Stimmung* herausgearbeitet. Die mögliche depressionsverstärkende Wirkung von *Rückzugsverhalten und Passivität* wird thematisiert. Wege der *Messung von Aktivität* anhand von Tagesplänen und die Anwendung von *Stimmungsprotokollen* werden vorgestellt. Schließlich werden *Listen angenehmer Ereignisse* eingeführt.

Als Hausaufgabe soll der Patient 20 subjektiv angenehme Ereignisse festlegen, nötigenfalls unter Zuhilfenahme einer Liste angenehmer Ereignisse.

5. Sitzung. In der fünften Sitzung wird der Aufbau eines Verstärkerplanes besprochen.

Zu Beginn wird die *Bedeutung positiver und negativer Konsequenzen* für das Verhalten herausgearbeitet. Als potentiell depressionsbegünstigend werden die Orientierung an *unrealistisch hohen Zielen* sowie die Orientierung an *kurzfristigen Konsequenzen* bei Vernachlässigung der *langfristigen Folgen* benannt. Möglichkeiten der *Selbstverstärkung* und Selbstbelohnung werden besprochen. Das praktische Vorgehen bei der *Planung von Aktivitäten* wird nach inhaltlichen Kriterien (Zieldefinition, Unterziele, Belohnungen) und nach zeitlichen Kriterien (Tages- bzw. Wochenplan mit Aktivitätsraten) dargelegt.

Hausaufgabe ist die Erstellung eines Aktivitätsplans für die folgende Woche.

6. Sitzung. Die sechste Sitzung hat die Bedeutung negativer Gedanken für die Entstehung und Aufrechterhaltung von Depressionen zum Gegenstand.

Anfangs wird das Konzept *negativer automatischer Gedanken* an Beispielen erarbeitet. Der „Teufelskreis negativen Denkens" wird, auch graphisch, erläutert. Anschließend wird die Möglichkeit der *Protokollierung negativer Gedanken* ausführlich besprochen.

Als Hausaufgabe ist ein Protokoll negativer Gedanken zu führen.

7. Sitzung. Hier werden Benennung kognitiver Fehler und Umbenennen besprochen.

Eingangs werden typische *kognitive Fehler* und deren Benennung (z. B. Verallgemeinerung) vorgestellt. Wege zur Identifikation und *Protokollierung* kognitiver Fehler werden erläutert. Anschließend wird die Möglichkeit der *Suche nach alternativen Erklärungen* für Erlebnisse des Patienten (anstelle deprimierender negativer Interpretationen) dargelegt.

Die Hausaufgabe besteht in der Führung eines Berichtbogens mit alternativen Erklärungen.

8. Sitzung. In dieser Sitzung wird das Konzept dysfunktionaler Grundannahmen dargelegt.

Zunächst wird die Entstehung und Bedeutung von *(Über-)Lebensregeln* erörtert. Anschließend werden typische Lebensregeln von depressiven Patienten besprochen. Hierauf erfolgt die Einführung eines Fragebogens zu „*dysfunktionalen Grundannahmen*". Verschiedene Grundannahmen werden im Hinblick auf Konsequenzen für Entstehung und Bewältigung von Depressionen diskutiert.

Als Hausaufgaben ist ein Fragebogen zu „dysfunktionalen Grundannahmen" auszufüllen.

9. Sitzung. In der neunten und letzten Sitzung wird die Bedeutung sozialkompetenten Verhaltens für die Depressionsvermeidung erarbeitet.

Zu Beginn wird eine *Definition sozialkompetenten Verhaltens* versucht. Es wird dem Zusammenhang zwischen sozialen Situationen, sozialem Verhalten und Depression nachgegangen. Die Bedeutung von Stärkung und Weiterentwicklung von sozialkompetentem Verhalten für die Depressionsvermeidung wird anhand von Beispielen herausgearbeitet. Die Möglichkeit des *Trainings selbstsicheren Verhaltens* wird anschließend in Bezugnahme auf das klinikinterne Selbstsicherheitstraining dargestellt.

Die Sitzung und den Kurs abschließend werden nochmals *die Grundsätze depressionsvorbeugenden und depressionsbewältigenden Verhaltens für die nahe, mittelfristige und langfristige Zukunft* hervorgehoben. Hierbei werden die frühzeitige Erkennung eines Rezidivs, Selbsthilfemöglichkeiten und Kriterien für die rechtzeitige Inanspruchnahme von professioneller Hilfe besprochen.

Ergebnisse

Bisher wurden 5 Kurse für depressive Patienten an einer Psychosomatischen Fachklinik durchgeführt. Die Klinik behandelt eine große Zahl von Patienten mit Depressionen, diagnostisch entsprechend ICD-10. Am häufigsten finden sich hierbei als Hauptdiagnose depressive Episoden, hierunter wiederum am häufigsten mittelgradige, weniger häufig leichte und schwere depressive Episoden, aber auch Dysthymien. Die deutlich überwiegende Zahl der Patienten ist entsprechend der Prävalenz der depressiven Störungen und dem vorherrschenden Zuweisungsmodus über die Krankenversicherung zur psychosomatisch-psychotherapeutischen Rehabilitation weiblich.

Die Evaluation erfolgte durch einen an die Patienten nach Abschluss des Kurses ausgegebenen, anonym ausgefüllten Fragebogen. 53 Patienten, hiervon 46 weiblich und 7 männlich, mit einem Durchschnittsalter von 53 Jahren, gaben den Fragebogen ausgefüllt ab. Die Resultate dieser Fragebögen sind im Folgenden wiedergegeben.

Die Frage, ob die in der Gruppe behandelten Themen für die Patienten wichtig waren, wurde von diesen ganz überwiegend positiv beantwortet (Abb. 8.1).

Innerhalb der Gesamttherapie der Depression wurde die psychoedukative Depressionsgruppe von den Patienten in der Mehrzahl als sehr hilfreich beurteilt (Abb. 8.2).

Das Wissen über Depressionen hatte nach dem Urteil der meisten Patienten durch die Gruppe deutlich zugenommen (Abb. 8.3).

Obwohl die praktische Umsetzung in einer psychoedukativen Gruppe nicht im Vordergrund steht, berichteten die Patienten, dass sie die in der Gruppe erörterten Möglichkeiten zur Depressionsbewältigung in der Praxis gut umsetzen konnten (Abb. 8.4).

Entsprechend beschäftigten sich die meisten Patienten nach ihren Angaben auch nach den Gruppenstunden noch mit den Inhalten der Gruppe (Abb. 8.5).

Die Darstellung der behandelten Themen wurde ganz überwiegend als anschaulich und nachvollziehbar bewertet (Abb. 8.6).

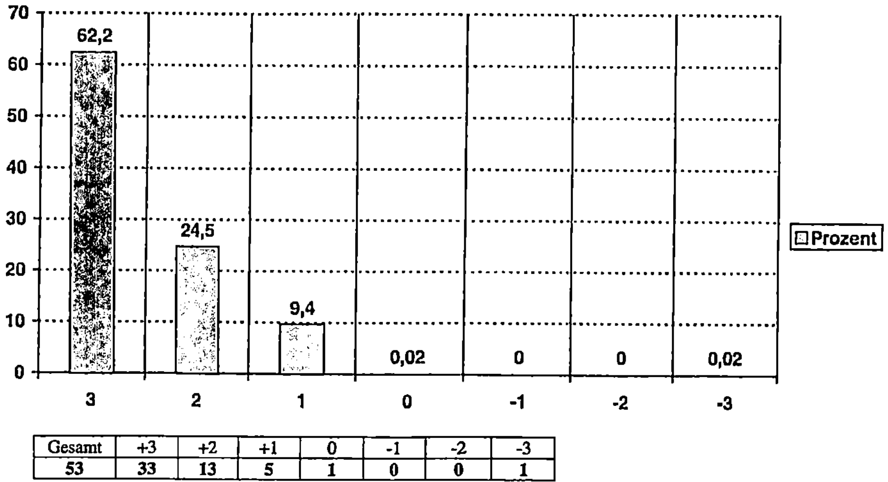

Gesamt	+3	+2	+1	0	-1	-2	-3
53	33	13	5	1	0	0	1

Abb. 8.1. Frage 1: Die in der Gruppe behandelten Themen waren für mich wichtig (trifft zu: + 3/trifft nicht zu: – 3)

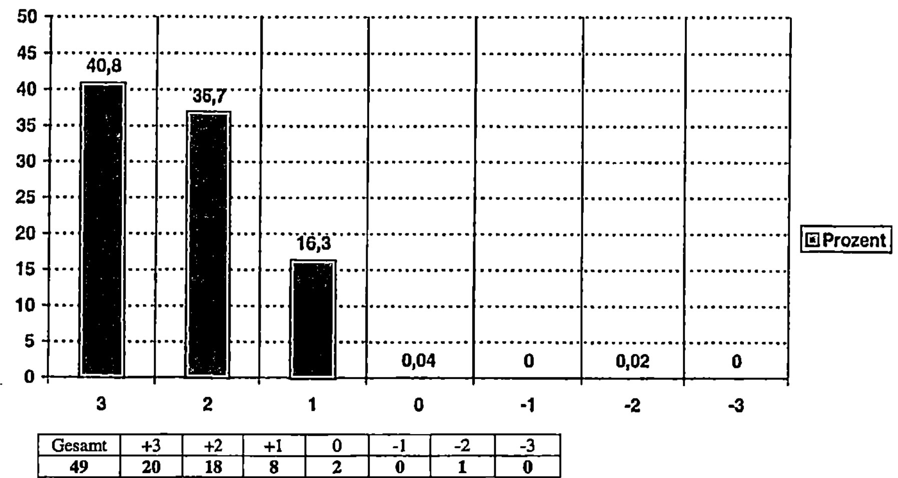

Gesamt	+3	+2	+1	0	-1	-2	-3
49	20	18	8	2	0	1	0

Abb. 8.2. Frage 2: Innerhalb der Gesamttherapie der Depression war die Depressionsgruppe für mich hilfreich (trifft zu: + 3/trifft nicht zu: – 3)

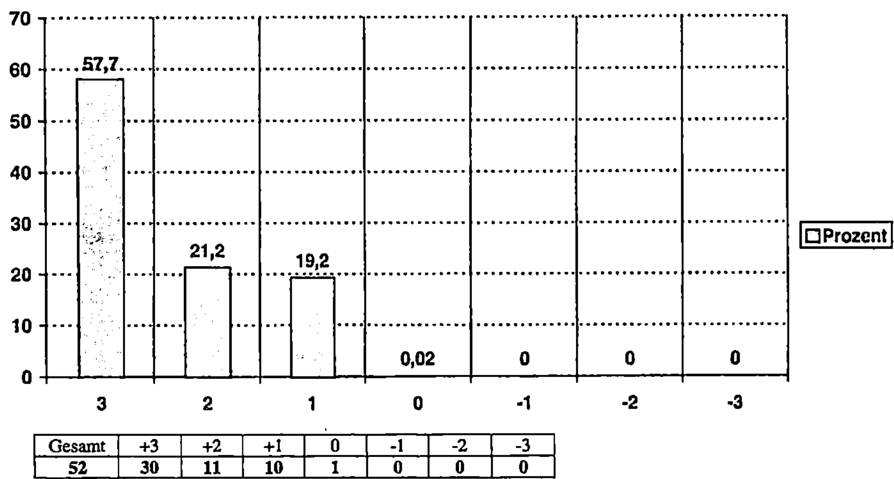

Gesamt	+3	+2	+1	0	-1	-2	-3
52	30	11	10	1	0	0	0

Abb. 8.3. Frage 3: Mein Wissen über Depressionen hat durch die Gruppe deutlich zugenommen (trifft zu: +3/trifft nicht zu: -3)

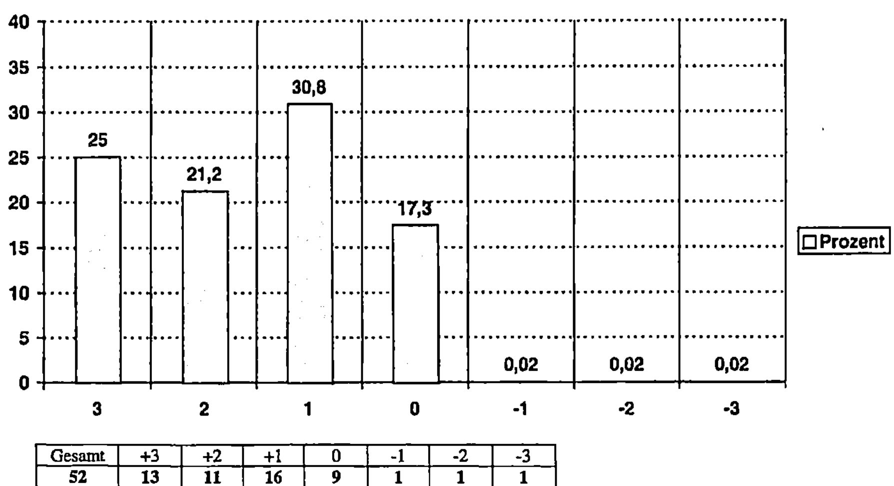

Gesamt	+3	+2	+1	0	-1	-2	-3
52	13	11	16	9	1	1	1

Abb. 8.4. Frage 4: Die in der Gruppe erörterten Möglichkeiten zur Depressionsbewältigung konnte ich in der Praxis gut umsetzen (trifft zu: +3/trifft nicht zu: -3)

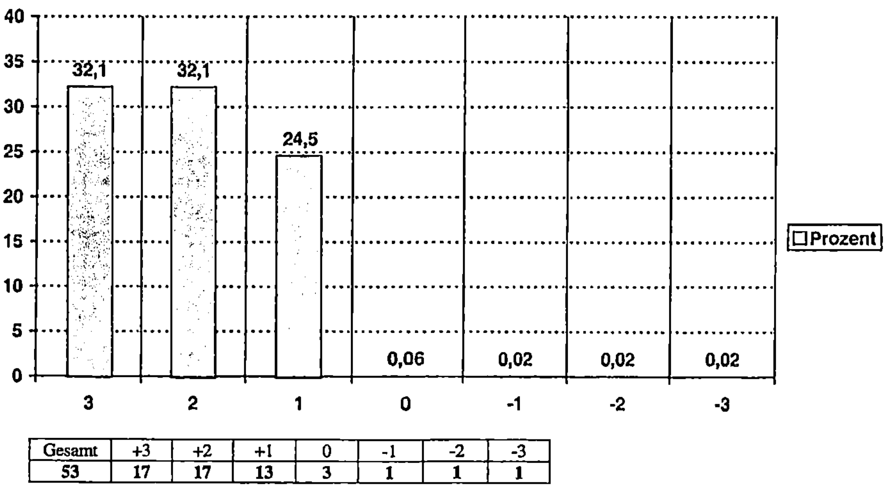

Gesamt	+3	+2	+1	0	-1	-2	-3
53	17	17	13	3	1	1	1

Abb. 8.5. Frage 5: Ich habe mich auch nach den Gruppenstunden noch mit den Inhalten der Gruppe beschäftigt (trifft zu: + 3/trifft nicht zu: – 3)

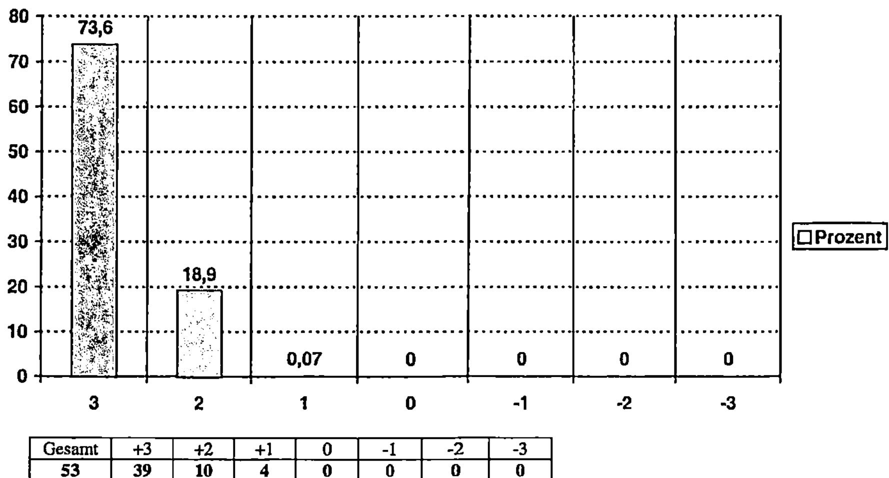

Gesamt	+3	+2	+1	0	-1	-2	-3
53	39	10	4	0	0	0	0

Abb. 8.6. Frage 6: Die Darstellung der behandelten Themen war anschaulich und nachvollziehbar (trifft zu: + 3/trifft nicht zu: – 3)

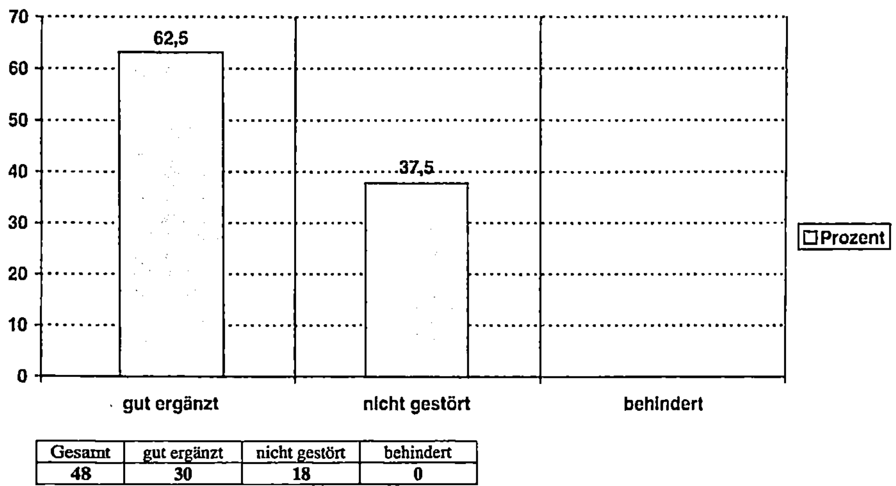

Gesamt	gut ergänzt	nicht gestört	behindert
48	30	18	0

Abb. 8.7. Frage 7: Die Depressionsgruppe hat andere Therapieansätze in meiner Behandlung gut ergänzt/nicht gestört/behindert

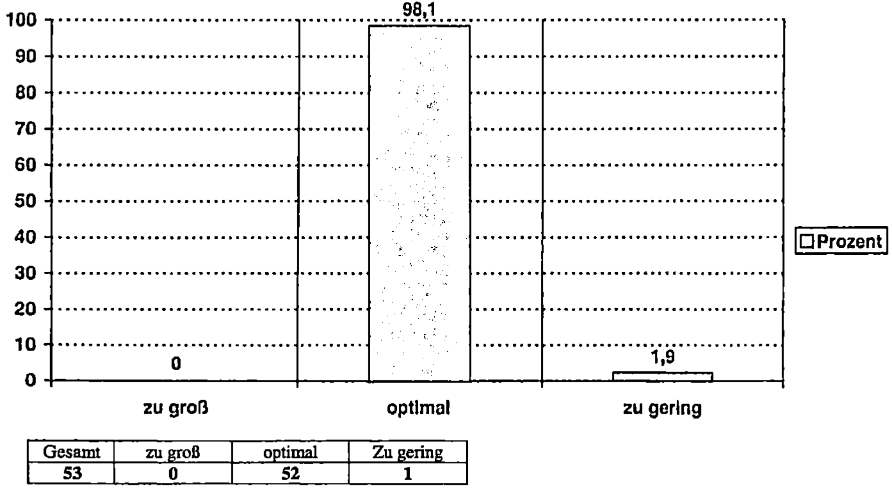

Gesamt	zu groß	optimal	Zu gering
53	0	52	1

Abb. 8.8. Frage 8: Die Informationsmenge pro Stunde war zu groß/optimal/zu gering

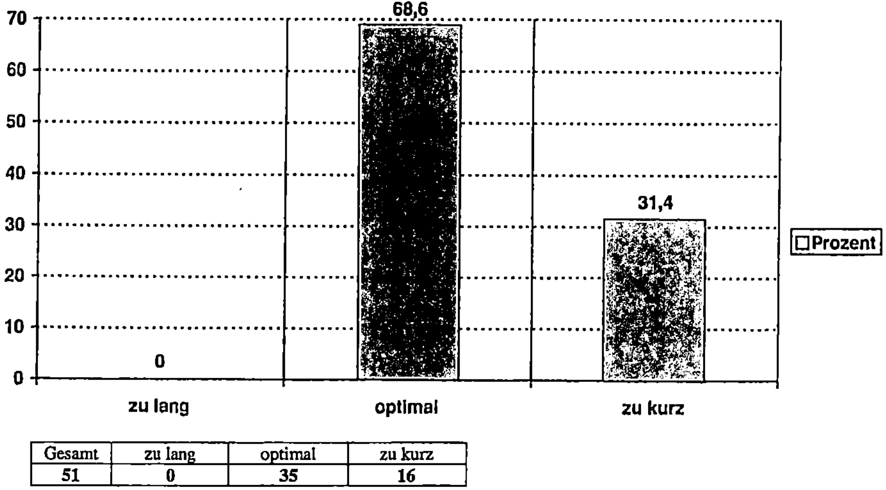

Gesamt	zu lang	optimal	zu kurz
51	0	35	16

Abb. 8.9. Frage 9: Die Stundendauer war zu lang/optimal/zu kurz

Eine Behinderung anderer Therapieansätze in der Behandlung durch die psychoedukative Gruppe wurde von keinem Patienten berichtet, im Gegenteil, die Mehrzahl der Patienten sah eine gute Ergänzung (Abb. 8.7).

Die Informationsmenge pro Stunde wurde von fast allen Patienten als optimal beschrieben (Abb. 8.8).

Etwa zwei Drittel der Patienten fand die Dauer einer Kurseinheit (45 Minuten) optimal, ein knappes Drittel hätte sich eine längere Dauer der Kurseinheit gewünscht. Als zu lang wurde sie von keinem Patienten beschrieben (Abb. 8.9).

Eine ähnliche Verteilung der Antworten wie in Frage 9 findet sich hinsichtlich der Stundenzahl pro Woche, die von etwa zwei Drittel als optimal, von einem Drittel als zu gering, von keinem Patienten als zu groß angesehen wurde (Abb. 8.10).

Alle Themenschwerpunkte wurden von den Patienten in der überwiegenden Mehrzahl als besonders wichtig bezeichnet. Fast 100% sahen „Medizinische Informationen über Symptome und Verlauf der Depression" als besonders wichtig an, etwa 90% „Aufbau positiver Aktivitäten" und „Automatische negative Gedanken und Grundannahmen", schließlich fast 80% „Soziale Kompetenzen" und „Medikamente, Wach- und Lichttherapie" (Abb. 8.11).

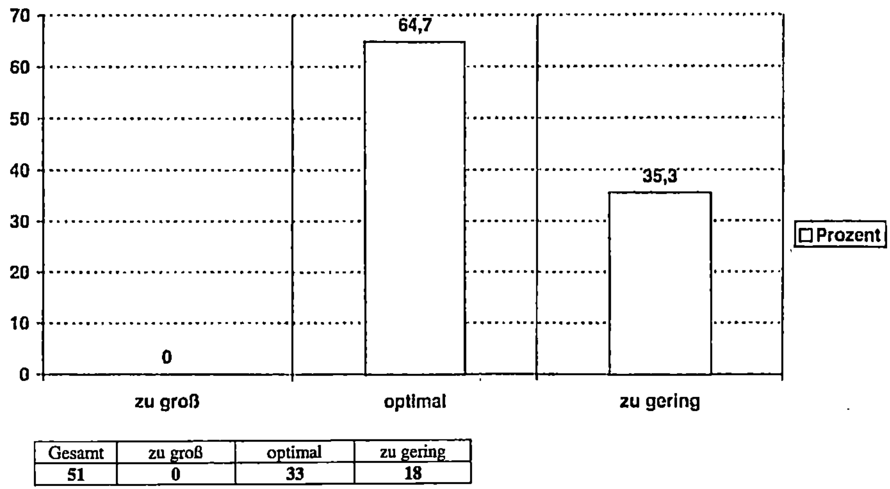

Gesamt	zu groß	optimal	zu gering
51	0	33	18

Abb. 8.10. Frage 10: Die Stundenzahl pro Woche war zu groß/optimal/zu gering

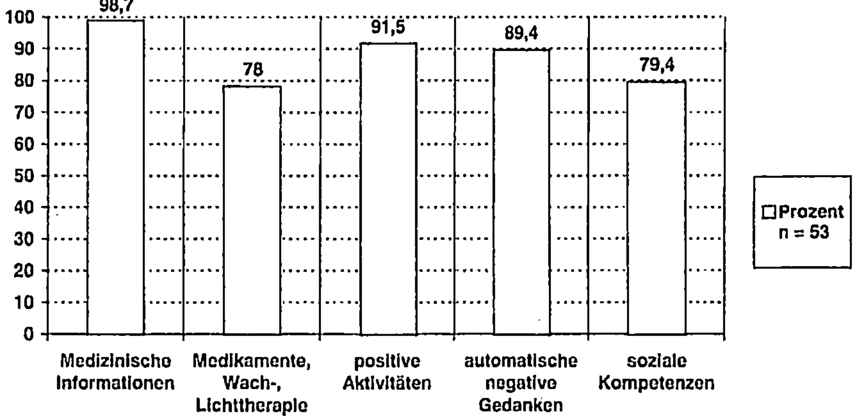

Abb. 8.11. Frage 11: Folgende Themenschwerpunkte waren für mich besonders wichtig

Diskussion und Ausblick

Anhand der erhobenen Daten lässt sich feststellen, dass das psychoedukative Gruppenprogramm von den Patienten ganz überwiegend als wichtig und hilfreich beschrieben und eine Kollision mit anderen Therapieansätzen nicht gesehen wurde. Es konnte somit gezeigt werden, dass der geschilderte Ansatz, insbesondere auch mit explizierender Darstellung verhaltenstherapeutischen Vorgehens, sich zumindest in den geschilderten Punkten positiv auswirkt. Obwohl die praktische Umsetzung in einer psychoedukativen Gruppe nicht im Vordergrund steht, berichteten die Patienten, dass sie die in der Gruppe erörterten Möglichkeiten zur Depressionsbewältigung in der Praxis gut umsetzen konnten; dies ist ein Hinweis auf erwünschte Transfereffekte des Gelernten in das Verhalten außerhalb der Gruppenstunden.

Während somit die Auswertung aufgrund der Angaben der Patienten eine sehr positive Beurteilung hinsichtlich Akzeptanz und erlebter Nützlichkeit erlaubt, müssen die Limitationen der Untersuchung beachtet werden. Der Nachweis einer Wirksamkeit auf die depressive Störung selbst stand nicht im Fokus der Studie, auch wenn sich nach dem Urteil der Behandler in der Regel ein guter Therapieerfolg erreichen ließ. Dieser kann jedoch gut durch die weiteren, insbesondere psychotherapeutischen, aber auch psychopharmakologischen Behandlungsmaßnahmen während der stationären Behandlung erklärt werden. Im nächsten Schritt wäre daher eine randomisierte und kontrollierte Studie anzustreben, deren Experimentalgruppen sich in der Variable „psychoedukatives Gruppenkonzept" unterscheiden. Zu messende Outcome-Variablen wären unter Einschluss katamnestischer Untersuchungen u. a. Depressivität (z. B. Beck, Hamilton), Compliance (z. B. hinsichtlich der Medikation) und Anzahl von Rezidiven. Eine solche Untersuchung sollte belegen können, inwieweit der insbesondere auf längere Sicht erhoffte positive Einfluss auf den Krankheitsverlauf tatsächlich eintritt. Auch wäre eine genaue diagnostische Zuordnung der depressiven Störung sinnvoll. So gab es im Rahmen unserer Untersuchung Hinweise darauf, dass Patienten mit besonders ausgeprägter Depression bei Diagnose einer schweren depressiven Episode aufgrund der depressiven Hemmung der kognitiven Funktionen weniger gut dem am Gruppendurchschnitt orientierten Vortrag folgen konnten. Eine hinsichtlich des Schweregrades einer Depression homogenere Gruppe ist möglicherweise einer inhomogeneren im Ergebnis überlegen.

In der zusammenfassenden Betrachtung ist zu resümieren, dass die Vermittlung medizinischen, auch psychotherapeutischen Wissens an den depressiven Patienten ein gern angenommenes Behandlungsangebot mit dem Ziel der besseren Bewältigung der Depression sowie der Förderung depressionsvorbeugenden Verhaltens darstellt. Weitere Untersuchungen zu diesem aus unserer Sicht viel versprechenden Ansatz sind angezeigt.

Literatur

Angenendt, Stieglitz (1999) Psychoedukation, Patientenratgeber und Selbsthilfemanuale. In: Berger M (Hrsg) Psychiatrie und Psychotherapie. Urban & Schwarzenberg, München, S 240–255

Balslev Jorgensen M, Dam H, Bolwig TG (1998) The efficacy of psychotherapy in non-bipolar depression: a review. Acta Psychiatr Scand 98: 1–13

Berger M (1999) Affektive Erkrankungen. In: Berger M (Hrsg) Psychiatrie und Psychotherapie. Urban & Schwarzenberg, München, S 483–655

Deutsche Gesellschaft für Psychiatrie, Psychotherapie und Nervenheilkunde (Hrsg) (2000) Praxisleitlinien in Psychiatrie und Psychotherapie. Bd 5: Behandlungsleitlinie Affektive Erkrankungen. Steinkopff, Darmstadt

Elmer OM (1996) Psychoedukation versus Psychotherapie? Verhaltenstherapie und psychosoziale Praxis 28 (4): 565–569

Glick ID, Burti L, Okonogi K, Sacks M (1994) Effectiveness in psychiatric care. III: Psychoeducation and outcomes for patients with major affective disorder and their families. Br J Psychiatry 164(1): 104–106

Margraf J (1996) Grundprinzipien und historische Entwicklung. In: Margraf J (Hrsg) Lehrbuch der Verhaltenstherapie. Band 1. Springer, Berlin Heidelberg New York Tokyo

Schimmel-Spreeuw A, Linssen ACG, Heeren TJ (2000) Coping with depression and anxiety: preliminary results of a standardized course for elderly depressed women. Int Psychogeriatr 12(1): 77–86

Thase ME (1999) Long-term nature of depression. J Clin Psychiatry 60 [Suppl 14]: 3–9

Trautmann-Sponsel RD, Trautmann-Schareck BM, Zaudig M (2000) Ein stationäres Gruppenkonzept zur kognitiv-behavioralen Therapie der Depression. Psychotherapie 5: 114–120

Wahl R (1994) Kurzpsychotherapie bei Depressionen. Interpersonelle Psychotherapie und Kognitive Therapie im Vergleich. Westdeutscher Verlag, Opladen

KAPITEL 9

Entwicklungen in der Interpersonellen Psychotherapie

P. DYKIEREK, E. SCHRAMM, D. VAN CALKER

Kurzbeschreibung der Interpersonellen Psychotherapie (IPT)

Bei der Interpersonellen Psychotherapie handelt es sich um ein speziell auf die Behandlung von Depressionen zugeschnittenes Verfahren, das in seiner Orginalform von Klerman u. Weissman (1984) konzipiert wurde. Theoretischer Hintergrund sind Ideen der Interpersonellen Schule, die in den 30er- und 40er-Jahren in den Vereinigten Staaten gegründet wurde. Als bekannteste Vertreter gelten Adolf Meyer (1957) und Harry Stack Sullivan (1957). Meyer betrachtete psychische Störungen als misslungenen Versuch des Individuums, sich an veränderte Umweltbedingungen und insbesondere psychosoziale Stressoren anzupassen. Als Stressfaktoren sind z.B. gestörte zwischenmenschliche Beziehungen oder der Verlust einer wichtigen Bezugsperson durch Trennung oder Tod zu nennen. Sullivan ergänzte und erweiterte den psychobiologische Ansatz Meyers. Er betrachtete die gesamte Psychiatrie als Wissenschaft interpersoneller Beziehungen und trug dazu bei, dass das psychosoziale und interpersonelle Umfeld der Patienten mehr in das Blickfeld des psychiatrischen Interesses gerückt wurde.

Als sehr bedeutsame theoretische Grundlage haben sich auch die Arbeiten der britischen Psychiater John Bowlby (1969, 1977) und seiner Schülerin Ainsworth (1978) erwiesen. Unter Berücksichtigung von Erkenntnissen aus der Entwicklungspsychologie, Neurophysiologie und Verhaltensbiologie geht Bowlby davon aus, dass Menschen ein starkes Bedürfnis haben, enge Bindungen mit anderen Menschen einzugehen und dass sie zu intensiven emotionalen Reaktionen neigen, wenn diese Bindungen bedroht sind. In seiner „attachment theory" stellt Bowlby einen engen Zusammenhang zwischen Verlust persönlicher Bindungen und dem Auftreten depressiven Verhaltens her. Auch war er der Ansicht, dass durch ein gestörtes Bindungsverhalten zur Mutter in der frühen Kindheit eine Vulnerabilität für problematische Beziehungen oder psychische Störungen geschaffen wird. Aus der Forschung (Ainsworth 1978) sind vier verschiedene Bindungsstile bekannt, die aus Untersuchungen mit 1-jährigen Kindern und deren Bezugspersonen (sog. „Strange-Situation-Versuche") abgeleitet wurden. Es handelt sich um:

1) den sicheren Bindungsstil,
2) den unsicher-vermeidenden Bindungsstil,

3) den unsicher-ambivalenten Bindungsstil und
4) den unsicher-desorganisierten Bindungsstil, einer Art Restkategorie, bei dem
   kein konsistentes Verhaltensmuster erkennbar war.

Festzuhalten ist, dass ein unsicherer Bindungsstil das Risiko unter psychischen Beschwerden zu leiden (z. B. im Rahmen von Trauerfällen, Rollenwechseln oder interpersonellen Konflikten) erheblich erhöht.

Die IPT wurde in den 60er- und 70er-Jahren von Klerman u. Weissman als semistrukturierte Kurzzeittherapie (12–20 Sitzungen) zur Behandlung unipolardepressiver Ambulanzpatienten entwickelt. Das Konzept ist im gewissen Sinne atheoretisch. Es wird davon ausgegangen, dass Depressionen durch verschiedene Faktoren (z. B. biologische Vulnerabilität, Persönlichkeitsmerkmale, Verlusterlebnisse) verursacht sein kann. Unabhängig von den Ursachen werden Depressionen jedoch stets in einem psychosozialen und interpersonellen Kontext gesehen. Das Verstehen und Bearbeiten dieses Kontextes wird als entscheidend für die Remission und Prävention eines Rückfalls betrachtet. Belastende Lebensereignisse (wie z. B. Tod eines Angehörigen, langanhaltende Einsamkeit) können zum Auftreten depressiver Symptome führen, und umgekehrt kann die Depression zur Auslösung und/oder Aufrechterhaltung interpersoneller Probleme führen. In mehreren kontrollierten Studien (z. B. Elkin et al. 1989; Frank et al. 1990, Thase et al. 1997) konnte nachgewiesen werden, dass die IPT eine wirksame Depressionstherapie ist.

Der therapeutische Prozess gliedert sich in drei Abschnitte, die jeweils einen unterschiedlichen Schwerpunkt und eine für die Behandlung der depressiven Störung unterschiedliche Funktion aufweisen: In der initialen Phase (Sitzungen 1–3) sind die Hauptziele die Informationsgewinnung für den Therapeuten (Vorgeschichte, gegenwärtige Symptomatik, Diagnosestellung), die Aufklärung (Psychoedukation) des Patienten über die Art seiner Erkrankung („medizinisches Krankheitsmodell", Häufigkeit, Behandlungsmöglichkeiten, Prognose), die Entlastung des Patienten von Schuldgefühlen, tatsächlichen oder vermeintlichen sozialen Verpflichtungen, durch Zuschreibung der „Krankenrolle" und die Vermittlung von Hoffnung und Akzeptanz der Erkrankung. In dieser ersten Phase erfolgt weiterhin die Exploration und Identifizierung relevanter interpersoneller Problembereiche durch eine „Beziehungsanalyse" („interpersonal inventory"). Dem Patienten wird geholfen, Zusammenhänge zwischen seinen Beschwerden und interpersonellen Problemen zu erkennen und ein für ihn plausibles Störungsmodell zu entwickeln. Hieraus wird das Therapierational abgeleitet und vermittelt. Die initiale Phase wird abgeschlossen, indem der Hauptproblembereich und die Therapieziele definiert werden. Therapeut und Patient einigen sich in einem Behandlungsvertrag auf einen (maximal zwei) von vier Bereichen, die empirisch und durch klinische Beobachtung am häufigsten als depressionsassoziiert gefunden werden:

- Trauer
  Unter *abnormer Trauer* werden Reaktionen verstanden, die aus der Unfähigkeit resultieren, die verschiedenen Phasen eines Trauerprozesses zu durchlaufen. Dabei kann es sich um vermiedene, chronische oder traumatische Trauerreaktionen handeln. Der Bindungsstil des Betroffenen sowie eine er-

höhte Vulnerabilität für Depressionen scheinen hierbei eine entscheidende
Rolle zu spielen.
- Interpersonelle Auseinandersetzungen
  Zumeist handelt es sich um langandauernde offene, aber auch verdeckte Kon-
  flikte meist mit dem Ehepartner, anderen Angehörigen oder Freunden. Bei
  älteren Menschen scheinen die größere Abhängigkeit von anderen Menschen
  (z.B. Kinder, Betreuungspersonen) sowie unerfüllte Versorgungswünsche ge-
  genüber Angehörigen eine besonders große Rolle zu spielen.
- Rollenwechsel
  Hierunter werden Schwierigkeiten beim Aufgeben einer alten oder Übernahme einer neuen sozialen Rolle verstanden (z.B. Mutterschaft, Arbeitslosigkeit,
  Trennung, Berentung). Es werden zumeist tief greifende Veränderungen in
  der Lebenssituation nur unzureichend bewältigt, die mit einer deutlichen
  Minderung des Selbstwertgefühls verbunden sind.
- Interpersonelle Defizite (Vereinsamung und Isolation)
  Interpersonelle Defizite werden fokussiert, wenn der Patient in seiner Vorgeschichte sozial verarmt war oder gestörte, nicht tragende zwischenmenschliche Beziehungen aufweist. Diese Patienten sind im Allgemeinen schwerer
  gestört als Patienten mit anderen Problemen.
  Bei älteren Patienten ist darauf zu achten, dass Einsamkeit nicht nur ein interpersonelles Defizit, sondern auch ein realistisches Altersproblem im Rahmen
  eines Rollenwechsel darstellen kann.

Aus den vier Problembereichen sollen höchsten zwei ausgewählt werden, die mit
der Depression in einem Zusammenhang stehen. Als wichtiges Ziel gilt, dass der
Patient einen deutlichen Zusammenhang zwischen seinen Beschwerden und
interpersonellen Belastungen sieht. In einem schriftlich oder mündlich gefas-
sten *Behandlungsvertrag* sollen realistische Therapieziele formuliert werden.

In der mittleren Behandlungsphase (Sitzungen 4–13) wird der vereinbarte
Fokus bearbeitet, der mit der aktuellen depressiven Episode in einem engen
Zusammenhang steht. Die Krankenrolle wird dabei nach und nach zurückgenommen. Das Vorgehen des Therapeuten innerhalb der Problembereiche ist
durch das Manual spezifiziert; je nach Art des Problems kommen IPT-spezifische Ziele und Strategien zur Anwendung. Die Techniken (wie z.B. Exploration,
Gefühlsfokussierung, direktive Techniken) sind weitgehend anderen Therapie-
schulen entlehnt.

Beim Problembereich *Trauer* wird zunächst eine genaue Analyse des gestörten Trauerprozesses durchgeführt, d.h. es wird geklärt, in welcher Phase es zu
Auffälligkeiten gekommen ist und wie die abnormen Trauerreaktionen im Einzelnen aussehen. Erst nach dieser sorgfältigen Analyse werden spezifische Behandlungsstrategien abgeleitet. So besteht bei *vermiedener* Trauer ein wichtiges
Therapieziel darin, den gestörten Trauerprozess einzuleiten bzw. zu fördern und
den Patienten zur Trauer*arbeit* zu ermutigen. Bei *chronifizierten* Trauerreaktionen sollte es dem Patienten ermöglicht werden, das „Verharren in der Trauer"
aufzugeben und sich aus der starken emotionalen Bindung zu dem Verstorbenen
zu lösen. Durch den Aufbau von Interessen und Beziehungen soll die Bewältigung des Verlusts erleichtert werden.

Zur Bewältigung traumatischer Trauer haben sich zusätzlich zu den herkömmlichen IPT-Strategien Konfrontations- und Expositionsübungen (z.B. nach Foa et al. 1992) als sehr erfolgversprechend erwiesen. Auch hier soll der Patient ermutigt werden, das Vermeidungsverhalten aufzugeben und lernen, die während der Expositionstherapie entstehenden intensiven negativen Gefühle adäquater zu bewältigen.

Liegt der Fokus auf *interpersonellen Auseinandersetzungen,* soll zunächst der Konflikt identifiziert werden, d.h. es soll geklärt werden, welche unterschiedlichen Wünsche und Erwartungen zum Konflikt beigetragen haben. Die Einbeziehung von Angehörigen ist hierbei anzustreben. Schließlich soll ein Handlungsplan entwickelt werden, bei dem die Erwartungen an die Beziehung und die gestörte Kommunikation verändert werden sollen.

Steht die Erkrankung im Zusammenhang mit einem unbewältigten *Rollenwechsel,* liegen die Therapieziele im Betrauern und Akzeptieren des Verlusts der alten Rolle und im Herstellen einer positiveren Einstellung zur neuen Rolle. Sollte es sich um eine sehr negativ besetzte Rolle (z.B. Zustand nach Schlaganfall) handeln, geht es mehr um die Akzeptanz einer Situation, die nicht mehr veränderbar ist. Patienten sollen ermutigt werden, das Beste aus dem zu machen, was geblieben ist, die Situation so zu akzeptieren, wie sie ist und weniger Energie für das „Hadern mit dem Schicksal" aufzuwenden.

Leidet der Patient unter interpersonellen Defiziten und dadurch hervorgerufener *Einsamkeit und Isolation,* so gilt es zunächst die Ursachen dieses Problems zu explorieren und zu verstehen (z.B. soziale Defizite, Persönlichkeitsauffälligkeiten). Erst dann sollte ein Handlungsplan entwickelt werden. Generell sollte der Patient zum Aufnehmen neuer Beziehungen angeleitet und unterstützt werden. Der therapeutischen Beziehung kann hierbei ein Modellcharakter zugesprochen werden.

Ein *generelles Therapieziel* bei allen Problembereichen besteht darin, soziale Unterstützung für den Patienten zugänglich zu machen und die eigenen interpersonellen Fertigkeiten zu verbessern. Das therapeutische Vorgehen ist dabei aktiv und unterstützend, ermutigend und ressourcenorientiert. Die Übertragungsbeziehung wird nur dann thematisiert, wenn der Therapiefortschritt gefährdet scheint.

In den letzten 2–3 Sitzungen vor Therapieende (Beendigungsphase) wird der Abschluss der Behandlung explizit als Trauer- und Abschiedsprozess bearbeitet. Der Patient erhält die dadurch Möglichkeit, die mit dem Therapieende verbundenen Gefühle auszudrücken. Weiterhin erfolgt ein Rückblick über die im Rahmen der Therapie erreichten Fortschritte sowie eine Thematisierung noch verbesserungswürdiger Bereiche. In diesem Zusammenhang ist die Einleitung weiterer psychotherapeutischer Maßnahmen (z.B. IPT-Erhaltungstherapie in Form von niederfrequenten Sitzungen für die Dauer von 1–2 Jahren) sowie die Verbesserung der Rückfallprophylaxe zu besprechen.

Trotz der nachgewiesenen Effizienz der IPT löste erst die Publikation von sog. Leitlinien zur Behandlung depressiver Erkrankungen durch die Amerikanische Psychiatrische Gesellschaft im Jahre 1993 (APA 1993) größeres internationales Interesse an der IPT, auch hinsichtlich der klinischen Anwendung, aus. In den deutschsprachigen Ländern hat sie zwar einen bestimmten Bekanntheitsgrad erreicht, ohne dass jedoch systematische Erfahrungen gesammelt wurden. Trotz ihres relativ „jungen Alters" ist die IPT in den USA relativ umfassend untersucht und weist nach Grawe (1994) eine überdurchschnittliche Effektstärke auf. Sie zählt heute zu den wirksamsten psychologischen Depressionstherapien (Jarrett u. Rush 1994). Die Popularität der IPT ist unter anderem darauf zurückzuführen, dass das Therapieergebnis in sehr günstiger Relation zum Therapieaufwand steht. Sie ist aufgrund ihrer einfachen Strukturierung leichter zu erlernen als beispielsweise die kognitive Verhaltenstherapie und lässt sich in der alltäglichen klinischen Arbeit breiter einsetzen. Von den Autorinnen und Mitarbeiterinnen der Arbeitsgruppe Interpersonelle Psychotherapie an der Abteilung für Psychiatrie und Psychotherapie der Universitätsklinik Freiburg wurden in den letzten Jahren zahlreiche klinische Zentren im Rahmen didaktischer Seminare mit der Durchführung der IPT vertraut gemacht.

Studien zur Wirksamkeit der IPT

Die Wirksamkeit der IPT sowohl in der Akuttherapie als auch in der Erhaltungstherapie und Rezidivprophylaxe depressiver Störungen ist bereits sehr gut empirisch untersucht und belegt. Sie ist in der Akuttherapie zumindest gleich wirksam wie die ebenfalls sehr gut untersuchte kognitive Therapie und wie diese den Plazebobedingungen („clinical management") überlegen.

Die Untersuchung, die der IPT zum „Durchbruch" verhalf, war eine aufwendige Multicenterstudie des National Institute of Mental Health (Elkin 1989, 1994). Im Rahmen dieser Studie wurden 250 akut depressive Patienten auf die Behandlungen „IPT", „Kognitive Verhaltenstherapie (KVT)", „Imipramin + Clinical Management" und „Placebo + Clinical Management" randomisiert. Unter „Clinical Management" sind bis zu 30-minütige, unterstützende und in erster Linie auf die Medikation bezogenen Gespräche zu verstehen, die durchaus einer minimalen supportiven Psychotherapie gleichkommen (Elkin 1994). So war es auch nicht überraschend, dass die Patienten in allen Behandlungsbedingungen (auch in der sog. Plazebogruppe) eine signifikante Reduktion der depressiven Symptome sowie eine Verbesserung des psychosozialen Funktionsniveaus über den Behandlungsverlauf zeigten. In einer zweiten Analyse erwies sich die IPT als einzige Psychotherapie bei der Gruppe der schwer Depressiven der Plazebobehandlung überlegen und der medikamentösen Behandlung als ebenbürtig. Außerdem wies sie die niedrigste Rate von Therapieabbrüchen auf. Anhand der Ergebnisse des naturalistisch erhobenen 18-Monats-Follow-up stellte man allerdings fest, dass 16 wöchentliche ambulante Einzelsitzungen nicht ausreichen, um den Remissionszustand längerfristig beizubehalten.

In einer Untersuchung von Frank und ihrer Arbeitsgruppe in Pittsburgh wurde deswegen der Effekt der IPT als sog. Erhaltungstherapie bei rezidivierenden Depressionen über einen Zeitraum von drei Jahren überprüft (Frank et al. 1990)

In dieser ebenfalls groß angelegten amerikanischen Studie zeigte sich auch bei sehr niedrig „dosierter" IPT-M (eine IPT-Modifikation zur Langzeitbehandlung) ein rezidivprophylaktischer Effekt. Patienten, die nach Remission einer depressiven Episode über einen Zeitraum von 3 Jahren einmal monatlich eine

IPT-M Behandlungssitzung erhielten, zeigten signifikant weniger Rückfälle bzw. Wiedererkrankungen als Patienten unter Plazebobedingungen („Clinical Management").

Studien zum direkten Vergleich der Wirksamkeit von IPT allein, antidepressiver Pharmakotherapie allein und kombinierter Therapie sind wegen des sehr aufwendigen und anspruchsvollen Designs selten und lassen noch keine endgültigen Aussagen zu. Nach den bisher vorliegenden Daten sind in der Akutbehandlung schwerer Depressionen, insbesondere vom melancholischen und/oder „endogenen" Subtyp, Pharmakotherapie und Kombinationstherapie der alleinigen IPT (und der kognitiven Therapie) überlegen, während bei leichterem Schweregrad keine signifikanten Unterschiede bestehen. Es gibt allerdings erste Hinweise, dass nicht der Schweregrad per se das ausschlaggebende Kriterium ist, sondern eher das Ausmaß der mit der Depression assoziierten „biologischen" Veränderungen (endokrinologisch und/oder polysomnographisch fassbare Auffälligkeiten). IPT (allein oder in Kombination) bewirkt aber eine bessere soziale Anpassung der Patienten. Dennoch war eine Kombinationstherapie in den meisten Studien der alleinigen Pharmakotherapie nicht eindeutig überlegen, z. T. wohl wegen eines Deckeneffektes der hocheffektiven Pharmakotherapie und wegen der bei den geringen Fallzahlen in den einzelnen Gruppen nicht ausreichenden statistischen „Power". Mögliche Vorteile einer Kombinationstherapie zeigen sich daher wohl vor allem bei chronisch depressiv-erkrankten Patienten, bei denen die Wirksamkeit der Pharmakotherapie geringer ausgeprägt ist. Hierfür sprechen die Ergebnisse einer aktuellen Studie (Keller et al. 2000), die eine hochsignifikante Überlegenheit einer Kombinationstherapie aus Nefazodon und Psychotherapie gegenüber den beiden Einzeltherapien zeigte. Die in dieser Studie verwendete Psychotherapie („cognitive behavioral-analysis system of psychotherapy"), fokussiert wie die IPT auf interpersonelle Probleme, ist aber wesentlich strukturierter und direktiver.

Vorteile einer Kombinationstherapie sind außer bei chronischen Depressionen vor allem in der rezidivprophylaktischen Behandlung zu erwarten. In der oben erwähnten Studie von Frank et al. (1990) hatte sich eine Überlegenheit der Kombinationstherapie aus IPT-M und Imipramin im Vergleich zur Pharmakotherapie nicht statistisch sichern lassen (Deckeneffekt der hochwirksamen Pharmakotherapie) Eine kürzlich erschienene Studie an älteren Patienten zeigte aber in der Tat eine Überlegenheit einer Kombinationstherapie aus IPT-M und Nortriptylin im Vergleich zu den beiden Einzeltherapien, vermutlich weil wegen des bei dieser Patientengruppe deutlich höheren Wiedererkrankungsrisikos und des geringer ausgeprägten Ansprechens auf medikamentöse Prophylaxe der Deckeneffekt entfällt (Reynolds et al. 1999). Außer diesen, mit einer sehr geringen „Dosis" an IPT-M durchgeführten Langzeitstudie gibt es zu dieser Frage bislang nur erste viel versprechende, aber kleine Studien mit kognitiver Therapie zür Rezidivprophylaxe bei Residualsymptomatik.

Zur Wirksamkeit der IPT bei Depressionen im Rahmen abnormer Trauer ist eine neuere Untersuchung von Reynolds et al. (1999) zu nennen. In dieser kontrollierten Studie wurden 80 ältere Depressive, die zumeist ihren Ehepartner verloren hatten, folgenden Behandlungsbedingungen zugewiesen:

1. Nortriptylin + IPT,
2. Clinical Management (CM) + Nortripylin,
3. Plazebo + IPT,
4. Clinical Management (CM) + IPT.

Während sich für die Bedingung Nortriptylin + IPT das beste Ergebnis zeigte (69 % waren remittiert, insgesamt weniger Therapieabbrüche), waren die Therapierfolge in den anderen Behandlungsbedingungen deutlich schlechter (CM + Medikament: 56 %, IPT + Plazebo 29 %, CM + Plazebo 45 %). Das relativ schlechte Abschneiden der Bedingung IPT + Plazebo wird zum einen mit der geringen Stichprobengröße (n = 17) und dem Studienprotokoll (Abbruch der Doppelblindbehandlung, wenn Patienten nach 8 Wochen IPT noch keine Symptomverbesserung zeigten) erklärt. Möglicherweise hätte nach Ansicht der Autoren eine 16-wöchige Doppelblindbehandlungsdauer die erwartete Überlegenheit von IPT gegenüber CM + Plazebo gezeigt. Als weitere Erklärung wird angenommen, dass die Trauerspezifität des Verfahrens möglicherweise nicht ausreichend gewesen war.

Wie schon in vorangegangenen Studien (z. B. Pasternak et al. 1991) war die Intensität der Trauersymptomatik – im Gegensatz zur depressiven Symptomatik – nur unwesentlich durch die dargestellten Interventionen beeinflussbar.

Implementierung der IPT in der stationären Krankenversorgung an der Abt. für Psychiatrie und Psychotherapie der Universitätsklinik Freiburg

Stationäre IPT für depressive Patienten bis 65 Jahre

Die Entwicklung und Evaluierung der IPT für stationäre depressive Patienten, die seit 1995 an der Abt. für Psychiatrie und Psychotherapie in Freiburg durchgeführt wird, erfolgt in Anlehnung an ein Konzept, das zur Entwicklung und Testung von Medikamenten verwendet wird:

Phase I: Entwicklung bzw. Modifikation der Therapieform, Erstellung eines vorläufigen Manuals, Behandlung von Fällen, ggf. Revision
Phase II: Überprüfung an einer klinischen Stichprobe
Phase III: Vergleich der Therapieform mit anderen Behandlungsverfahren

In Phase I wurde die Behandlung modifiziert, um den besonderen Problemstellungen dieser Patientengruppe Rechnung zu tragen. Die therapeutischen Techniken und Strategien wurden zunächst getestet und anhand der Erfahrungen mit stationären Patienten, sofern nötig, revidiert bzw. weiterentwickelt. Die IPT-Einzeltherapie wurde um gruppentherapeutische Interventionen sowie um die gezielte Integration des gesamten Behandlungsteams erweitert.

Dieses stationäre Behandlungsprogramm ist in Abb. 9.1 im Überblick dargestellt. Es war zunächst auf 12 IPT-Einzelsitzungen angelegt, die zweimal wöchentlich von einem ärztlichen oder psychologischen Therapeuten für 40–50 Minuten durchgeführt wurden. Mittlerweile ist das Programm auf fünf Wochen verkürzt worden und umfasst 15 Einzelsitzungen (3-mal pro Woche).

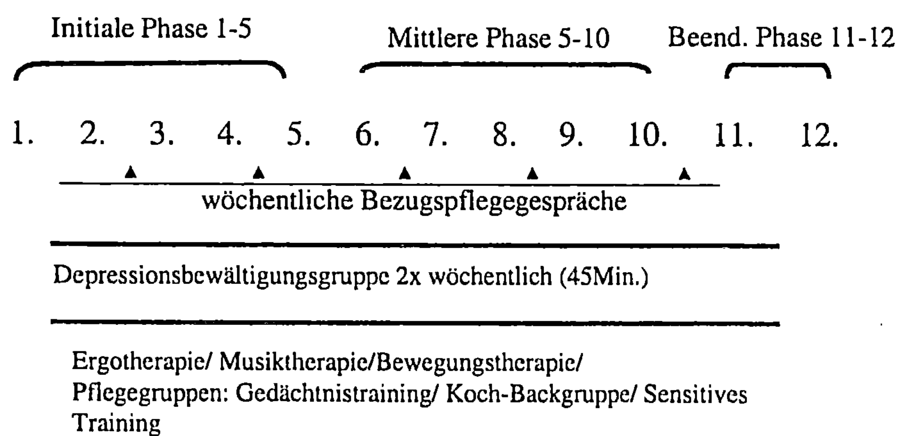

Abb. 9.1. IPT-S zur Akutbehandlung depressiver Patienten – Behandlungsablauf

Die Einzelsitzungen können unter Miteinbeziehung der Angehörigen stattfinden. Die Bezugspflegekraft soll in regelmäßig stattfindenden Gesprächen mit dem Patienten Bewältigungsstrategien für aktuell auftretende depressive Beschwerden (wie z.B. Antriebslosigkeit, Schlafstörungen, Grübeln, Hoffnungslosigkeit etc.) erarbeiten (sog. Symptommanagement). Um die Einzeltherapie unter ökonomischen Gesichtspunkten zu optimieren, wurden verschiedene Elemente der IPT (z.B. Informationsvermittlung, Symptommanagement, Aufbau interpersoneller Fertigkeiten) in die Gruppentherapie „ausgelagert". Die „Depressionsinformationsgruppe" findet über zwei ca. 50-minütige Sitzungen statt und beginnt in der ersten Behandlungswoche. Ein Ziel der Gruppe besteht in der Aufklärung über affektive Störungen und den verbesserten Umgang mit dieser Erkrankung. Die (halb offene) Gruppe „Interpersonelle Fertigkeiten (IPF, Schramm et al. 2000) besteht aus sechs 90-minütigen Sitzungen und setzt ein, nachdem der zu bearbeitende Problemfokus festgelegt worden ist. Die Gruppe erfordert die aktive Mitarbeit der Patienten, was auch die Durchführung von „Hausaufgaben" impliziert. Dieses eher übungs- und ressourcenorientierte Vorgehen soll den Patienten helfen, sich interpersonelle Fertigkeiten und Bewältigungsstrategien für den individuell relevanten IPT-Problembereich anzueignen. Angenommen wird ein günstiger Einfluss auf Remission und Rückfallrisiko.

Die Gestaltungstherapie ist ebenfalls auf das Konzept der IPT zugeschnitten. Durch gestalterische Elemente wird die Arbeit an den vier Problembereichen ergänzt.

Sowohl für Patienten als auch für Angehörige besteht die Möglichkeit, an einer Angehörigengruppe teilzunehmen. Diese wird vom Pflegepersonal einmal wöchentlich über einen Turnus von vier Wochen angeboten. In dieser Gruppe werden Informationen über affektive Störungen vermittelt, und besprochen, wie Patient und Angehörige mit der Erkrankung gemeinsam besser umgehen können. Ziel ist es, die Krankheit zu entstigmatisieren sowie die Akzeptanz der Störung und damit die Behandlungscompliance zu erhöhen. Alle Gruppenangebote sind eng mit der Einzeltherapie vernetzt. Das Behandlungsteam erhält einmal wöchentlich eine videogestützte Supervision, um die Qualität der durchgeführten Therapien zu erhöhen.

In einer Pilotstudie wurden 28 stationäre Patienten mit einer „major depression" von 5 Therapeuten gemäß dem oben beschriebenen IPT-S-Konzept (mit ursprünglich 12 Sitzungen) behandelt. Alle Patienten erhielten zusätzlich eine pharmakotherapeutische Behandlung mit Amitriptylinoxid (1. Wahl), Mirtazapin (2. Wahl) oder Fluvoxamin (3. Wahl). Zur Evaluierung des Programms wurden 5 Messzeitpunkte bestimmt: vor Beginn des Behandlungsprogramms, nach 12 Sitzungen bzw. 6 Wochen, zum Entlassungszeitpunkt (falls dieser nicht nach 6 Wochen lag) und zu 3- und 18-Monats-Follow-ups nach Entlassung. Die Messbatterie umfasste ein diagnostisches Interview (strukturiertes klinisches Interview für DSM-III-R, SKID; Wittchen et al. 1988), die „17 Item Hamilton Rating Scale for Depression" (HAM-D 1960; deutsche Version: Baumann 1976), das Beck-Depressions-Inventar (BDI; Beck et al. 1961; deutsche Version: Hautzinger et al. 1995) und zwei Instrumente zur Erfassung der sozialen und interpersonellen Leistungsfähigkeit (Global Assessment Scale von Endicott et al. 1976 und das Inventar zur Erfassung interpersoneller Probleme, IIP von Horowitz et al. 1994). Darüber hinaus erfolgte im Rahmen der kliniküblichen Basisdokumentation die Durchführung der Symptomcheckliste (SCL-90, Derogatis 1977; deutsche Version: Franke 1995) sowie die Erhebung soziodemographischer und krankheitsbezogener Daten.

Bei der Pilotstudie handelte es sich um eine klinische Studie mit einem „nonrandomised" Design. Die abhängigen Variablen entsprechen dem Therapieerfolg in Form der gewichteten Postwerte in der HAM-D, im BDI sowie mit Hilfe des Gesamtwertes des SCL-90. Mittels dieser Werte wurde der Therapieerfolg im integrierten Effektstärkemaß ausgedrückt, das sich aus der Prä-Post-Mittelwert-Differenz berechnet.

Bei den überwiegend schwer depressiven und sozial beeinträchtigten Patienten verbesserte sich der depressive Zustand sowohl subjektiv (BDI) als auch objektiv (HAM-D) in deutlichem Ausmaß. Der Durchschnittswert im BDI fiel von 27 (1. Erhebung) auf 8 Punkte (3. Erhebung); der durchschnittliche HAM-D-Wert lag bei Behandlungsbeginn bei 23 Punkten, bei Behandlungsende noch bei 5 Punkten. Diese Veränderungen blieben 3 und 18 Monate nach Entlassung stabil. Auch was die Verbesserung interpersoneller Schwierigkeiten anbelangt, zeigten sich hochsignifikante Verbesserungen im IIP. Definiert man die Therapieresponse als 50-prozentige Reduktion des HAM-D-Wertes (orientiert nach Frank et al. 1991) innerhalb von 6 Wochen bzw. 12 Sitzungen nach Behandlungsbeginn, um die Rate der miteinbezogenen Spontanremissionen möglichst gering zu halten, dann lag die Gesamtresponderrate bei 67 % (59 % beim BDI). Bei der Entlassung zeigten schließlich 92 % (86 % beim BDI) der Patienten eine Response; 71 % wiesen einen HAM-D-Wert von 6 oder weniger auf und könnten somit als voll remittiert bezeichnet werden. Insgesamt sind diese ersten Outcome-Daten als ermutigend zu beurteilen. Sie sprechen dafür, dass Patienten selbst nach 6 Wochen in deutlich gebesserten Zustand entlassen werden könnten, sofern eine engmaschige ambulante Betreuung gewährleistet wäre (detaillierte Ergebnisse: Schramm et al. 2001, in Vorbereitung).

Wirkfaktoren in der IPT

Untersuchungen zur Erforschung der Wirkmechanismen der IPT und ihrer Prozessmerkmale liegen erst vereinzelt vor (s. Schramm 1996). Die Ergebnisse der Prozessanalysen weisen darauf hin, dass komplexe Interaktionen bestehen zwischen den untersuchten Patientenmerkmalen, dem Therapeutenverhalten und den Prozessvariablen (Rounsaville et al. 1981, 1987). Diese Faktoren beeinflussen sich gegenseitig und damit auch den Behandlungserfolg. Sowohl allgemeine therapeutische Fähigkeiten (z. B. Wärme und Freundlichkeit, Einsatz von Exploration und Bewältigungstechniken) als auch IPT-spezifische Qualitätsmerkmale (z. B. Spezifität, Manualtreue, Fähigkeit, einen IPT-Fokus zu erarbeiten und beizubehalten) haben einen positiven Einfluss auf das Therapieergebnis (Rounsaville et al. 1987; Frank et al. 1991). So zeigte sich, dass Therapeuten, die über gute allgemeine therapeutische Kompetenzen verfügen, besser in der Lage sind, die IPT-spezifischen Elemente umzusetzen und günstigere Therapieergebnisse erzielen. Die Fähigkeiten und Leistung des Therapeuten sind wiederum entscheidend vom Patientenverhalten beeinflusst. Dabei scheinen insbesondere eine hohe Erfolgserwartung sowie eine feindselige, defensive Haltung des Patienten eine entscheidende Rolle zu spielen, weniger dagegen die Schwere der Symptomatik (Foley et al. 1987; O'Malley et al. 1988). In neueren Studien konzentriert man sich vermehrt auf die Interaktion zwischen Patient und Therapeut. Interessanterweise scheint die therapeutische Beziehung bei der IPT eine wesentliche Rolle zu spielen. In der bereits zitieren Studie von Elkin et al. (1989, 1994) wurde auch die Auswirkung des therapeutischen Bündnisses („alliance") auf den Behandlungserfolg der vier Therapieformen (KVT, IPT, Imipramin + Clinical Management, Plazebo + Clinical Management) untersucht. Nach Krupnick et al. (1994) schien lediglich bei der IPT die therapeutische Allianz einen Einfluss auf das Behandlungsergebnis zu haben. Die Autoren diskutieren dieses Ergebnis im Zusammenhang mit der besonderen Bedeutung der zwischenmenschlichen Beziehungen sowie mit der Selbstöffnung („self-disclosure") des Patienten bei der IPT, während bei der kognitiven Verhaltenstherapie und den Bedingungen „Imipramin + Clinical Management"/„Plazebo + Clinical Management" eher handlungs- und übungsorientiert vorgegangen wird.

Im Rahmen der bereits zitierten Pilotstudie zur Wirksamkeit der IPT im stationären Setting (Phase II, Schramm 2001, in Vorbereitung) wurden bei acht Patienten eine Wirkfaktorenanalyse nach Grawe und dessen Mitarbeitern (1994, 1995; Hartwanger 1996) durchgeführt. Diese Arbeitsgruppe hat ein Verfahren – die Cubusanalyse – entwickelt, durch das die wesentlichen Wirkfaktoren in konkreten Therapiesitzungen erfasst und mit Erfolgsvariablen in Beziehung gesetzt werden können. Bei den vier Wirkfaktoren handelt es sich um motivationale Klärung, Problembewältigung, Ressourcenaktivierung und Problemaktualisierung. Des Weiteren werden auch Dimensionen des Beziehungsverhaltens sowohl vonseiten des Patienten als auch des Therapeuten beurteilt und die intra- bzw. interpersonelle Ausrichtung der behandelten Themen eingestuft.

Als Datenbasis dienten die Videoaufzeichnungen der zweimal wöchentlich stattfindenden IPT-Sitzungen. Von den genannten acht Therapien gingen jeweils sieben Sitzungen in die Analyse ein, d.h. jede 2. Sitzung wurde analysiert. Erste Ergebnisse dieser Pilotuntersuchung, bei der die Wirkprinzipien der IPT mit anderen störungsspezifischen Verfahren wie der DBT (dialektisch-behaviorale Therapie bei Borderlinepatienten) und der MVT (multimodale Verhaltenstherapie bei Zwangspatienten) verglichen wurden, weisen lediglich auf tendenzielle Unterschiede in der Realisierung und dem zeitlichen Einsatz der Wirkfaktoren (wie z.B. Klärung) hin. Bei den erfolgreichsten IPT-Therapien zeichnete sich im Vergleich zu den weniger erfolgreichen ein Wirkfaktorenmuster von deutlichen Phasen hauptsächlicher Klärung ab – insbesondere interpersoneller Themen –, eher in der ersten Therapiehälfte mit daran anschließender Bewältigungsarbeit.

Stationäre IPT für ältere Depressive (sog. IPT-Late Life)

Durch die Verschiebung der Altersstruktur der Bevölkerung gewinnen die spezifischen und psychosozialen Probleme älterer Menschen zunehmend an Bedeutung. Die in der interpersonellen Psychotherapie fokussierten Problembereiche (Tod und Trauer, Einsamkeit und Isolation, Rollenwechsel, interpersonelle Konflikte) erscheinen für die psychotherapeutische Arbeit mit älteren Menschen besonders geeignet. Die IPT-Late Life (LL) wurde von Frank et al. (1991) ursprünglich für ambulante nichtpsychotische, unipolare Altersdepressive konzipiert. Die in der IPT-LL vorgenommenen Altersmodifikationen lassen sich wie folgt beschreiben:

- *Flexibilität:* Die relativ geringe Strukturierung des IPT-Manuals wird dem Anspruch einer größeren Flexibilität in der Psychotherapie bei Älteren mehr gerecht. Auch die Sitzungslänge sollte individuell angepasst werden.
- *Therapeutenrolle:* Die Rolle des IPT-Therapeuten erfordert ein sehr aktives und problemorientiertes Vorgehen und Handeln. Angesichts der eher kurz- und mittelfristigen Ziele erwarten Ältere verstärkt Initiative und direkte Hilfe bei Problemlösungen.
- *Multiprofessionelle Zusammenarbeit:* Eine strenge Rollenaufteilung zwischen Psychotherapeuten, Sozialarbeitern und der Pflege erscheint artifiziell. Aufgrund der Komplexität der Altersdepression (i.d.R. somatische Beschwerden und Erkrankungen, sozialer Rückzug) ist eine enge Kooperation und Koordination zwischen den Berufsgruppen anzustreben.
- *Problemfokus:* Bei der Fokussierung eines Problembereichs ist darauf zu achten, dass der ausgewählte Problembereich auch einer Veränderung zugänglich ist. Ein angemessenes Ziel kann z.B. darin bestehen, eine problematische Beziehung besser zu tolerieren als zu verändern.
- *Übertragungseffekte:* Aspekte negativer Übertragung (z.B. Misstrauen gegenüber dem i.d.R. jüngeren Therapeuten) sollten offen mit dem Patienten besprochen werden. Neben der Validierung von negativen Emotionen (z.B. Gefühle von Hilflosigkeit, des Ausgeliefertseins und Kontrolliertwerdens) sollte der Therapeut gemeinsam mit dem Patienten Lösungsmöglichkeiten eruieren. Gegenübertragungseffekte (z.B. Behandlungsteam ist vom Verhalten des Patienten genervt) sollten in der Team-/Fallsupervision besprochen werden.

- *Multimorbidität:* Eine klare Differenzierung zwischen somatischen Beschwerden/Erkrankungen und depressiven Symptomen ist bei älteren Depressiven z. T. erschwert. Bei der Symptombewältigung ist diesem Punkt Rechnung zu tragen, so kann ein angemessenes Ziel darin bestehen, belastende körperliche Beschwerden (wie z. B. Schmerzen, Schwindel) nach erfolgter organischer Abklärung besser zu tolerieren als zu verändern. Auch von therapeutischer Seite ist ein hohes Maß an Toleranz und Gelassenheit erforderlich. Eine sinnvolle Strategie im Umgang mit der sog. „Symptomfixiertheit" älterer depressiver Patienten kann sein, die Beeinflussung durch interpersonelle Faktoren oder die „interpersonelle Botschaft" von Symptomen herauszuarbeiten

Als generelle Therapieregeln gelten:

1) wiederholte Wertschätzung selbst der kleinsten Fortschritte,
2) Akzeptanz der Grenzen von Psychotherapie und
3) Akzeptanz von realistischen Altersproblemen, die nur schwer einer Lösung zugänglich sind.

Dieses stationäre IPT-LL Behandlungsprogramm ist in Abb. 9.2 im Überblick dargestellt.

Es ist auf 12–14 Einzelsitzungen angelegt, die zweimal wöchentlich von einem ärztlichen oder psychologischen Therapeuten für 25–50 Minuten durchgeführt werden. Analog dem Vorgehen auf der Depressionsstation für Jüngere wurde das Behandlungsmanual von Frank et al. modifiziert, um den besonderen Problemstellungen dieser Patientengruppe Rechnung zu tragen. Auch hier wurde IPT-Einzeltherapie um gruppentherapeutische Interventionen sowie um gezielte Integration des gesamten Behandlungsteams (Pflegekräfte, Sozialarbeiter) erweitert. Wichtige Therapiebausteine (wie z. B. Psychoedukation, Symptommanagement, Training von Alltagsfertigkeiten, konkretes „Üben" von Problemlösungen) können an die Bezugspflegekraft und/oder die Sozialarbeiterin delegiert werden; ein „Verharren in der passiven Krankenrolle" oder eine „Delegation von Verantwortung", wie sie zuweilen bei älteren Depressiven zu beobachten ist, wird dadurch begrenzt, das „Wiederentdecken" von vorhandenen Ressourcen und Kompetenzen dagegen gestärkt. Häufige Aktivitäten in diesem Kontext sind das Erproben von „kleinen Gängen" und Einkäufen oder Besuche von Seniorenwohnheimen oder Begegnungsstätten.

Durch die Implementierung eines IPT-Gruppenprogramms („Depressionsbewältigungsgruppe") wird die Nutzung kurativer Wirkfaktoren (z. B. Unterstützung, interpersonelles Lernen, Altruismus, Reduzierung sozialer Isolation und Selbststigmatisierung) angestrebt, die in der Einzelarbeit nur begrenzt herstellbar sind. Dieses 45-minütige Gruppenangebot findet zweimal die Woche statt und ist als halb offene Gruppe konzipiert. Ein wichtiges Ziel besteht in der Aufklärung über depressive Störungen und den verbesserten Umgang mit dieser Erkrankung („Symptommanagement"). Sofern es die Gruppenstruktur und die Befindlichkeit der i. d. R. 6–8 Teilnehmer erlauben, sollen aber auch interpersonelle Problemfoki thematisiert werden. Als sehr bedeutsam hat sich dabei erwiesen, dass Patienten einen Zusammenhang zwischen psychosozialen bzw.

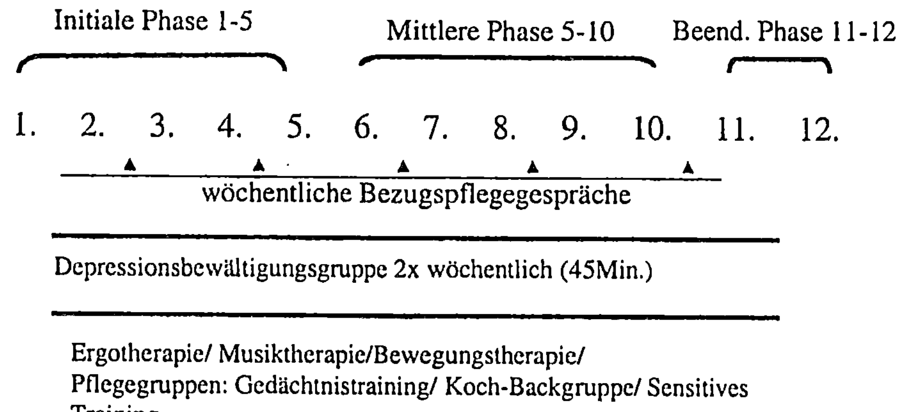

Abb. 9.2. IPT-LL zur Akutbehandlung älterer depressiver Patienten – Behandlungsablauf

interpersonellen Belastungen und ihrer Erkrankung sehen können und nicht auf ein primär biologisches Krankheitsmodell festgelegt sind. Das therapeutische Vorgehen ist einem vorläufigen Gruppenmanual beschrieben (Dykierek et al. 2000). Für die Modifikationen der IPT im stationären Gruppensetting sind folgende Aspekte von besonderer Relevanz.

1. Die Krankenrolle wird explizit zugewiesen und ausführlich thematisiert, zumal viele Patienten Schwierigkeiten mit dieser Rolle, speziell in der Psychiatrie haben. Das Thema „in der Psychiatrie sein" sowie der Unterschied zwischen aktiver und passiver Krankenrolle sollte dabei besprochen werden.
2. Es werden *alle* Problembereiche thematisiert, wobei diese sowohl in einen allgemeinen (z.B. über „das Älterwerden", das Nachlassen der körperlichen Funktionstüchtigkeit etc.) als auch in einen individuellen Kontext (z.B. Patientin berichtet über den bevorstehenden Umzug in ein Seniorenheim) gesetzt werden. Im stationären Setting liegt der Schwerpunkt mehr auf dem „allgemeinen Kontext", es könne jedoch auch (falls es die Zusammensetzung der Gruppe erlaubt) das interpersonelle Problem eines einzelnen Patienten diskutiert werden.
3. Beim Problembereich „Trauer und Verluste" sollen allgemeine Strategien besprochen werden, das Initiieren eines individuellen Trauerprozesses im Gruppensetting ist nicht vorgesehen. Dies sollte der IPT-Einzeltherapie vorbehalten bleiben.

Ausblick

Neuere Forschungsergebnisse belegen den dringenden Bedarf nach einer Optimierung der bisherigen Behandlungsstrategien bei stationär behandlungsbedürftigen, schwer depressiven Patienten. Dies bezieht sich sowohl auf den akuten Behandlungserfolg (inkl. Verkürzung der stationären Therapiedauer) als auch die langfristige Wirkung (Verhinderung von Rückfällen). An der Abt. für Psychiatrie und Psychotherapie der Universitätsklinik Freiburg wird derzeit eine kontrollierte und randomisierte IPT-S-Studie durchgeführt. Im Rahmen dieser von der DFG geförderten Untersuchung soll überprüft werden, ob ein zusätzlich zur Standardpharmakotherapie erfolgendes störungsspezifisches Kurzzeittherapieprogramm (IPT-S) in einer kürzeren Zeit zur einer besseren Wirkung bezüglich der Symptomreduktion und der sozialen Leistungsfähigkeit führt sowie zu einem verminderten Rückfallrisiko im Vergleich zu einer psychiatrischen Standardbehandlung (Pharmakotherapie + Clinical Management, d.h. ärztliche, unterstützende und erkrankungsbezogene Gespräche). Begleitend wird die Wirkungsweise der IPT-S untersucht. Dazu werden mit Hilfe eines etablierten Analyseverfahren (Cubusanalyse) die Videoaufzeichnungen der Psychotherapiesitzungen bezüglich ihrer potentiellen Wirkfaktoren sowie ihrer Qualität ausgewertet und mit dem Therapieerfolg in Verbindung gebracht. Längerfristig wird ein größerer Effekt bei der IPT-S-Behandlung erwartet.

Literatur

Ainsworth MDS, Blehar M, Waters E, Wall S (1978) Patterns of attachment: A psychological study of the Strange Situation. Lawrence Erlbaum, Hillsdale, NJ

American Psychiatric Association (1993) Practice guideline for major depression disorder in adults. Am J Psychiatry 150 [Suppl]: 1–26

Baumann U (1976) Hamilton-Depressions-Skala. Deutsche Übersetzung. Springer, Berlin Heidelberg New York

Beck AT, Ward CH, Mendelson M, Mock J, Erbaugh J (1961) An Inventory for measuring depression. Arch Gen Psychiatry 4: 561–571

Bowlby J (1969) Attachment. Basis Books, New York

Bowlby J (1977) The making and breaking of affectional bonds. I and II. Br J Psychiatry 130: 201–210, 421–431

Bowlby J (1980) Attachment and loss: Loss, sadness, and depression, vol III. Basic Books, New York

Derogatis LR (1977) Administration, scoring procedures manual–I for the revised version. Johns Hopkins School of Medicine, Baltimore

Dykierek P, Schramm E, Weihermann I, Eickhoff K (1998) Interpersonelle Psychotherapie für ältere Depressive als ambulantes Gruppenprogramm (IPT-LLG). Unveröffentlichtes Manual. Universitätsklinik für Psychiatrie und Psychosomatik Freiburg

Elkin I, Shea T, Watkins JT et al. (1989) Treatment of depression collaborative research program: general effectiveness of treatment. Arch Gen Psychiatry 46: 971–982

Elkin I (1994) The NIMH treatment of depression collaborative research program: where we began and where we are. In: Bergin AE, Garfield SL (eds) Handbook of psychotherapy and behavior change, 4th edn. Wiley, New York, pp 114–139

Endicott J, Spitzer RL, Fleiss JL, Cohen J (1976) The Global Assessment Scale. A procedure for measuring overall severity of psychiatric disturbance. Arch Gen Psychiatry 33: 766–771

Foa EB, Rothbaum BO (1992) Kognitiv-verhaltenstherapeutische Behandlung posttraumatischer Belastungsreaktionen. In: Feigenbaum W (Hrsg) Zukunftsperspektiven der Klinischen Psychologie. Springer, Berlin Heidelberg New York Tokyo, S129–156

Foley SH, O´Malley S, Rounsaville B, Prusoff BA, Weissman MM (1987) The relationship of patient difficulty to therapist performance in interpersonal psychotherapy: contributing factors. Arch Gen Psychiatry 47: 1093–1099

Frank E, Kupfer D, Perel J, Cornes C, Jarret D, Mallinger A, Thase M, McEachran A, Grochocinski V (1990) Three year outcomes for maintenance therapies in recurrent depression. Arch Gen Psychiatry 47: 1093–1099

Frank E, Prien RF, Jarret RB, Keller MB, Kupfer DJ, Lavori PW, Rush AJ, Weissman MM (1991) Conceptualization and rationale for consensus definitions of terms in major depressive disorders. Remissions, recovery, relapse, and recurrence. Arch Gen Psychiatry 48: 851–855

Frank E, Frank N, Cornes C, Imber S, Morris S, Reynolds CF (1991) Interpersonal psychotherapy in the treatment of late life depression. Unpublished manuscript. University of Pittsburgh

Franke G (1997) Die Symptomcheckliste von Derogatis. Deutsche Version. Belz, Weinheim

Grawe K, Donati R, Bernauer P (1994) Psychotherapie im Wandel – Von der Konfession zur Profession. Hogrefe, Göttingen

Grawe K, Regli D, Schmalbach S (1994) Cubus-Analyse. Institut für Psychologie der Universität, Bern

Hartwanger E (1996) Cubus-Analyse. Unveröffentlichte Diplom-Arbeit am Institut für Psychologie, Bern

Hamilton M (1960) A ratinge scale for depression. J Neurol Neurosurg Psychiatry 23: 56–62

Horowitz L, Strauß B, Kordy H (1994) Inventar zur Erfassung interpersoneller Probleme. Deutsche Version. Belz, Weinheim

Keller MB, Mc Cullough JP, Klein DN et al. (2000) A comparison of nefazedone, the cognitive behavioral-analysis system of psychotherapy, and their combination for the treatment of chronic depression. N Engl J Med 342: 1462–1470

Klerman GL, Weissman MM, Rounsaville B, Chevron E (1984) Interpersonal psychotherapy of depression. Basic Books, New York

Krupnick JL, Elkin I, Collins J, Simmens S, Sotsky SM, Pilkonis PA, Watkins JT (1994) Therapeutic alliance and clinical outcome in the NIMH Treatment of Depression Collaborative Research Program: preliminary findings. Psychotherapy 31: 28–35

Meyer A (1957) Psychobiology: A science of man. Thomas, Springfield

O'Mally SS, Foley SH, Rounsaville BJ, Watkins JT, Sotsky SM, Imber SD, Elkin I (1988) Therapist competence and patient outcome in interpersonal psyschotherapy of depression. J Consult Clin Psychol 56: 496–501

Pasternak R, Reynolds CF, Schlernitzauer M, Hoch CC, Buysse DJ, Houck PR, Perel JM (1991) Acute open trial nortiptyline therapy of bereavement-related depression in late life. J Clin Psychiatry 52: 307–310

Schramm E (1996) Interpersonelle Psychotherapie. Schattauer, Stuttgart New York

Schramm E, Klecha (2000) Interpersonelle Gruppentherapie im stationären Setting (IPT-SG). Unveröffentlichtes Manual. Universitätsklinik für Psychiatrie und Psychosomatik Freiburg

Schramm et al. (2001) Wirksamkeit und Wirkfaktoren der IPT bei stationären depressiven Patienten. (to be published)

Reynolds III CF, Miller MD, Pasternak RE et al. (1999) Treatment of bereavement-related major depressive episodes in later life: A controlled study of acute and continuation treatment with nortriptyline and interpersonal psychotherapy. Am J Psychiatry 156: 202–208

Reynolds III CF, Frank E, Perel JM et al. (1999) Nortrptyline and interpersonal psychotherapy as maintenance therapies for recurrent major depression. JAMA 281: 39–45

Rounsaville BJ, Weissman MM, Prusoff B, (1981) Psychotherapy with depressed outpatients: patient and process variables as predictor outcome. Br J Psychiatry 138: 67–74

Rounsaville BJ, Weissman MM, Prusoff B (1987) The relation between specific and general dimensions of the psychotherapy process in interpersonal psychotherapy of depression. J Consult Clin Psychol 55: 379–384

Sullivan HS (1953) The interpersonal theory of psychiatry. Norton, New York

Thase ME, Greenhouse JB, Frank E, Reynolds III CF, Pilkonis PA, Hurley K, Grochocinski V, Kupfer DJ (1997) Treatment of major depression with psychotherapy or psychotherapy-pharmacotherapy combinations. Arch Gen Psychiatry 54: 1009–1015

KAPITEL 10

Depressionsstationen

Konzepte und Erfahrungen am Beispiel der Bayreuther Depressionsstation

M. WOLFERSDORF, U. RUPPRECHT, J. KORNACHER, B. SCHUH, M. LINK

Einleitung

Unser *Verständnis von der Depression und ihrer Behandlung* hat sich in den letzten 2 Jahrzehnten deutlich verändert. Die Depression gilt epidemiologisch als häufigste psychische Störung, sie wird als eine im Zentrum ihres Geschehens „affektive Störung" beschrieben, was die klassische Diskussion um Stimmungs- oder Antriebsstörung beendet hat und die „Gemütskrankheit" in den Vordergrund rückt. Die Depression gilt als eine im Wesentlichen rezidivierende Krankheit, mit einem hohen Anteil von Chronifizierung und Lebensbeeinträchtigung, und sie gilt als eine lebensgefährliche Erkrankung, betrachtet man die exzessive Suizidmortalität sowie die Verkürzung der Lebenserwartung insgesamt. Dabei ist die Behandlung entsprechend einem *biopsychosozialen Paradigma* der Depression multimodal ausgerichtet und umfasst grundsätzlich neben biologisch-psychopharmakologischen Ansätzen ein breites Spektrum psychotherapeutischer und soziotherapeutischer Maßnahmen. Basis ist dabei eine spezifisch psychotherapeutisch orientierte Interaktion mit dem depressiven Patienten.

Einige der heutigen Probleme in der Depressionsbehandlung seien stichwortartig benannt:

- Unterdiagnostik und Unter- bzw. Fehltherapie, d.h. eine zu geringe Rate des Erkennens depressiver Störungen, vor allem aus dem leichteren, dem mittelgradig schweren Bereich und im Bereich der Komorbidität mit anderen somatischen oder psychischen Erkrankungen;
- Unter- oder Fehlbehandlung z.B. durch einäugige biologische oder psychotherapeutische Behandlung ohne Nutzung der jeweils heute zur Verfügung stehenden Therapiemethoden aus dem biologischen, dem psychotherapeutischen oder dem soziotherapeutischen Bereich, so z.B. eine einseitige Benzodiazepinbehandlung oder die Verwendung von Neuroleptika anstatt Antidepressiva;
- die weitgehend unterschätzte Komorbidität und die Behandlungsbedürftigkeit depressiver Störungen im Rahmen körperlicher und auch anderer psychischer Erkrankungen;
- der geringe Anteil von verordneter Psychotherapie bei Depressiven, wobei schon der Anteil verordneter antidepressiver Medikation als Unterbehandlung zu bezeichnen ist.

Etwa 80% aller primär depressiv kranken Menschen finden sich im hausärztlichen Bereich, sodass hier anzusetzen wäre. Im stationären psychiatrisch-psychotherapeutischen Bereich scheint heute ein hoher Standard biologisch-psychopharmakologischer, psychotherapeutischer und soziotherapeutisch-interaktioneller Maßnahmen vorgehalten zu werden, wobei hier die sog. „Depressionsstationen" wahrscheinlich federführend hinsichtlich der Aufstellung und Implementierung dieser Standards waren.

Die *Entwicklung der klinischen Psychiatrie und Psychotherapie* ist in den letzten Jahrzehnten, insbesondere seit der Psychiatrie-Enquete, in Deutschland beispiellos vorangeschritten. Nach weitgehendem Abschluss der sog. *Enthospitalisierung* (s. Übersicht) und der regional abhängigen Umsetzung von Sektorisierungs- bzw. Dezentralisierungs- und Regionalisierungsansätzen wird die derzeitige Weiterentwicklung der klinischen Psychiatrie und Psychotherapie in Richtung hoch spezialisierter psychiatrisch-psychotherapeutischer Fachkliniken durch die Stichworte „Gemeindepsychiatrie" und „Patientenorientiertheit", d.h. *„innere Differenzierung" der psychiatrischen Fachkrankenhäuser* beschrieben (Übersicht s. Häfner 2000; Wolfersdorf 1999, 2000).

Versorgungsbezogene Begrifflichkeiten, die in der heutigen klinischen Psychiatrie und Psychotherapie verwendet werden

- Enthospitalisierung/Deinstitutionalisierung
- Dezentralisierung/Regionalisierung/Sektorisierung
- Innere Differenzierung/Spezialisierung
- Gemeindepsychiatrische Verbünde
- Komplementäre Einrichtungen

Vor dem Hintergrund einer derartigen Entwicklung, wie sie sich seit über 20 Jahren in der klinischen Psychiatrie und Psychotherapie Deutschlands abzeichnet, stellen neben Suchtkranken zumindest im BKH Bayreuth die depressiven Patienten die zweithäufigste Gruppe der stationären Klientel dar (Tabelle 10.1). Dabei handelt es sich, global gesehen, um eine schwerst depressive Klientel mit ca. 40–60% im weiteren Sinne suizidalen Patienten, ca. 20% mit Suizidversuch in der Vorgeschichte, ca. 15% mit depressiver Wahnsymptomatik, ca. 20% sog. chronische oder chronifizierte oder therapieresistente Depressive sowie ca. 40% komorbid Depressive, die auch körperliche Erkrankungen aufweisen. Aufgrund der Reduzierung der Aufnahmezahlen bei den schizophrenen Patienten, vor allem der jungen schizophrenen Ersterkrankten, und der Enthospitalisierung der sog. Langzeit- oder Pflegefallpatienten, die im Wesentlichen psychosekranke Menschen umfasste, wird zukünftig neben den Suchtkranken und den Patienten mit psychoneurotischen bzw. Persönlichkeitsstörungen die Gruppe der depressiven Patienten einen relativ noch größeren Anteil einnehmen. Dabei sind *schwer depressive Patienten* diejenige Gruppe, die nach heutiger Überzeugung am ehesten von *hoch qualifizierter stationärer Therapie unter beschützenden Rahmenbedingungen* profitiert und die auch zukünftig aufgrund z.B. psychotischer Symptomatik, Suizidalität oder sog. Therapieresistenz besondere fürsorgliche Rahmenbedingungen benötigt.

Tabelle 10.1. Klinik für Psychiatrie und Psychotherapie am BKH Bayreuth. Entlassene Patienten 1999 nach den 6 großen klinischen Diagnosegruppen zusammengefasst (BADO)

(ICD-9)	n	%
Alkoholabhängigkeit (303)	699	27
Depressionen (296.1/296.2/298.0/300.4/309.0/309.1/311)	396	15
Schizophrenien (295)	291	11
Medikamenten- und Drogenabhängigkeit (304)	272	11
Neurosen, Persönlichkeitsstörungen, psychogene Reaktionen (ohne Depressionen) (300 ohne 300.4/301/308/309 ohne 309.0/309.1)	266	10
Demenzen (290)	175	7
	2099	*81*
Andere Diagnosen	321	12
Fehlende Diagnosen	158	6
	2578	*100*

Vor diesem Hintergrund kam es in Deutschland bereits Ende der 70er-Jahre zur Gründung mehrerer Depressionsstationen, die sich, analog zur ersten Depressionsforschungs- und behandlungsstation in Basel, in Übereinstimmung mit dem Therapiekonzept amerikanischer „mood disorder units" oder „depression wards" der Therapie schwerst depressiv Kranker widmen. Rydman (1982) hat diese Entwicklung von sog. spezialisierten Einrichtungen für die Behandlung depressiver Störungen in den USA am Beispiel der Depressionsstation in Chicago beschrieben und als Hauptaufgabe die stationäre Behandlung schwieriger und schwerst depressiver Menschen benannt. Die Baseler Depressionsstation besteht seit 1968, die erste Station für depressiv Kranke in Deutschland entstand an der Psychiatrischen Universitätsklinik der TU München im Rahmen eines wissenschaftlichen Projektes (und wurde deswegen später auch wieder aufgelöst); erwähnt sei auch das stationäre Behandlungskonzept für chronisch depressive Frauen an der Psychiatrischen Universitätsklinik Eppendorf in Hamburg (Wedel u. Wiese 1984), wobei international neben den nordamerikanischen „depression wards" vor allem auch die australischen Depressionsstationen, insbesondere die in Sydney, besonders bekannt wurden (Rydman 1982; Wohlt 1984; Wolfersdorf 1997; Wolfersdorf u. Lehle 2000).

Theoretische Anmerkungen zur Depression als Basis für Depressionsstationen

Eine Depression ist eine *affektive Störung* mit einer typischen *Symptomatik*, beschreibbar als depressive Episode/depressives Syndrom, das in einem innerseelischen und/oder äußeren Zusammenhang mit auslösenden Ereignissen, chronischen Belastungen sowie in Wechselwirkung mit der Persönlichkeit des depressiv Kranken, beschreibbar anhand depressiver Strukturanteile, z. B. Typus melancholicus, steht. Depressive Episoden treten überwiegend mehrfach im Laufe eines Lebens auf und zeigen einen rezidivierenden unipolaren Verlauf oder gehen mit manischen Phasen im Sinne der bipolaren affektiven Störung einher. So sind z.B. typische Symptome die durchgehende depressive Herabgestimmtheit mit fehlender Aufhellbarkeit, Freudlosigkeit und Gefühl der Gefühllosigkeit, verbunden mit globalen oder situationsbezogenen Ängsten und Panikattacken, einhergehend mit dem Verlust von Interesse, Aufmerksamkeit und Kreativität sowie einer grüblerischen Einengung der Gedanken auf die klassische depressive Thematik von Nichtkönnen, Insuffizienz und Minderwertigkeit, von Nichtgewollt-, Nichtgeliebt-, Nichtgeschätztsein, niemandem etwas wert sein, bis hin zu Gedanken von Schuld und selbstverschuldetem Zurückbleiben hinter Anforderungen des Alltags, des Lebens, der eigenen oder anderer Normen. Dies führt zu einer negativen Bewertung der eigenen Person, des eigenen Wertes für andere und für sich selbst, der eigenen Vergangenheit und zu einer fehlenden Zukunftsperspektive mit Gedanken von Hoffnungslosigkeit, dann einmündend in Suizidalität. Solche Denkinhalte können sich als Sorge präsentieren, aber auch zunehmend eingeengt sein im Sinne der überwertigen Idee und der wahnnahen bzw. wahnhaften Ausprägung in einem typischen depressiven Wahn. Die psychomotorische Seite ist entweder durch innere und äußere Unruhe im Sinne der Agitiertheit, der Getriebenheit, des Beschäftigungsdranges oder im Sinne der Bewegungsarmut und Verlangsamung bis hin zur ausgeprägten Hemmung im Stupor gekennzeichnet. Im Vordergrund der psychosomatischen Symptomatik steht die reduzierte Vitalität mit rascher Ermüdbarkeit und Kraftlosigkeit, mit Anhedonie im Sinne von Appetit-, Schlaf- und Libidostörungen und oft auch einhergehend mit chronobiologischen Auffälligkeiten, z.B. den Tagesschwankungen mit Morgentief und abendlicher Aufhellung oder saisonaler Abhängigkeit von Depressivität und Antriebsstörung.

Für die *Organisation einer Depressionsstation* sind nun *neben der depressiven Symptomatik*, die im Sinne der „primären Depression" die Homogenität der Gruppe und die Zuweisungsmodalität definiert, *psychodynamische* und *Verhaltensaspekte der Depression* besonders *wichtig*. So findet man bei depressiv Kranken global formuliert entweder ein sehr *klagsam-appellatives Verhalten*, das das depressive Leid in den Vordergrund stellt und, über längere Zeit geäußert, zu Ablehnung und Rückzug, weil nicht mehr ertragbar, durch das Umfeld führt, oder die depressive Hemmung, das *Rückzugsverhalten*, das häufig mit psychomotorischer Antriebslosigkeit, Verlangsamung, mit Mutismus bis hin zum depressiven Stupor reicht. Schwierig gestaltet sich für den Alltagsumgang auch ein ständiges dysphorisches und sämtliche Zuwendung und Aufmerksamkeit sowie therapeutisch-pflegerische Interventionen *abwertendes Verhalten*, seien es Äußerungen, sei es Ablehnung, in Form von Gereiztheit deutlich werdend, was leicht zur Einstellung, der Depressive könnte doch, wenn er wollte, aber er wolle ja nicht, führen kann.

Psychodynamisch wichtige Aspekte bei der Depression sind in der Übersicht unten zusammengefasst, denn daraus ergeben sich, gemeinsam mit den aufgeführten Verhaltensänderungen, diejenigen Überlegungen, die als Basis jeglichen psychotherapeutischen Umgangs mit depressiv Kranken seit Jahren immer wieder beschrieben werden.

Tabelle 10.2. Psychodynamische Modelle der Depressionsgenese und Konsequenzen

Modell	Konsequenzen in Therapie
Tiefenpsychologisch-psychoanalytisch ("depressive Disposition", "Oralität")	Biographische Arbeit (Einzel-, Gruppen-Pth) Erarbeitung eines psychodynamischen Verständnisses Persönlichkeitsstruktur Erleben von Empathie Fürsorge, Wertgefühl (Umgang, Akzeptanz)
Lerntheoretisch ("Verstärkerverlust", fehlende "soziale Kompetenz")	Soziales Training Aktivierung, positive Verstärkung (Umgang, Tagesstruktur, Aktivitäten) Kompetenztraining (Gruppe) Angehörigenarbeit (Gruppe, Einzelgespräch)
Kognitive Theorie ("depressive Attributionsstile", "kognitive Schemata")	Identifikation von depressiogenen Denk- und Bewertungsstilen (Einzel-, Gruppen-Pth, Umgang) Alltagserfahrungen (Umgang) umbewerten

Nämlich

1) die Schaffung einer *angstfreien Atmosphäre* mit Geborgenheit, empathischer Zuwendung und Entlastung vom Zwang, "nicht depressiv sein zu dürfen",
2) ein vom depressiv Kranken *positiv erlebtes Beziehungsangebot* von Seiten der Therapeuten und pflegerischen Bezugspersonen,
3) die relativ *konsequente Verstärkung nichtdepressiven Verhaltens* durch soziale Zuwendung und
4) die *Anregung zu Aktivität* trotz subjektiv erlebten "Nichtkönnens" (Wolfersdorf et al. 1984).

Die Konsequenzen für die Therapie – *Einzelpsychotherapie, Umgang* mit dem Patienten, *Gruppenarbeit* – sind in Tabelle 10.2 zusammengefasst.

Psychodynamisch wichtige Aspekte bei der Depression

- Hoher Zuwendungsbedarf ("Oralität")
- Mangelndes bzw. instabiles Selbstwertgefühl (narzisstische Störung)
- Ich-Insuffizienz, negatives Selbstbild
- Hoffnungslosigkeit, fehlende Entwicklungs-(Zukunfts-)Perspektive, Suizidalität
- Aggressionsvermeidung, Fehlen von Zugreifenkönnen, indirekte Aggressivität, Forderung an Umfeld
- Schuldgefühl, Versagensgefühl, Selbst- und Fremdanklage

Die folgenden beiden Übersichten geben eine Zusammenfassung der bedeutsamen *soziotherapeutisch-interaktionellen Faktoren* und der daraus ableitbaren therapeutischen Konsequenzen.

Faktoren, die den kurz- bzw. langfristigen Verlauf einer Depression beeinflussen

- Bisheriger Verlauf
- Adäquate Erhaltungstherapie, Rezidiv- bzw. Verschlechterungsprophylaxe (Psycho- und Pharmakotherapie)
- Adäquate Therapie körperlicher Erkrankungen
- Adäquate Therapie psychiatrischer Komorbidität
- Stabiles bzw. stabilisiertes Selbstwertgefühl
- Vorhandensein einer positiv erlebten Partnerschaft
- Vorhandensein einer unterstützenden Beziehung
- Unterstützung im sozialen Umfeld
- Bewältigung objektiv gegebener Belastungen im Arbeits- und Wohnbereich bzw. Hilfe dabei
- Entlastung im familiären Bereich (Mehrfachbelastungen Kinder/Haushalt/Beruf)
- Erwerb sozialer Kompetenz
- Reduktion (soweit vorhersehbar) von negativen Lebensereignissen
- Veränderung von depressiven/depressiogenen Denkschemata bzw. Neubewertung von Person, Leistung, Situation

---

Soziotherapie bei Depression

- Psychoedukation, Angehörigenarbeit (Patient, Angehörige): Krankheitsbewältigung, Rezidivprophylaxe
- Sozialarbeit: Bewältigung chronischer Belastungen, Arbeitsplatzprobleme, Berentung (EU)
- Fürsorge für alte depressiv Kranke: Alten(pflege)heimplätze, Gesundheitsfürsorge, ambulant psychiatrische Pflege, „Essen auf Rädern", Kontaktdichte
- Sozialtraining: stationär, ambulant, Selbstversorgung u. Ä., Finanzen

---

Vor diesem Hintergrund lassen sich als *Therapieziele* bei der Behandlung schwer depressiv kranker Menschen formulieren:

- Symptombesserung,
- Wiedererlangung der Arbeitsfähigkeit,
- Wiedererlangung von Beziehungsfähigkeit,
- Einsicht in das Zusammenwirken der eigenen Persönlichkeit mit Belastungsfaktoren und daraus Entstehung der Depression,
- Einsicht in die Notwendigkeit, eigene depressiogene Denk-, Verhaltens- und Erlebensweisen zu verändern,
- Verhütung von erneuter Verschlechterung bzw. Wiedererkrankung und Chronifizierung.

So sind also Ausgangspunkte heutiger stationärer Depressionsbehandlungskonzepte einmal die aktuelle *Symptomatik* (Ausprägung, Schweregrad, Dauer, individuelle Färbung), *depressives Verhalten* und *aktuelle Psychodynamik* (Auslösung, Konflikt, Spannung zwischen Persönlichkeitsstruktur und Lebensanforderungen, z. B. beim Typus melancholicus; s. hierzu tiefenpsychologisch-psychoanalytische sowie lerntheoretisch-verhaltenstherapeutische und kognitiv-verhaltenstherapeutische Literatur) sowie die lebenssituativ gegebenen

Bedingungen der *Interaktion des Patienten mit seinem Umfeld,* in der Beziehungssituation, im Arbeitsfeld oder auch in seinen Freiräumen. Ziele der aktuellen Therapie sind die Behandlung der akuten depressiven Episode sowie die Verhütung erneuter Erkrankung durch medikamentöse Rezidivprophylaxe, begleitende Psychotherapie und Modifikation depressiogener Lebensumstände etc.

Depressionsstationen

Neben einem konstanten Anteil schwer Depressiver in heutigen Kliniken für Psychiatrie und Psychotherapie, der auch künftig so bleiben und eher noch zunehmen wird, liegt der Einrichtung von „Depressionsstationen" die Überzeugung zugrunde, dass die *Gemeinsamkeiten aller primär Depressiven* überwiegen, dass Depressive auf gemischten Akutstationen in der bewegten Psychopathologie und Interaktion anders Kranker untergehen oder eine exklusive Betreuungs- und Therapiedichte benötigen, dass sie von der Modellfunktion des Mitpatienten profitieren und dass sie eine spezifische empathisch-fürsorgliche und förderliche Atmosphäre bei gegebener Ordnungsstruktur für ihre Besserung benötigen (s. Übersicht). Die Charakteristika von Depressionsstationen wurden vor kurzem von Wolfersdorf u. Lehle (2000) zusammengestellt.

Gründe für „Depressionsstationen". Modelle stationärer Depressionsbehandlung heute

- *Behandlung des einzelnen Patienten* im „bunten Leben" einer gemischten Station, gemischte Gruppen
- *Stationsübergreifende indikative Depressionsgruppen* (z. B. in psychiatrischen Abteilungen)
- *„Depressionsstationen" als störungsbezogene Behandlungseinheiten;* Vorteile:
  - Spezifische Milieugestaltung (z. B. familiär, „Heimatgefühl", Schutz- und Übungsraum)
  - Störungsbezogenes Stationskonzept z. B. Ordnungsstruktur und Autonomieförderung, statt dualer Beziehung mehrfache Bezugspersonen
  - Orientierung des gesamten therapeutisch-pflegerischen Team auf eine Person (Selbstwertsteigerung!)
  - Modellfunktion der Mitpatienten (stellvertretende Hoffnung)
  - Kompetenzentwicklung der Station, Therapeuten etc. („Ruf" der Klinik) (Kompetenz versus Stigma)
  - Ökonomie der Beziehungsgestaltung und Behandlung
  - Orientierung für niedergelassene Ärzte/Psychologen (Anlaufpunkt, Einweisungssicherheit)

Depressionsstationen sind definiert als zeitliche und räumliche Verdichtung aller klinisch sinnvollen und wissenschaftlich belegten, heute möglichen Maßnahmen in einem optimal förderlichen Setting, wobei die *Aufgabenstellung* von Depressionsstationen auf stationäre Krisenintervention, auf stationäre psychopharmakologisch-psychotherapeutische und soziotherapeutische Behandlung sowie auf längerfristig psychotherapeutisch fundierte Therapien mit entsprechenden Begleitmaßnahmen fokussiert. Depressionsstationen gelten als *Übungs-, Erfahrungs- und Schonraum für „antidepressives" und „antisuizidales" Verhalten* (s. Übersicht). Aufnahmeindikation ist das Vorliegen einer „primären Depression". Ausschlusskriterien sind Depressivität bei Schizophrenie, bei Suchter-

krankungen, bei anderen Störungen, hier insbesondere Persönlichkeitsstörungen, wenn diese mit dissozialem oder süchtigem Verhalten einhergehen. Akute
Suizidalität bzw. Wahnsymptomatik im Rahmen einer Depression sind keine
Kontraindikationen; im Gegenteil, sie definieren die Klientel, für die Depressionsstationen sich zuständig fühlen.

Depressionsstationen – Begriffsbestimmung

- Depressionsstationen sind stationäre Akutbehandlungseinheiten – offen, gemischtgeschlechtlich – zur Therapie schwer primär depressiver Patienten.
- Depressionsstationen dienen der zeitlichen und räumlichen Verdichtung aller klinisch
  sinnvollen und wissenschaftlich belegten, möglichen Maßnahmen in einem optimal förderlichen Setting.
- Depressionsstationen sind Übungs-, Erfahrungs- und Schonraum für „antidepressives“
  und antisuizidales Verhalten.
- Patientengruppe: suizidale Depressive, Depression mit Wahn, sog. Therapieresistenz, Z. n.
  Suizidversuch, schwierige soziale Situation, alte Depressive, chronisch Depressive, Erst-
  und Mehrfacherkrankte.
- Behandlungsziele: Symptombesserung, Arbeits- und Beziehungsfähigkeit, Rückfallprophylaxe, Veränderung depressiogener Persönlichkeitsstruktur-, Beziehungs- und Umweltfaktoren.
- Kontraindikationen: Depression bei Schizophrenie, Suchtkrankheiten, Persönlichkeitsstörungen.
- Stationäre Aufenthaltsdauern 4 – 12 Wochen, Mittel 50 – 60 Tage.
- Derzeit ca. 60 Depressionsstationen in Deutschland (überwiegend in psychiatrisch-psychotherapeutischen Versorgungskrankenhäusern sowie an einigen Universitätskliniken)

Die meisten Depressionsstationen sind in sog. psychiatrisch-psychotherapeutischen Versorgungseinrichtungen angesiedelt, sind üblicherweise offene und
gemischtgeschlechtlich belegte Stationen, wobei die durchschnittliche Verweildauer zwischen 4 – 12 Wochen liegt. Die meisten Depressiven benötigen zwischen 50 und 60 Tage stationärer Therapie, unabhängig davon, ob es sich um
sog. chronisch Depressive, um solche mit einer „neurotischen“ Depression, einer
wahnhaften Depression oder einer klassischen endomorph depressiven Erkrankung handelt.

Die Kriterien des *„psychotherapeutischen Basisverhaltens“*, das sich im Wesentlichen mit den Schlagworten Empathie, Fürsorge, Aktivierung, hohes Beziehungsangebot sowie Strukturvorgabe kennzeichnen lässt und die konkreten
Therapieangebote sind den folgenden Übersichten zu entnehmen. Die Definition der Depression als einer psychosoziobiologischen Störung, die sich im
systemischen Bezug manifestiert, die psychopathologisch, psychodynamisch,
interaktionell sowie psychosozial gekennzeichnet ist und einen charakteristischen Verlauf zeigt, impliziert pragmatische Therapieziele, wie sie oben bereits
aufgelistet sind. Dies beinhaltet in konsequenter Weise den Einsatz aller biologisch-psychopharmakologischen, psycho- und soziotherapeutischen Behandlungsmaßnahmen, die in ein insgesamt förderliches und strukturgebendes, antidepressiv-antisuizidales Klima im Sinne eines milieutherapeutischen Ansatzes
eingebettet sind. Dieser Ansatz beinhaltet im Wesentlichen zwei Aspekte, das
sog. „psychotherapeutische Basisverhalten“ im Sinne eines hilfreichen Umgan-

ges mit depressiv Kranken sowie Aktivierung, die von der Tagesstrukturierung bis zu sportlich-gymnastischen Aktivitäten reicht. Die psychodynamisch-lerntheoretischen Überlegungen zur Depression führen in konsequenter Weise zu einzel- und vor allem gruppentherapeutischen Ansätzen, die ideologiefrei nebeneinander verwendet werden, z.B. tiefenpsychologisch fundierte Einzelpsychotherapie und gleichzeitige Teilnahme an einer Gruppe für kognitive Verhaltenstherapie, Teilnahme an sozialem Training, am Selbstsicherheitstraining und an aktivierenden Maßnahmen.

„Psychotherapeutisches Basisverhalten" im Umgang mit schwer depressiven Patienten in der Akutphase

- Bedingungsfreies aktives Zu- und Anhören
- Akzeptierende Wertschätzung, Empathie und Nähe
- Akzeptanz depressiven Erlebens und Klagens
- Vermittlung von Hoffnung, Veränderungschance und Lebenskontinuität als Schutz vor Suizidalität
- Vermittlung von Krankheitskonzept und Besserungschance in gemeinsamer Arbeit, die Zeit, Geduld und Kompetenz erfordert
- Hohes Beziehungsangebot und Fürsorge, auch sichernde Fürsorge mit Übernahme von Hilfs-Ich-Funktionen
- Vorgabe von Tagesstruktur, Aktivierung und Ablenkungen durch individuelle und interaktionelle sportlich-gymnastische und kommunikative Angebote
- Positive Verstärkung nichtdepressiven Verhaltens und Erlebens, begrenzte Beachtung depressiven Verhaltens

---

Depressionsstationen – Therapieformen

- *Einzelpsychotherapie:* tiefenpsychologisch fundiert, verhaltenstherapeutisch, interpersonelle Psychotherapie, kognitive Verhaltenstherapie
- *Gruppenpsychotherapie:* interaktionell-themenzentrierte Gesprächsgruppen; spezifische Gruppen: Selbstsicherheitstraining, Seniorengruppe, Genussgruppe
- *Angehörigenarbeit* (Angehörigengruppe, informative Einbeziehung): Paar- und Familiengespräche
- *Soziotherapie:* arbeits-, wohn- und lebenssituativbezogen: Sozialtraining, Organisation von poststationärer Einbindung/Versorgung: Heim, SPDi, amb. Pflege, u. Ä.
- *Psychopharmaka:* Antidepressiva als Standard, Hypnotika, Anxiolytika, Neuroleptika (z. B. bei Wahn)
- *Schlafentzug, Lichttherapie*
- *Kreativtherapien:* Beschäftigungs-, Mal-, Musiktherapie
- *Bewegungstherapie:* Sport und Gymnastik, Sauna, Jogging
- *Entspannungstraining*

Gruppenarbeit mit stationären Depressiven

- Gruppenpsychotherapie i.e.S. (allgemein klientenzentriert-interaktionelle bzw. methoden-orientierte Gesprächspsychotherapiegruppe, häufig themenbezogen)
- Gruppenarbeit
- Entspannungsgruppe
- Selbstsicherheitsgruppe
- Gruppe zur Verbesserung sozialer Fertigkeiten
- Körper- und bewegungstherapeutische Gruppe
- Psychoedukative Gruppe für Patienten
- Angehörigengruppe
- Genussgruppe (Seinsqualitäten, Schminken u. Ä.)
- Seniorengruppe für ältere Depressive
- Weitere mögliche Gruppenaktivitäten (themen-, störungsbezogen)
- Körperorientierte Verfahren
- Tanz-, Rhythmus-, Musikgruppe
- „Frischluft"-Gruppe (z. B. Morgenspaziergänge)
- Kochgruppe (Frühstück, Abendessen)
- Fahrradgruppe
- Gruppe mit Klinikseelsorger
- Maltherapiegruppe u. a.

Depressionsstationen verstehen sich nicht als neue Therapieform, sondern als eine zeitlich und räumlich befristete Bündelung notwendiger und sinnvoller Therapieverfahren in einem gestalteten klinischen Setting. Gemeindenähe ist deswegen auch nicht ein Kriterium ersten Ranges für die Behandlung schwer Depressiver. Die bisherigen Erfahrungen mit Depressionsstationen über nun zwei Jahrzehnte in Deutschland sprechen für die Sinnhaftigkeit derart differenzierter Behandlungskonzepte und machen deutlich, dass 3 *Grundprinzipien* für Depressive besonders hilfreich sind:

1) die Vorgabe einer fürsorglichen und zuverlässigen *Ordnungsstruktur mit akti-vierenden und Orientierung vorgebenden Elementen* (besonders hilfreich bei selbstunsicheren, sich insuffizient erlebenden, antriebsgehemmten und zum Rückzug neigenden Depressiven, für suizidal und wahnhafte Depressive),
2) das *Verstehen des individuellen Gewordenseins* und die Erfahrung von persönlicher Wertschätzung in der Interaktion mit therapeutisch-pflegerischen Personen und Mitarbeitern sowie
3) die *Erfahrung des „Doch-Könnens"* bei Anforderung und Aktivierung trotz Erlebens von subjektiver Insuffizienz und Selbstentwertung (Rahn 1996; Wolfersdorf u. Lehle 2000).

Die Depressionsstation der Klinik für Psychiatrie und Psychotherapie am Bezirkskrankenhaus Bayreuth

Die Depressionsstation der Klinik für Psychiatrie und Psychotherapie am Bezirkskrankenhaus Bayreuth ist eine offene und gemischtgeschlechtlich belegte *Akutaufnahmestation* mit 21 Betten; zusätzlich können bis zu vier Patienten tagesklinisch an die Station angebunden behandelt werden. Die Depressionsstation leistet *Vollversorgung* für alle Kranken, die mit einer primären depressiven Störungen zur Aufnahme kommen. Behandelt werden alle primär depressiv Erkrankten, d.h. nach ICD-10 Patienten mit depressiven Episoden (uni- und bipolar), rezidivierenden depressiven Störungen, Dysthymia sowie depressiven Anpassungs- sowie Belastungsstörungen, z.B. pathologischen Trauerreaktionen. Suizidalität in allen Schweregraden, soweit Absprachefähigkeit vorliegt und keine Weglauftendenz besteht, zählt zu den Aufnahmeindikationen, ebenso wie eine depressive Wahnsymptomatik. *Ausschlusskritieren* sind depressive Verstimmungen im Rahmen unbehandelter Suchterkrankungen. Bei ausreichender vor- und mitbehandelter Suchterkrankung oder nach abgeschlossener Entgiftung können Patienten mit depressiver Komorbidität auch auf der Depressionsstation behandelt werden. Eine Mitbehandlung im Suchtbereich findet dann z.B. durch Teilnahme am dortigen Gruppenangebot statt. Ess- und schwer ausgeprägte Persönlichkeitsstörungen, Schizophrenien oder dementielle Erkrankungen mit Depressivität können nicht auf der/einer Depressionsstation behandelt werden. Die obere *Altersgrenze* liegt, abgesehen von Ausnahmefällen, bei 65 Jahren, wobei sich dies aus dem Vorhandensein einer *Gerontopsychiatrischen Depressionsstation* am eigenen Hause ergibt. Nach den Daten der Basisdokumentation für 1999 wurden von den in diesem Zeitraum von der Depressionsstation entlassenen Patienten gut 80% wegen depressiver Episode bzw. rezidivierender depressiver Störungen (F32 und F33 nach ICD-10), jeweils 5% wegen Depressionen im Rahmen bipolarer affektiver Erkrankungen, Dysthymia sowie Belastungs- und Anpassungsstörungen behandelt; der Anteil der Fehlbelegungen mit Persönlichkeitsstörungen, somatoformer oder Angststörung lag bei ca. 5%.

Die engmaschige Betreuung (Betreuungsstufen) im Rahmen der mittlerweile etablierten Bezugspflege und Pflegeplanung ermöglicht zusammen mit den anderen neu- oder weiterentwickelten therapeutischen Elementen gerade schwer depressiv Kranke auf einer offenen Station zu therapieren. Maßgeblich war hierfür ein Konzept, das sich mit einem ebenso fürsorglich-empathischen wie andererseits aktivierenden Ansatz und einer entsprechenden Gestaltung des Stationsmilieus bereits als besonders geeignet für den professionellen Umgang mit Depressiven erwiesen hat.

Durch die konzeptuelle Weiterentwicklung änderten sich bisherige pflegerisch-therapeutische Strukturen von einem eher hierarchisch geprägten Umgangs- und Arbeitsstil hin zu einem solchen mit berufsgruppenübergreifender Zusammenarbeit in einem multiprofessionellen Team mit intensivem und engmaschigem Informationsaustausch. Dies brachte für die Beteiligten eine Neudefinition von Rollen sowie die Übernahme von Verantwortung mit sich und erforderte die Entwicklung kommunikativer Fähigkeiten wie auch der Bereitschaft, eigene Fähigkeiten in das Team einzubringen und sich fachlich und persönlich weiterzuentwickeln. Diese Veränderungen lösten Interesse und den Wunsch nach inhaltlicher Neugestaltung des bisherigen Tätigkeitsprofils ebenso aus wie Ängste und Gefühle von Gekränktsein und führten zu gruppendynamischen Prozessen im Team, die Gegenstand der internen und externen Supervision waren bzw. naturgemäß immer wieder auch sind (Heß et al. 1997).

Die durchschnittliche Verweildauer beträgt 56 Tage (für 1999). Bei einem Altersdurchschnitt von 47 Jahren kamen 1999 fast $^2/_3$ aller Patienten aus der Altersgruppe der 40- bis 60-Jährigen.

Das multiprofessionelle Team setzt sich aus 8,5 examinierten Pflegekräften, einer Diplom-Psychologin (Psychologische Psychotherapeutin), einer halbtags auf der Station eingesetzten Sozialpädagogin, zwei Stationsärzten (Facharzt für Psychiatrie, in fortgeschrittener Psychotherapie-WB, eine Ärztin in Weiterbildung) sowie anteilig im Rahmen des stationsübergreifenden Klinikangebotes Ergo-, Sport- und Bewegungstherapeuten, einer Maltherapeutin und einem Seelsorger zusammen. Der Station ist eine halbe Oberarztstelle zugeordnet.

Das therapeutische Konzept unterscheidet eine Aufnahme- oder Findungsphase von einer eigentlichen Therapiephase. In der Aufnahmephase erhält der Patient am Aufnahmetag einen Bezugstherapeuten und innerhalb der ersten Tage einen Ansprechpartner von der Pflege (Bezugspflege). Die pflegerische Vertrauensperson ist dabei zuständig für die persönlichen Belange des Patienten, die gemeinsame Erstellung einer Therapieplanes sowie die Anleitung des Patienten zum Symptommanagement.

Verbindliche Therapieelemente sind – mit den Zielen Entlastungen, Psychoedukation, Integration und Aktivierung – Einzeltherapie (2-mal pro Woche), Gruppentherapie (2-mal pro Woche), Bezugspflegegespräche (bei Bedarf täglich), Morgengymnastik (täglich), Aktivierungsgruppe für Schwerkranke (2-mal pro Woche) sowie eine Abendrunde (sonntags), eine Hausversammlung und ein Patientenforum (je 1-mal pro Woche). Dabei wird der Patient engmaschig vom Pflegepersonal begleitet, unterstützt und motiviert und es besteht dennoch ausreichend Raum, um zur Ruhe zu kommen. Die therapeutische Grundhaltung in dieser Phase ist gekennzeichnet durch Offenheit für Klage, Vermittlung von Hoffnung sowie Aktivierung ohne Überforderung.

In der Therapiephase sind Ziele die Entwicklung von Krankheitsverständnis, sodann Integration und Aktivierung, Aufbau von Eigenverantwortlichkeit und Perspektiven. Bei symptomatischer Besserung erfolgt eine Hinführung zu einer sog. aktiven Krankenrolle. Das heißt, einerseits erfolgt in der Einzeltherapie eine Bearbeitung individueller depressionsauslösender- und aufrechterhaltender Faktoren, andererseits eine verbindliche Erweiterung des Therapieplanes durch Ergotherapie (2- bis 3-mal pro Woche), Sport- und Bewegungstherapie (2- bis 3-mal pro Woche), wahlweise Maltherapie oder Musikgruppe, Genussgruppe (je 1-mal pro Woche) und bei deutlicher Stabilisierung auch Teilnahme an der Freizeitgruppe. Die Problembearbeitung und Umsetzung von Zielen bzw. Veränderungen wird in dem Bezugspflegegespräch gezielt begleitet (2-mal pro Woche). Zudem finden, je nach psychotherapeutischem Fokus, Selbstsicherheitstraining (1-mal pro Woche), Entspannungstraining (3-mal pro Woche), konfliktzentrierte Paar- und Familiengespräche sowie sozialpädagogische Interventionen statt.

Dadurch, dass der zentrale Fokus der Depressionstherapie auf der Beziehungsebene liegt, können auch suizidale Patienten mit konkreten Suizidideen oder -absichten auf der offenen Station behandelt werden, sofern sie absprachefähig sind und keine Weglaufgefahr besteht. Die Kontinuität der therapeutischen Beziehungen, die enge Beziehungsgestaltung sowie die Fähigkeit des Behandlungsteams, Suizidalität und depressive Hoffnungslosigkeit auszuhalten, vermitteln Schutzraum und haben sichernd-haltgebende Funktion, sodass auf eine Verlegung auf eine Station mit geschlossener Tür verzichtet werden kann. Der suizidale Patient braucht ferner keinen Beziehungsabbruch zu fürchten, was subjektiv oftmals als Vertrauensbruch oder Bestrafung erlebt worden war. Die Umsetzung von Kontaktdichte, Fürsorge und Kontrolle erfolgt dabei anhand definierter Betreuungsstufen, die von der Pflege geleistet werden.

Ein Bestandteil des Konzeptes ist die unmittelbare Integration von neuen und schwer kranken Patienten ab Aufnahme in das therapeutische Gruppenprogramm. So nehmen alle Patienten ab Behandlungsbeginn an der Gruppentherapie teil, die so modifiziert werden muss, dass sie für alle Teilnehmer zum kohäsiven, Krankheitsverständnis vermittelnden und problemlösungsorientierten Faktor wird. Zudem bestehen für neue und schwer kranke Patienten spezifische Therapiegruppen, die auf Station stattfinden, so z.B. eine „Schnuppergruppe" der Ergotherapie oder die Aktivierungsgruppen, die dem Anforderungsniveau des depressiv Kranken angepasst sind. So können Integration, Aktivierung und tägliche Tagesstrukturierung ohne Überforderung in möglichst persönlicher und angstfreier Atmosphäre gestaltet werden.

Eine derartig differenzierte Therapiegestaltung sowie die Behandlung suizidaler Patienten setzt inhaltlich eine intensive Zusammenarbeit und Koordination aller Berufsgruppen im multiprofessionellen Team voraus und macht formale Kommunikationsstrukturen hierzu notwendig: 2-mal täglich Infokaffee zur Reflexion der aktuellen Geschehnisse (je 30 min), 1-mal pro Woche Patientenbesprechung (60–75 min), 1-mal pro Woche Fallbesprechung mit dem Chefarzt (60 min), 1-mal pro Woche Chefarztvisite (ca. 3,5 h), 1-mal pro Woche Visite der Stationsärzte, 1-mal pro Woche Pflegevisite, 1-mal pro Woche Teambesprechung (45 min), 1-mal pro Monat Supervision durch einen externen Supervisor (90 min).

Depressionsstation (A 5), Bereich Depression/Psychotherapie, KPP des BKH Bayreuth.
Kurzbeschreibung 1999

- Offene, gemischt-geschlechtlich belegte *Aufnahmestation*, 18 KHG-Betten sowie x Tagesklinikplätze
- Als „*Depressionsstation*", eröffnet *April 1997*
- *Fallzahlen* 1998 n = 132 1999 n = 122
- *Pflegetage* 1998 n = 7715 1999 n = 7709
- *Verweildauer* 1998 n = 49,9 Tage, 1999 n = 57,9 Tage
- *Durchschnittliche Belegung* 1999 = 21,42 inkl. TK = 0,45
- *Psych. PV-Patientenprofil* 1999: A 1 = 15,29; A 2 = 2,47; A 3 = 0; A 4 = 0; A 5 = 3,45; A 6 = 0,49; gesamt = 21,70
- *Personalbesetzung* IST: 0,5 VK OÄ, 2,0 VK Ärzte im Stationsdienst, 1,0 VK Diplompsychologin, 0,5 VK Soz.-Päd., ca. 0,3 VK Ergotherapie, stdw. Bewegungstherapie und Sport, derzeit 12 VK Pflegepersonal (inkl. 2 Nachtwachen)
- *Patienten:* > 18. Lj. bis ca. 65. Lj. (im Einzelfall auch älter; ansonsten alte Depressive auf Gerontopsychiatrischer Depressionsstation); $^2/_3$ weiblich/$^1/_3$ männlich; ICD-9: i.W. 296.1, 296.3, 300.4, 309.1, nach ICD-10: i.W. F 32 ×, 33. ×, 31. depressiv, 34.1

Da depressive Störungen immer auch Beziehungsstörungen sind, ist das soziale und familiäre Umfeld des Patienten direkt mitbetroffen. Angehörige sollen grundsätzlich in die Behandlung miteinbezogen werden. Dementsprechend liegt ein therapeutischer Arbeitsschwerpunkt auf der Angehörigenarbeit mit Angehörigengruppen und konfliktzentrierten Familiengesprächen (Schuh 2000).

Bezüglich der psychotherapeutischen Ausrichtung besteht durch die unterschiedliche Qualifikation der Therapeuten sowie durch die Orientierung am schulenübergreifenden Konzept der Interpersonellen Psychotherapie eine Integration von tiefenpsychologisch fundierten und verhaltentherapeutischen Ansätzen auf Station. Dabei erfolgt natürlich je nach Ausrichtung der Therapeuten in der Einzel- und Gruppentherapie eine entsprechende Schwerpunktsetzung und in der Teamreflexion eine breite kritische Diskussion.

Therapeutische Bausteine des Depressionskonzeptes

- Einzelpsychotherapie: Zur Bearbeitung individueller Psychodynamik
- Gruppenpsychotherapie: Zur Bearbeitung interaktioneller Inhalte, wie z.B. Selbstwertproblematik, Leistungs- und Normorientierung, Verlusterfahrungen
- Bezugspflege
- Erlebnisorientierte Therapie
    - Ergotherapie: „Schnuppergruppe", reguläre Ergotherapie, Gestaltungsgruppe
    - Sporttherapie: Morgengymnastik, Tanz und Bewegung, Körperwahrnehmung, Schwimmen
    - Entspannungstherapie: progressive Muskelrelation, Musikentspannung
    - Maltherapie, Musikgruppe
    - Genusstraining
- Soziales Kompetenztraining
- Aktivierungsgruppe, Freizeitgruppe
- Angehörigenarbeit: Angehörigengruppe, Paar- und Familiengespräche
- Psychoedukative Gruppe
- Psychopharmakotherapie
- Andere biologische Therapieverfahren wie Lichttherapie, Schlafentzug
- Zusammenarbeit mit ambulanten psychosozialen Einrichtungen in den Gemeinden z.B. SPDI, AGUS, kirchlicher Besuchsdienst

---

Die *Psychopharmakotherapie* entspricht dem aktuellen Standard und ist in ihrer Schwerpunktsetzung dem therapeutischen Gesamtkonzept der Depressionsstation angepasst. So macht z.B. eine enges Beziehungsangebot durch das therapeutische Team eine starke Sedierung des Patienten entbehrlich, sodass auf Antidepressiva mit entsprechendem Nebenwirkungsprofil verzichtet werden kann. Vielmehr ermöglichen nebenwirkungsarme Antidepressiva dem Patienten, von Anfang an unbeeinträchtigt vom aktivierenden und tagesstrukturierenden Behandlungskonzept zu profitieren, mit entsprechend positiver Auswirkung auf die depressive Symptomatik. Aus dem gleichen Grund wird, bis auf das Vorliegen von depressivem Stupor mit Anorexie oder bei gastrointestinalen Resorptionsstörungen, auf eine Infusionstherapie mit Antidepressiva verzichtet. Denn im Anfangsstadium der Erkrankung kann den durchaus berechtigten regressiven Bedürfnissen durch entsprechende Beziehungsgestaltung adäquater begegnet werden. Andere biologische Verfahren wie Wachtherapie/Schlafentzug und Lichttherapie kommen als adjuvante Behandlungsmethoden zum Einsatz.

Die *Zusammenarbeit mit dem komplementären Raum* ist abschließend in Abb. 10.1 skizziert.

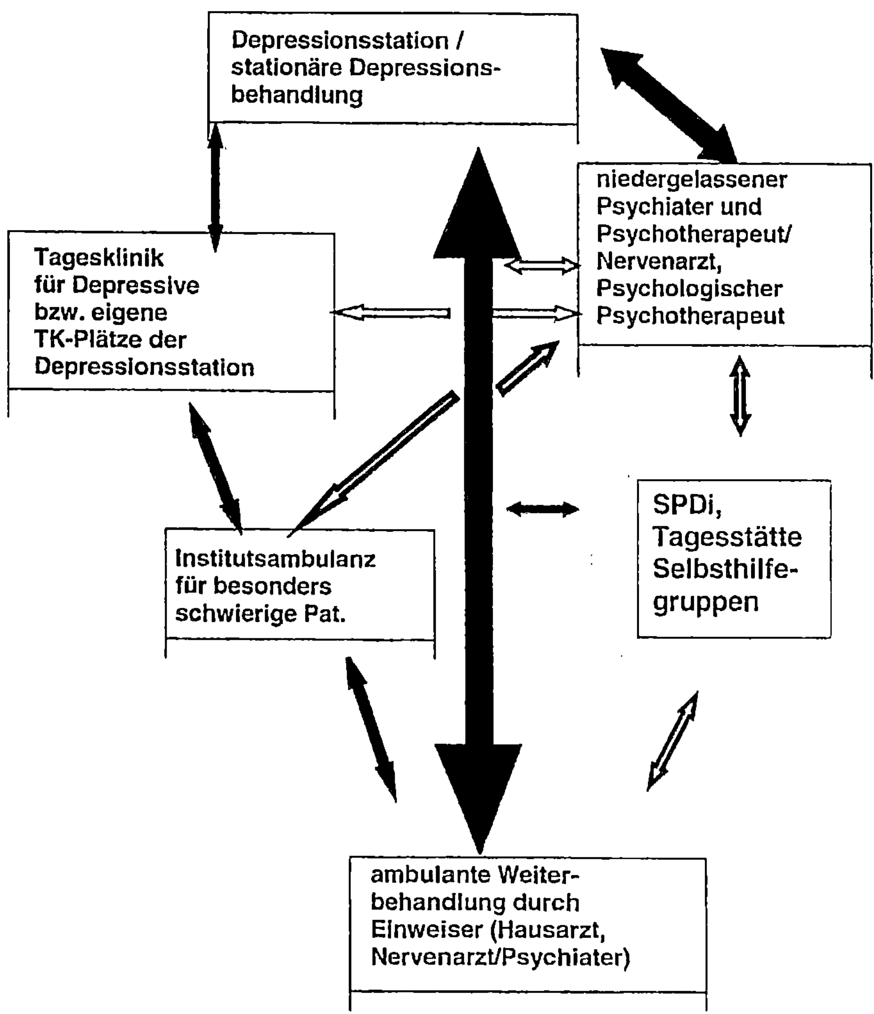

Abb. 10.1. Modell möglicher Verknüpfungen in der stationären Depressionsbehandlung

Literatur

Häfner H (2000) Die Entwicklung der klinischen Psychiatrie in der zweiten Hälfte des 20. Jahrhunderts. In: Wolfersdorf M, Weig W (Hrsg) Krankenhauspsychiatrie heute. Roderer, Regensburg, S 37–81

Heß H, Rupprecht U, Wolfersdorf M (1997) Die Depressionsstation am Nervenkrankenhaus Bayreuth. Vorläufige Konzeption und Entwicklungsprobleme. In: Wolfersdorf M, Moos M, Franke Chr (Hrsg) Das Psychiatrische Krankenhaus heute. Zur Entwicklung des Nervenkrankenhauses Bayreuth. Roderer, Regensburg, S 147–159

Rahn E (1996): Depressionsstationen im Urteil der Patienten. Psychiatrische Praxis 23: 172–174

Rydman L (1982) The affective disorder clinic. A specialized setting. In: Vahl ER, Garviria FM, Flaherty JA (eds) Affective disorders. Year Book Medical Publishers, Chicago London, pp 345–359

Schuh B (2000) Sozialarbeiterische Tätigkeit auf einer Depressionsstation. Unveröffentlichtes, internes Manuskript 2000

Wedel S, Wiese A (1984) Psychotherapie von Frauen mit chronifizierter Depression. Bisherige Ergebnisse zur Analyse des Therapieprozesses. In: Wolfersdorf M, Straub R, Hole G (Hrsg) Depressiv Kranke in der Psychiatrischen Klinik. Roderer, Regensburg, S 48–61

Wohlt R (1984) Erfahrungen mit der Behandlung depressiv Erkrankter auf der Spezialstation des PLK Reichenau. In: Wolfersdorf M, Straub R, Hole G (Hrsg) Depressiv Kranke in der Psychiatrischen Klinik. Roderer, Regensburg, S 37–47

Wolfersdorf M, Kopitke W, Straub R, Metzger R, Witznick G, Studemund H, Hole G (1984) Grundbedingungen und Probleme in der Behandlung depressiv Kranker im Rahmen stationärer Therapiekonzepte – Erfahrungen der Weissenauer Depressionsstation. In: Wolfersdorf M, Straub R, Hole G (Hrsg) Depressiv Kranke in der Psychiatrischen Klinik. Roderer, Regensburg, S 19–36

Wolfersdorf M, AK Depressionsstationen (1997) Depressionsstationen – Ein Überblick zum Stand 1996. In: Wolfersdorf M (Hrsg) Depressionsstationen/Stationäre Depressionsbehandlung. Springer, Berlin Heidelberg New York Tokyo, S 1–13

Wolfersdorf M (Hrsg) (1997) Depressionsstationen/Stationäre Depressionsbehandlung. Springer, Berlin Heidelberg New York Tokyo

Wolfersdorf M (1999) Innere Differenzierung des Psychiatrischen Krankenhauses. Krankenhauspsychiatrie 9: 1–6

Wolfersdorf M, Lehle B (2000) Depressionsstationen – Charakteristika und Möglichkeiten. In: Möller H-J (Hrsg) Therapie psychiatrischer Erkrankungen, 2. Auflage. Thieme, Stuttgart, S 473–480

Wolfersdorf M (2000) Konzept und Erfahrungen von Depressionsstationen. In: Nissen G (Hrsg) Depressionen. Ursachen, Erkennung, Behandlung. Kohlhammer, Stuttgart Berlin Köln, S 82–95

KAPITEL 11

Behandlungskonzepte einer Spezialstation für depressive Patienten

A. BATRA, F. SCHWÄRZLER, A. KÖHNKE, G. BUCHKREMER

Vorbemerkung

An der Universitätsklinik für Psychiatrie und Psychotherapie Tübingen wurden bis zum März 2000 Patienten mit depressiven Störungen in Abhängigkeit von der Schwere der Symptomatik auf beschützenden oder offenen, psychotherapeutisch arbeitenden Stationen ohne eine Spezialisierung auf dieses Krankheitsbild aufgenommen.

Bisherige therapeutische Angebote umfassten neben der medikamentösen Behandlung eine Reihe anderer nichtmedikamentöser, somatischer Verfahren wie die Schlafentzugsbehandlung bzw. Schlafphasenvorverlagerung und die Elektrokrampftherapie. Psychotherapeutische Angebote bestanden in Form tiefenpsychologischer oder verhaltenstherapeutischer Interventionen auf der Basis von Einzelgesprächen und gemischten Gruppengesprächen. Ergänzend wurden Therapiebausteine in der Beschäftigungs- und Bewegungstherapie in das Therapieprogramm aufgenommen. Angebote aus der psychosozialen Versorgung wurden auf die Situation des einzelnen Patienten zugeschnitten. In den meisten Fällen erfolgte die ambulante Weiterbetreuung entweder beim einweisenden Hausarzt oder Psychiater bzw. Psychotherapeuten, bei fehlender Anbindung an einen ambulanten Nervenarzt, Psychiater oder Psychotherapeuten wurde die Kontaktaufnahme zum niedergelassenen Kollegen, im Fall, dass eine psychotherapeutische Weiterbehandlung geplant war, zum niedergelassenen psychologischen oder ärztlichen Psychotherapeuten unterstützt. Nur ausnahmsweise erfolgte eine teilstationäre oder ambulante, poliklinische Weiterbetreuung.

In den letzten Jahren wurden an der Universitätsklinik für Psychiatrie und Psychotherapie zunehmend spezialisierte Behandlungsangebote für verschiedene Störungsbilder geschaffen – sowohl im Rahmen von Spezialsprechstunden, u.a. für Schmerzpatienten, Patienten mit Angst- oder Zwangsstörungen oder Demenzerkrankungen als auch für stationäre Patienten. Innerhalb der letzten Jahre entstanden Motivations- und Psychotherapiestationen für alkoholkranke Patienten (Mann u. Batra 1993; Stetter et al. 1995), ein niederschwelliges stationäres Entgiftungsangebot für drogenabhängige Patienten (Schäfer et al. 1999) sowie Spezialstationen für junge schizophrene Patienten und zwei Stationen für ältere Patienten mit gerontopsychiatrischen Leiden (Wormstall u. Lawall 1997; Wormstall et al. 1999). Mit diesen Angeboten gingen Umstrukturierungen des stationären Behandlungskonzeptes einzelner Stationen einher.

Nach den überwiegend positiven Erfahrungen auf diesen Spezialstationen lag es nahe, dem Beispiel vieler Kliniken, die durch die Einrichtung von Spezialstationen für depressive Patienten die eigene Behandlungskompetenz erweitert hatten (Wolfersdorf et al. 1997), zu folgen und die Universitätsklinik für Psychiatrie und Psychotherapie Tübingen ebenfalls mit einer offenen psychotherapeutisch geführten Stationen für affektive Störungen auszustatten.

Nach einer dreimonatigen Vorbereitungsphase eröffnete am 1. April 2000 die Spezialstation für depressive Patienten.

Im Folgenden sollen die Vorüberlegungen, die Ziele und das resultierende therapeutische Konzept mit seinen Modifikationen psychotherapeutischer Angebote und dem kombinierten stationären/teilstationären/ambulanten Behandlungssetting vorgestellt werden.

Vorüberlegungen und Ziele

In der Abwägung um das Für und Wider einer Spezialstation müssen zahlreiche Argumente geprüft und abgewogen werden.

Auf der einen Seite entstehen Mehrbelastungen durch die strukturellen Veränderungen auf der Station, die Neuverteilungen von Aufgaben sowie die Motivation und Schulung von Mitarbeitern. Daneben werden Befürchtungen laut, die Konzentration von depressiven Patienten auf einer einzigen Station begünstige negative Strömungen bzw. Gruppeneffekte und führe sowohl für die Patienten als auch für das therapeutische Team zu erschwerten Bedingungen. Einerseits könnte der Gesundungsprozess der Patienten entscheidend behindert werden, andererseits dem behandelnden Personal infolge einer stärkeren emotionalen Belastung ein frühes Burnout drohen.

Stärker gewichtet wurden die auf der anderen Seite formulierten Hoffnungen auf eine wachsende therapeutische Kompetenz des Teams durch ein optimiertes Behandlungskonzept. Diese sollte eher zu einer Ent- als zu einer Belastung des therapeutischen Personals auf der Spezialstation führen. Von einem spezialisierten Angebot könnte des Weiteren eine Förderung der Therapiemotivation und Compliance seitens der Patienten erwartet werden – aus der Erwartung des Patienten, ein auf die individuelle Symptomatik zugeschnittenes Behandlungsprogramm in Anspruch nehmen zu können, dürfte eine höhere Akzeptanz der verschiedenen Behandlungseinheiten resultieren. Durch Synergieeffekte, vermittelt durch die Kommunikation der Patienten zwischen den und während der Therapiezeiten, insbesondere durch den Austausch über die zahlreichen individuellen Therapie- und Krankheitserfahrungen des Einzelnen, sollten negative Gruppeneffekte ausgeglichen und der Genesungsprozess gefördert werden.

Mit dem Ziel, ein auf psychotherapeutischen Bausteinen basierendes Programm zu konzipieren, wurden von vornherein enge Auswahlkriterien für die zu behandelnden Störungsbilder formuliert.

Als primäre Zielgruppe wurden Patienten mit unipolaren depressiven Störungen bzw. depressiven Episoden bei einer bipolaren affektiven Störung, schweren dysthymen Störungen oder Patienten mit depressiven Belastungsreaktionen bzw. Anpassungsstörungen gewählt.

Das angestrebte Behandlungsprogramm beinhaltet keine spezifischen Therapieelemente für Patienten mit einer schizophrenen Störung, die postpsychotisch eine depressive Phase durchleben, oder Patienten, die neben einer depressiven Symptomatik in erster Linie dominierende Merkmale einer Persönlichkeitsstörung zeigen, die eine grundsätzlich andere therapeutische Vorgehensweise erforderlich machen würden. Insbesondere Patienten mit einer Borderline-Persönlichkeitsstörung, dissozialen, paranoiden oder histrionischen Störungen sollten auf andere Behandlungsangebote verwiesen werden. Auch eine im Vordergrund stehende Alkohol- oder Drogenproblematik, die mit einer anhaltenden, missbräuchlichen oder abhängigen Substanzeinnahme im Verlauf der letzten zwölf Monate verbunden war, erfordert eine gänzlich andere therapeutische Herangehensweise.

Eine stationäre Einweisung wegen akuter Selbstgefährdung mit unmittelbar drohenden suizidalen Handlungen sollte nach wie vor zunächst auf eine beschützende Station vorgenommen werden, eine rasche Übernahme nach Abklingen der akuten Suizidalität ist unter Beachtung der therapeutischen Beziehungen, die sich nach der stationären Aufnahme ergeben haben, dagegen möglich. Sollte es allerdings erst nach Aufnahme und Beginn der Behandlung auf der Spezialstation zu einer krisenhaften Verschlechterung der Befindlichkeit mit akuter Suizidgefahr kommen, sollte eine Weiterbehandlung auf der gleichen Station angestrebt werden. Hilfsmaßnahmen könnten in diesem Fall eine vorübergehende Schließung der Station und eine intensivierte personelle Betreuung sein.

Der Zusammenschluss von Patienten mit gleicher Symptomatik ist eine notwendige, jedoch nicht hinreichende Bedingung für den Aufbau einer Spezialstation.

Das Ziel der Spezialisierung liegt in der Entwicklung zielgruppenspezifisch modifizierter therapeutischer Angebote. Synergieeffekte sollen bewusst genutzt, symptom- und problemorientierte individuelle Behandlungsangebote geschaffen werden. Dies setzt zwar die genannte Einengung der Indikation voraus, ermöglicht aber auch, psychotherapeutische Elemente stärker in Bezug auf die depressive Störung zu konzeptualisieren und durch ergänzende somatische und medikamentöse Angebote zu bereichern.

Die störungsspezifische, stadiengerechte Therapie

Ältere nosologische Einteilungssysteme unterschieden zwischen „endogenen" und „neurotischen" Depressionen. Davon getrennt wurden reaktive Depressionen und depressive Persönlichkeitsstörungen (de Jong-Meyer et al. 2000). Einem durch die modernen Klassifikationskataloge begünstigten „unizistischen" Depressionsbild (Tölle 2000, s. auch Beitrag von Prof. Tölle in diesem Buch), das auf eine ätiologische Einteilung zugunsten der Beschreibung der Intensität und Art der Symptomatik verzichtete, steht auch heute noch die Auffassung gegenüber, der depressiven Symptomatik liege zwar ein multifaktorielles Geschehen zugrunde, doch bestimmten entweder reaktive Faktoren, die auf interpersonelle oder soziale Probleme zurückzuführen seien, ungünstige Verstärkersituationen, dysfunktionale Gedankenprozesse, eine Ressourceninsuffizienz des einzelnen Patienten oder primär somatische oder „endogene" Prozesse den Ausbruch der Störung.

Neben der Berücksichtigung der vorherrschenden Symptomatik, der Stimmungs- oder Antriebsstörungen, wahnhafter Denkinhalte, vegetativer Beschwerden oder Schlafstörungen müssen auch auslösende Bedingungen berücksichtigt werden. In diesem Sinne scheint folgende Einteilung der Entstehungsbedingungen einer depressiven Episode zweckmäßig:

Situative Auslöser

Reaktive, auf interpersonelle oder soziale Probleme zurückzuführende depressive Störungen, häufig eher der Klassifikation der depressiven Belastungsreaktion oder Anpassungsstörung zuzuordnende Störungsbilder, verlangen neben der antidepressiven Medikation ein konfliktzentriertes, aktives und unterstützendes psychotherapeutisches Vorgehen.

Individuumsbezogene Auslöser

Ungünstige Verstärkersituationen bzw. eine mangelhafte Fähigkeit, Verstärker zu akquirieren, dysfunktionale Gedankenprozesse oder eine Ressourceninsuffizienz, führen zu einem depressiven Störungsbild, das durch eine mangelnde sozial-emotionale „Kompetenz" des Patienten gefördert ist. Dies verlangt neben der allgemeinen supportiven Psychotherapie in Verbindung mit einer Pharmakotherapie eine gezielte psychotherapeutische Intervention zur Stärkung der Fertigkeiten im psychosozialen Bereich, eventuell auch eine zusätzliche Unterstützung bei sozialen Belangen und sollte daneben auf eine Veränderung im Selbstkonzept des Patienten zielen.

Somatische, endogene Auslöser

Zahlreiche Untersuchungen weisen auf eine hereditäre Komponente der Depression hin. Neben Umgebungsbedingungen werden Störungen in der Reagibilität des neuroendokrinen Systems oder der limbischen Neurotransmittersysteme als wesentliche kontribuierende Elemente vermutet (DGPPN 2000). Insbesondere bei unzureichenden Hinweisen auf eine reaktive Entstehung und bei einer ausreichenden psychosozialen Kompetenz des Patienten sind Hinweise auf eine „endogene Verlaufsform" der Depression gegeben.

Hier sind neben unterstützenden psychotherapeutischen Gesprächen vor allem pharmakotherapeutische und andere nichtmedikamentöse, somatische Behandlungsschritte zu erwägen.

Ein *störungsspezifisches Behandlungskonzept* hat nicht allein die Ausprägung (leicht, mittelschwer oder schwer) und Symptomwahl (somatische oder wahnhafte Symptome) der depressiven Symptomatik zu berücksichtigen, sondern strebt darüber hinaus – unter der zugrunde liegenden Annahme eines multifaktoriellen Geschehens – eine ätiologische Zuordnung der depressiven Symptomatik an. Eine Störungsdifferenzierung ermöglicht schließlich eine individuell gestaltete therapeutische Intervention.

Stadieneinteilung

Neben der Störungsdifferenzierung wird eine *Einteilung des Gesundungsprozesses bzw. des therapeutischen Prozesses* in vier Stadien gewählt:

In einem *regressiven Stadium*, meist identisch mit der Aufnahmephase, gibt der Patient Kompetenzen an die Umgebung, an Verwandte, Bezugspersonen und insbesondere die Station und die Therapeuten ab. In dieser regressiven Phase wird aus therapeutischer Sicht eine Entlastung befürwortet, Spannungen sollen abgebaut und Anforderungen der Umgebung zurückgenommen werden. Dem Patienten soll primär die Chance zu einer psychischen und körperlichen Restitution gegeben werden.

Im Stadium der *Reaktivierung* werden unter therapeutischer Kontrolle und therapeutischer Begleitung erste Kompetenzen im Stationsalltag, im therapeutischen Gespräch und zunehmend auch in der alten sozialen Umgebung übernommen.

Im anschließenden Stadium der *Übernahme von Selbstverantwortung* zielt der therapeutische Fokus auf eine allmähliche Reintegration in den Alltag, der Patient soll selbständig die Ablösung von Station versuchen, therapeutische Erfahrungen umsetzen und übertragen, ehe schließlich im Stadium der *Reorientierung und Reintegration* durch eine gezielte Überleitung in den Berufsalltag und das soziale/familiäre Umfeld die Behandlung und therapeutische Unterstützung zurückgenommen und abgeschlossen werden.

Modifikation therapeutischer Angebote

Wie in der Darstellung der störungsspezifischen Betrachtungsweise bereits dargelegt wurde, ist – je nach vorherrschender Symptomatik, auslösender Bedingung oder Intensität der Symptomatik – eine Kombination verschiedener therapeutischer Bausteine angezeigt.

Sowohl die Pharmakotherapie als auch die Psychotherapie sind in ihrer Effektivität gut untersucht (Thase et al. 1997; DeRubeis et al. 1999). Insbesondere der phasenbezogene Einsatz der kognitiven Verhaltenstherapie trägt zu einer Stabilisierung des Behandlungserfolges bei (Jarrett et al. 1998). Die Kombination einer antidepressiven Pharmakotherapie mit der kognitiven Verhaltenstherapie sind Beispiele für die Effektivität einer mehrgleisigen Behandlung, die ihre Vorteile vor allem in der Sicherung der langfristigen Prognose zeigen (de Jong-Meyer et al. 2000; Zimmer u. Heimann 1995). Gleiches gilt für die somatischen Verfahren: die Elektrokrampftherapie (Sackeim et al. 2001) oder die Wachtherapie (Colombo et al. 2000) in Verbindung mit der Pharmakotherapie erhöhen ihre Effektivität durch gezielte Kombinationsbehandlungen.

Das therapeutische Programm wurde aus diesem Grunde auf folgende Bausteine aufgebaut:

Ziel der Therapie ist – je nach individueller Symptomatik und Problematik –
die Behandlung eines somatischen Syndroms, die Verbesserung psychosozialer
Kompetenzen oder depressionsfördernder (Selbst-)Kommunikationsmuster.
Neben der Behandlung der akuten Depression sollte die Prophylaxe weiterer
depressiver Episoden angestrebt werden.

Als Grundlage der Behandlung wurde eine kognitiv-verhaltenstherapeutische Psychotherapie in Verbindung mit einer modernen Psychopharmakotherapie, die bei Bedarf durch somatische Verfahren ergänzt werden sollte, angesehen. Basiselemente der Behandlung sollten daneben durch die therapeutische
Beziehung, den Aktivitätsaufbau und die Förderung kreativen und selbstver-
stärkenden Verhaltens repräsentiert werden.

Im Folgenden sollen in Kürze die zur Verfügung stehenden Behandlungsverfahren genannt werden.

Aktivitätsförderung

Um die Reaktivierungsphase und die Übernahme von Selbstverantwortung zu
unterstützen, werden neue Basisangebote, die von Mitgliedern des therapeutischen Teams unterstützt und begleitet werden, geschaffen. Hierzu gehören die
körperliche Aktivierung, eine Laufgruppe, zusätzliche Abendveranstaltungen
sowie das Muskelentspannungstraining nach Jacobson.

Die Ergo- und Bewegungstherapie werden durch gestufte Angebote der
unterschiedlichen Belastbarkeit einzelner Patienten besser gerecht.
Reittherapie, Backgruppe und Arbeitsversuche in der Gärtnerei, Bibliothek oder
Werkstatt sind Bestandteil der allgemeinen Therapieangebote in der Klinik.

Psychotherapie

Die Schwerpunkte der Therapie werden in der Psychotherapie gesehen: Neben
den Einzelgesprächen sollen die Patienten ein gestuftes Angebot in Abhängigkeit
von ihrer individuellen Belastbarkeit und Problematik, aber auch der Schwere der
Symptomatik erhalten. Zunächst erfolgt eine Aufnahme in die Psychoedukationsgruppe, das gestufte Angebot führt weiter in die klassische Verhaltenstherapiegruppe mit verstärkerorientiertem Aktivitätsaufbau sowie einem Programm
zur Kompetenzförderung und Selbstsicherheitstraining, ehe schließlich, zumindest für einen Teil der Patienten, die kognitive Verhaltenstherapie in der Klein-
gruppe als weiteres Angebot zur Verfügung gestellt wird. Die Gruppentherapie
erfolgen unter der Leitung eines der ärztlich/psychologischen Therapeuten.

Psychoedukationsgruppe (PET)

Das PET findet einmal wöchentlich statt, ist auf sechs Einzeltermine mit jeweils
60 Minuten ausgelegt und vermittelt in der Gruppe (Teilnehmerzahl zwischen 3
und 11 Personen) systematisch Informationen zur Depression. Ausgehend von
eigenen Erfahrungen werden die Symptome, Ursachen und Behandlungsmöglichkeiten der Erkrankung erarbeitet.

Zum einen werden in diesen Gruppensitzungen Wissensinhalte über die depressive Erkrankung vermittelt, zum anderen soll die Stunde jedoch auch anregen, offen über eigene Erfahrungen im Umgang mit der Erkrankung bzw. über Probleme im Umgang mit der Umwelt und Angehörigen (Vorbehalte, Ängste, abgelehnt bzw. stigmatisiert zu werden) zu sprechen und zu diskutieren.

Die Inhalte sind im Einzelnen:

- Symptome und Verlauf der Erkrankung,
- Ursachen und Bedingungsfaktoren der Erkrankung,
- Begleiterkrankungen,
- Behandlungsmöglichkeiten (medikamentös, psychotherapeutisch),
- Prognose und Prophylaxe erneuter Krankheitsphasen,
- Sozialpsychiatrische Belange.

Insgesamt zielt das psychoedukative Training darauf, differenziert über das Krankheitsbild zu informieren, um anschließend gezielte Therapiemaßnahmen einleiten zu können – vor dem Hintergrundwissen, dass die Depression behandelbar ist und gute Heilungschancen birgt. Die Informationsgruppe soll insbesondere die Behandlungskompetenz des einzelnen Patienten erhöhen, die Motivation zur Teilnahme an weiteren Aktivitäten fördern und durch die Vermittlung von Wissen über das Störungsbild der Depression rezidivprophylaktisch wirksam werden.

Verhaltenstherapiegruppe

In der Gruppe wird mit Elementen aus der verhaltenstherapeutischen Depressionsbehandlung gearbeitet. Die verhaltenstherapeutische Gruppe dient der Aktivitätsförderung, dem Verstärkeraufbau und dem Training emotionaler und sozialer Kompetenz. Die Lerninhalte für die Patienten werden folgendermaßen definiert:

- Bei depressiv Erkrankten kann es zu Beeinträchtigungen im Denken, Handeln und auf der Gefühlsebene kommen.
- Das Erleben oder Durchführen angenehmer Aktivitäten wirkt sich positiv auf die Stimmung aus.
- Wir sind immer wieder auf die Interaktion mit unseren Mitmenschen angewiesen, wenn es darum geht, eigene Bedürfnisse zu verwirklichen und persönliche Ziele zu erreichen.

In der Verhaltenstherapiegruppe soll insbesondere der Zusammenhang von Verhalten (z. B. Art und Umfang von Aktivitäten oder Sozialkontakten) und der Erkrankung erkannt und behandelt werden. Anhand von erlebnisorientierten Übungen und differenzierter Selbstwahrnehmung sollen Verstärker akquiriert, Wahrnehmungen für angenehme Erfahrungen gefördert und der Umgang mit Mitmenschen trainiert werden. Die Patienten lernen unter der Anleitung eines Therapeuten, positive Aktivitäten zu definieren, dem Rückgang von positiven Ereignissen und Erlebnissen entgegenzuwirken, depressionsfördernde Verhaltensweisen zu erkennen und zu kontrollieren. In Auszügen werden aus dem sozialen Kompetenztraining nach Pfingsten (1997) in Rollenspielen und

Alltagsübungen Interaktionen und Konfliktsituationen mit Mitmenschen geübt (z. B. sozialer Rückzug, Einengung kommunikativer und sozialer Fertigkeiten).

Die VT-Gruppe wird in einem vierwöchigen Turnus mit zwei Terminen pro Woche vermittelt. Angestrebt wird eine starke Betonung des übenden Anteils.

Kognitive Verhaltenstherapiegruppe

In der kognitiven Therapie wird der Patient in die kognitive Triade nach Beck eingeführt, auf dysfunktionale Denkschemata aufmerksam gemacht und erhält Instruktionen zur Reattribuierung negativer Erlebnisweisen. Die Inhalte werden in der Gruppe erarbeitet, zwischen den Gruppensitzungen im Einzelgespräch sowie mit Hilfe von Arbeitsblättern vertieft.

Folgende Lernziele sollen vermittelt werden:

- Depressives Erleben ist meist von Gefühlen der Trauer und Hoffnungslosigkeit, Ängsten und Verlust der Tatkraft gekennzeichnet. Zusätzlich kommt es zu zahlreichen pessimistischen und teilweise selbstanklagenden Gedanken: „Ich bin nichts wert", „Ich habe in allem versagt und alles falsch gemacht", „Ich habe die anderen enttäuscht", „Das schaffe ich nie", „Mein Leben ist wertlos".
- Diese Kognitionen betreffen die eigene Person und führen zu einem negativen Selbstbild. Auch besteht eine oft unbegründete Neigung, aktuelle oder vergangene Erfahrungen im Umgang mit anderen negativ zu interpretieren oder positive Kontakte und Begegnungen nicht als solche wahrzunehmen. Schließlich sind auch die Gedanken an die Zukunft von Pessimismus und Hoffnungslosigkeit gekennzeichnet; oft wird von vielen Möglichkeiten nur die schlechteste erwartet.
- Negative Gedanken kommen manchmal reflexartig als „automatische Gedanken" auf, zeichnen sich oft durch Generalisierung negativer Einzelerfahrung aus und scheinen aus dem depressiven Erleben heraus oft sehr logisch und begründbar zu sein.
- Depressive Kognitionen sind einerseits Ausdruck der Erkrankung, andererseits führt das unablässige Sich-Beschäftigen mit diesen Gedanken – das Grübeln – immer tiefer in die Depression.

Einzeltherapie

Die Gruppentherapie nutzt die Erfahrungen und Modelle der Patienten. In dem beschränkten Zeitrahmen gelingt in erster Linie die Vermittlung der Therapierationale. Übungsanteile haben nur Beispielcharakter und müssen im Einzelkontakt intensiviert werden. Das Einzelgespräch bietet Raum für persönlichere Anliegen und eine Anpassung der in den Gruppentherapien vermittelten Techniken auf die Situation des einzelnen Patienten.

Angehörigengruppe

Eine depressive Erkrankung stellt oft auch für die Angehörigen eine große Belastung dar. Gefühle der Hilflosigkeit und Erschöpfung fördern auf beiden Seiten

Konflikte und Isolation. Den Angehörigen soll in einer Informationsgruppe ein sachliches, weniger emotionsgeladenes Krankheitsverständnis vermittelt werden. Dabei:

- soll eine gezielte Fachinformation über das Krankheitsbild der Depression vermittelt werden (Symptomatik der Depression auf der psychischen, psychomotorischen und körperlichen Ebene; medikamentöse, psychotherapeutische und soziotherapeutische Behandlungsphasen; Verlauf der Depression, Suizidalität, Umgang mit dem depressiven Angehörigen),
- soll den Gefühlen und Kränkungen der Angehörigen Raum gegeben werden,
- soll den Angehörigen Unterstützung und Entlastung angeboten werden,
- sollen Bewältigungsstrategien auf Seiten der Angehörigen gefördert werden.

Die Angehörigengruppe wird von einem der Stationsärzte sowie einem Mitglied des Pflegeteams gestaltet.

Pharmakotherapie

Eingesetzt werden sowohl tri- und tetrazyklische Antidepressiva, Monoaminoxidasehemmer als auch neuere, selektive Antidepressiva verschiedener Wirkstoffklassen. Angestrebt wird die Monotherapie. In Abhängigkeit von der Psychopathologie erfolgt eine Kombination mit einem zweiten Antidepressivum, einem Tranquilizer oder im Fall einer wahnhaften Symptomatik mit einem vorzugsweise atypischen Neuroleptikum. Ergänzend werden phasenprophylaktische Behandlungen gemäß den Empfehlungen der Leitlinien der DGPPN (2000) eingesetzt.

Andere somatische Verfahren

Die Elektrokrampftherapie sowie die Schlafentzugsbehandlung (Wachtherapie) mit Schlafphasenvorverlagerung werden als ergänzende therapeutische Angebote angesehen, die in den Therapieplan eingebracht werden, sobald sich die depressive Symptomatik als therapieresistent erweist.

Die Verbindung von stationären, teilstationären und ambulanten Angeboten

In einem modellhaft beschriebenen, idealen Behandlungsverlauf würde ein Patient während der vollstationären Behandlungsphase die Stadien der Regression, Aktivierung und Übernahme von Selbstverantwortung durchlaufen. Angepasst an Aktivitätsgrad, kognitive Kapazität und Antrieb nimmt er während der ersten beiden Wochen zunächst nur an aktivitätsfördernden Therapien (an den gestuften Angeboten der Ergo- und Bewegungstherapie, Laufgruppe, Entspannungstraining etc.) sowie an der Psychoedukationsgruppe teil. Nach frühestens zwei Wochen wird zusätzlich die Teilnahme an der Verhaltenstherapiegruppe angeboten und bei entsprechender Indikationsstellung durch den betreuenden Therapeuten im Anschluss daran die Teilnahme an der kognitiven Therapie.

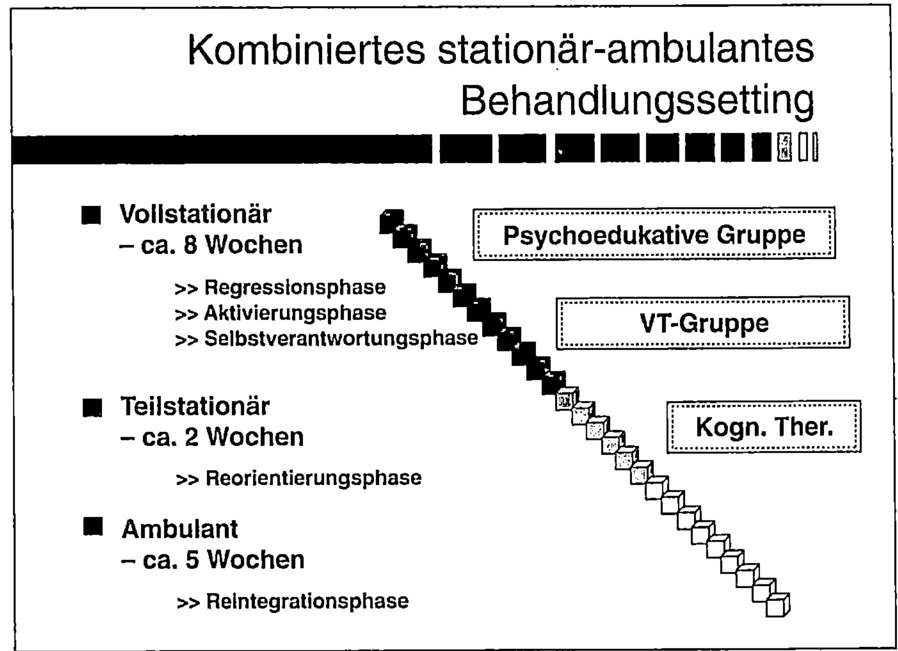

Abb. 11.1. Die psychotherapeutischen Elemente des kombiniert stationär-ambulanten Behandlungssettings (Einzelkontakte sind durch *Würfel* symbolisiert)

Bereits im Stadium der Übernahme, spätestens aber im Stadium der Reorientierung und Reintegration erfolgt – sofern dies aufgrund der Wohnsituation des Patienten möglich ist – die Überleitung in eine etwa zwei- bis vierwöchige teilstationäre Weiterbehandlung, in der der Patient tagsüber die Gelegenheit hat, die psychotherapeutischen und anderen Behandlungsangebote weiter zu nutzen und die Inhalte der Einzeltherapie weiterzuführen. In der abschließenden Reintegrationsphase kann im Bedarfsfall für die Dauer von weiteren vier bis sechs Wochen eine poststationäre bzw. ambulante Weiterbetreuung mit ambulanten psychotherapeutischen Gesprächsterminen wahrgenommen werden, um Therapieinhalte adäquat beenden und wichtige Themen abschließend bearbeiteten zu können. Im Einzelfall mag auch eine psychosoziale Unterstützung bei der Wiedereingliederung in den beruflichen Alltag erforderlich sein.

Abbildung 11.1 demonstriert schematisch den Ablauf des kombinierten stationären/ambulanten Behandlungssettings.

Erste Erfahrungen

Die Station B 4 wurde im April 2000 aus einer gemischt geschlechtlichen, offenen psychotherapeutischen Station für verschiedene Diagnosen in eine Spezialstation zur Behandlung depressiver Störungen umgewandelt.

Für die Behandlung von depressiven Patienten stehen insgesamt elf stationäre Behandlungsplätze sowie maximal drei tagesklinische Plätze zur Verfügung. Zusätzlich ist die ambulante Weiterbetreuung von bis zu sechs Patienten möglich.

Zur Verfügung stehen neben 7,5 Stellen im Pflegebereich 2,5 ärztliche/psychologische Stellen auf Station sowie eine 0,5 Stelle im poliklinischen Bereich. Der Station zugeordnet sind Mitarbeiterinnen der Ergotherapie und Bewegungstherapie sowie eine Mitarbeiterin des Sozialdienstes.

Ergänzend besteht seit Oktober 2000 ein poliklinisches Kontaktangebot. Patienten, die sich aus eigenem Antrieb wegen einer depressiven Symptomatik vorstellen oder aber vom betreuenden Hausarzt oder Psychiater zur stationären Behandlung oder weitergehenden Diagnostik der Klinik zugewiesen werden, erhalten zunächst einen ambulanten Untersuchungstermin. Dieser soll die Indikation für eine stationäre Behandlung überprüfen und Fehleinweisungen verhindern. Anlässlich des Erstkontaktes werden Diagnose und Indikation überprüft, gegebenenfalls erwogen, welche andere Aufnahmestation für die Behandlung in Frage kommen könnte. Zugleich soll mit dem ambulanten Termin die Wartezeit bis zur stationären Aufnahme überbrückt werden.

Im ersten Jahr erfolgten 86 Aufnahmen wegen depressiver Störungen (84,3 % aller Aufnahmen), 76 % wurden unter der Diagnose einer unipolaren Depression, 9 % wegen einer bipolaren Affektpsychose mit depressiver Symptomatik und 8 % wegen depressiver Anpassungsstörungen stationär behandelt (Tabelle 11.1). Insgesamt 9 (10,5 %) der depressiven Patienten wurden in eine tagesklinische Behandlung überführt, 15 Patienten (17,4 %) wurden ambulant bzw. nachstationär weiterbetreut (siehe Tabelle 11.1.).

Tabelle 11.1. Diagnostische Zuordnung der stationär behandelten Patienten

Hauptdiagnose nach ICD-10	Anzahl (%) [Wiederaufnahmen]
F06.3: organische affektive Störung	1 (1,0%)
F31: bipolare affektive Störung	7 [1] (7,8%)
F32: einzelne depressive Episode	19 [1] (19,6%)
F33: rezidivierende depressive Störung	26 [8] (33,3%)
F33.3: wahnhafte Depression	7 [4] (10,8%)
F34.0: Zyklothymie	5 (4,9%)
F43: depressive Anpassungsstörung	7 (6,9%)
Gesamt: affektive Störungen	72 [14] (84,3%)
F41: Angststörung	2 (2,3%)
F45: Somatisierungsstörung	3 (2,3%)
Schizotype Persönlichkeitsstörung	1 (1,1%)
Persönlichkeitsstörung, NNB	6 (6,8%)
Schizophrene Psychose	2 (2,3%)
Alkoholismus	1 (1,1%)
Andere	1 (1,1%)
Gesamt: andere Störungen	16 (18,2%)
Teilstationäre Behandlung, bezogen auf alle affektiven Störungen	9 (12,5%)
Poststationäre Behandlung, bezogen auf alle affektiven Störungen	12 (16,7%)
Ambulante Nachbehandlung, bezogen auf alle affektiven Störungen	3 (4,2%)

Ausblick

Mit den klinischen Erfahrungen, die im ersten Jahr nach Gründung der Station gesammelt wurden, können erste Schlussfolgerungen gezogen werden:

Die Behandlungskompetenz hat sich durch die Ausarbeitung eines psychotherapeutisch orientierten Konzeptes steigern lassen.

Das kombinierte Angebot von gestuften psychotherapeutischen und somatischen Behandlungsbausteinen hat seitens der Patienten eine hohe Akzeptanz erfahren.

Schwierigkeiten ergeben sich aus organisatorischen Engpässen: Die geringe Stationsgröße erschwert die Planung von Gruppentherapien. Die Selektion der Patienten gelingt zwar weitgehend mit Hilfe der vorgeschalteten poliklinischen Kontaktaufnahme, dennoch lassen sich in Zeiten mit starker Nachfrage Einweisungen, die nicht der primären Indikation folgen, nicht verhindern.

Auffällig ist der hohe Anteil von Wiederaufnahmen bei rezidivierend depressiven Störungen – hierzu gehören zum einen Patienten, die zur Fortsetzung einer Elektrokrampftherapie kurzfristig und planmäßig wieder aufgenommen wurden, aber auch Patienten, die nach der Entlassung aus der stationären Behandlung unzureichend stabilisiert waren bzw. einen Rückfall erlitten. Einschränkend muss allerdings vermerkt werden, dass der Anteil an Wiedererkrankungen in der Gruppe der rezidivierenden affektiven Störungen ohnehin hoch ist. Nicht zuletzt stellt auch die Selektion von chronifizierten Krankheitsverläufen eine Erklärung für die hohe Rezidivquote dar.

Der geringe Anteil von Patienten, die eine teilstationäre Behandlung in Anspruch nehmen, lässt sich auf einen hohen Anteil von Patienten zurückführen, die wohnortfern in der Universitätsklinik für Psychiatrie und Psychotherapie Tübingen aufgenommen werden – entweder als Zuweisung aus anderen Krankenhäusern oder aber aufgrund eigener Initiative.

Eine Aufgabe wird die Weiterentwicklung der psychotherapeutischen Bausteine sein. Wie die Praxis zeigt, ist eine – vorwiegend theoretische – anschauliche Vermittlung der Verhaltenstherapie im Rahmen eines komprimierten Gruppensettings kaum realisierbar. Psychotherapie sollte in der Behandlung schwerer depressiver Störungen so wirklichkeitsnah wie möglich gehalten sein. Modifikationen des Programms werden somit auf eine aktive und modellgebende Psychotherapie zielen.[1]

---

[1] Danksagung: Gedankt sei an dieser Stelle allen Mitarbeitern des Teams, die sich an der Aufbauphase der Station ausnahmslos konstruktiv und motiviert beteiligten: Frau Edith Winkes, Herr Robert Straubinger, Herr Bernd Schöngraf-Bautz, Frau Beate Blessing, Frau Ilka Tießen, Frau Margarete Grosser, Frau Christina Arziman, Frau Heike Ossoba (Bewegungstherapie), Frau Renate Schaffrath (Ergotherapie) und Herr Dipl.-Psych. Ulrich Pfeffer.

Literatur

Colombo C, Lucca A, Benedetti F, Barbini B, Campori E, Smeraldi E (2000) Total sleep deprivation combined with lithium and light therapy in the treatment of bipolar depression: replication of main effects and interaction. Psychiatry Res 95: 43–53

De Jong-Meyer R, Hautzinger M, Müller E (2000) Zur differentiellen Wirksamkeit von kognitiver Verhaltenstherapie, Pharmakotherapie und deren Kombination bei endogen und nicht endogen depressiven Patienten. Psychotherapie 5: 100–113

DeRubeis RJ, Gelfand LA, Tang TZ, Simons AD (1999) Medications versus cognitive behavior therapy for severely depressed outpatients: mega- analysis of four randomized comparisons. Am J Psychiatry 156: 1007–1013

Deutsche Gesellschaft für Psychiatrie, Psychotherapie und Nervenheilkunde (Hrsg) (2000) Praxisleitlinien in Psychiatrie und Psychotherapie, Band 5: Behandlungsleitlinie Affektive Erkrankungen

Jarrett RB, Basco MR, Risser R, Ramanan J, Marwill M, Kraft D, Rush AJ (1998) Is there a role for continuation phase cognitive therapy for depressed outpatients? J Consult Clin Psychol 66: 1036–1040

Mann K, Batra A (1993) Die gemeindenahe Versorgung von Alkoholabhängigen. Evaluation eines kombinierten stationären und ambulanten Behandlungskonzeptes. Psychiatr Prax 20: 102–105

Pfingsten U, Hinsch R (1991) Gruppentraining sozialer Kompentenzen (GSK) 2. Aufl. Psychologie Verlags Union, Weinheim

Sackeim HA, Haskett RF, Mulsant BH, Thase ME, Mann JJ, Pettinati HM, Greenberg RM, Crowe RR, Cooper TB, Prudic J (2001) Continuation pharmacotherapy in the prevention of relapse following electroconvulsive therapy. A randomized controlled trial. JAMA 285: 1299–1307.

Schäfer G, Smoltczyk H, Dengler W (1999) Die niedrigschwellige Drogenentgiftungs- und Motivationsstation der Universitätsklinik für Psychiatrie und Psychotherapie Tübingen. Krankenhauspsychiatrie 10: 15–18

Stetter F, Zähres S, Batra A, Mann K (1995) Ergebnisse integrierter stationärer Entzugs- und Motivationsbehandlung alkoholabhängiger Patienten. Psychiatr Prax 22: 189–192

Thase ME, Greenhouse JB, Frank E, Reynolds CF, Pilkonis PA, Hurley K, Grochocinski V, Kupfer DJ (1997) Treatment of major depression with psychotherapy or psychotherapy-pharmacotherapy combinations. Arch Gen Psychiatry 54: 1009–1015

Tölle R (2000) Unizistische Tendenzen der heutigen Depressionslehre. Spektrum 29: 114–119

Wolfersdorf M, AK Depressionsstationen (1997) Depressionsstationen – Ein Überblick zum Stand 1996. In: Wolfersdorf M (Hrsg) Depressionsstationen/Stationäre Depressionsbehandlung. Springer, Berlin Heidelberg New York Tokyo, S1–13

Wormstall H, Lawall A (1997) Versorgung depressiver Älterer im Verbundsystem (Altenhilfe, Heime, Insitutsambulanz, Tagesklinik, Gerontopsychiatrisches zentrum). In: Radebold H, Hirsch RD, Kipp J, Kortus R, Stoppe G, Struwe B, Wächtler C (Hrsg) Depressionen im Alter. Steinkopff, Darmstadt, S 200–202

Wormstall H, Morawetz C, Adler G, Schmidt W, Günthner A (2001) Behandlungsverläufe und therapeutische Effektivität in einer gerontopsychiatrischen Tagesklinik. Fortschr Neurol Psychiatr 69: 78–85

Zimmer FT, Heimann H (1995) Forschungsstand und Strategien kognitiver Verhaltenstherapie bei chronischen und therapieresistenten Depressionen. In: Lenz G, Fischer P (Hrsg) Behandlungsstrategien bei therapieresistenter Depression. Thieme, Stuttgart New York, S 93–101

Sachverzeichnis